职业教育工学一体化课程改革规划教材·老年服务与管理系列
北京劳动保障职业学院国家骨干校建设资助项目
总主编　王建民

老年照护技能训练

主　编　臧少敏
副主编　卢　先　赵　丹　王　钵
参　编　贾金凤　杨爱春　侯晓霞
　　　　姚　莉　朱兆斌　冯　杰
　　　　曹玉玲

U0385842

中国人民大学出版社
·北京·

北京劳动保障职业学院国家骨干校建设资助项目

编 委 会

贾 真	北京京北职业技术学院		雷 雨	重庆城市管理职业学院
齐玉梅	荆楚理工职业学院		刘 琼	北京京北职业技术学院
马丽娟	东北师范大学人文学院		王 允	大连职业技术学院
许川资	CFU 家庭支持资源中心		曲 波	东北师范大学人文学院
杨 萍	北京市华龄颐养精神关怀服务中心		王鹏云	中国科学院心理研究所
黄文杰	东北师范大学人文学院		陈捷文	甘家口社区卫生服务中心
刘世文	东北师范大学人文学院		肖品园	北京京北职业技术学院
赵 强	北京鹤逸慈老年生活用品有限公司		邢 媛	北京鹤逸慈老年生活用品有限公司
王红歌	北京鹤逸慈老年生活用品有限公司		程俊飞	北京无障碍设施中心
苏兰君	北京信息职业技术学院		欧阳青	禄祥源（北京）科技发展有限公司
朱军伟	邢台学院		薛 齐	北京劳动保障职业学院
张 妍	北京劳动保障职业学院		张 洁	用友新道科技有限公司
章艳华	淮安信息职业技术学院		肖三喜	北京市海淀区职工大学
杨爱春	北京诚和敬投资有限责任公司		贾金凤	北京市朝阳区寸草春晖养老院
崔文一	北京英智康复医院		王艳蕊	北京市乐龄老年社会工作服务中心
韩艳萍	东北师范大学人文学院		尚振坤	北京市第一社会福利院
付 玉	东北师范大学人文学院		郝莹莹	甘家口社区卫生服务中心
惠普科	北京劳动保障职业学院		徐海峰	北京劳动保障职业学院
弓永钦	北京劳动保障职业学院		张艳宁	临沂职业学院

总　序

　　中国的老龄化趋势日益严峻，养老服务人才严重短缺。为了加快养老服务人才培养的步伐，北京劳动保障职业学院与同类院校、行业企业专家共同编写的国内首套"老年服务与管理"专业系列教材终于出版发行了。作为整个系列教材立项的支持者和编写过程的见证者，我感到无比兴奋与欣慰。

　　第一，本套教材的推出是促进专业发展的"及时雨"。21世纪的第一个十年刚刚过去，我国老龄人口已经突破2亿，老龄社会已经快速到来。老年服务业开始成为"夕阳事业中的朝阳产业"，老年服务人才已经成为老年服务企业竞相争抢的对象。面对老年服务产业人才短缺的现状，不少具有战略眼光的高职和中职院校纷纷开设老年服务类专业。然而，教材的短缺已经成为制约专业教学发展的重要瓶颈之一。在此时推出本套系列化教材可谓"好雨知时节"、"久旱逢甘霖"，在某种程度上可以说填补了国内空白，相信一定会很好地满足老年服务类专业教学的迫切需要，发挥其应有的作用。

　　第二，本套教材是真正以能力为导向的项目化教材。项目化教材是"坚持能力为重"的最好体现。《国家中长期教育改革和发展规划纲要（2010—2020年）》关于"坚持能力为重"是这样论述的："坚持能力为重。优化知识结构，丰富社会实践，强化能力培养。着力提高学生的学习能力、实践能力、创新能力，教育学生学会知识技能，学会动手动脑，学会生存生活，学会做事做人，促进学生主动适应社会，开创美好未来。"职业教育改革的实践证明，能力不是教师"讲"出来的，不是学生"听"出来的，能力是靠学生自己动手、动脑"练"出来的，而项目和任务是训练能力的最好载体。参与教材编写的专家和老师们高度认同这些观念，所以，本套教材打破了传统的"知识体系"，确立了现代职业的"能力体系"；改变了惯常的"章、节"编写体例，创建了以项目和任务贯穿始终的新体例。而且，每一个项目和任务都不是孤立存在的，而是根据具体的工作情境设计出来的。因此，这是一套真正意义上坚持能力导向的项目化教材。使用本套教材的学生，定会成为学习的真正主体，在教师的引导下，靠项目和任务的驱动去学习知识、创新方法，在完成一系列项目和任务的过程中提高分析问题和解决问题的能力。

　　第三，本套教材是学校、企业、行业多方合作的结晶。《教育部关于全面提高高等职业教育教学质量的若干意见》（教高［2006］16号）对如何进行教材建设明确提出："与行业企业共同开发紧密结合生产实际的实训教材，并确保优质教材进课堂。"在本套教材的编者中，既有企业实践一线的业务骨干和管理者，又有养老行业的知名专家。企业专家贡献他们的实践经验，为教材提供真实的案例；行业专家发挥他们的战略思维优势，为教材开发指明方向。教材中涉及的学习项目和典型工作任务都是专业教师和行业、企业专家一起从实际工作中提取出来的，切合实际，便于教与学。

第四，本套教材是学院国家骨干校建设结出的硕果。北京劳动保障职业学院2011年被评为国家骨干高职建设院校，其中项目化课程改革是骨干校建设的一项重要内容。"三年磨一剑，今日把示君。"经过三年的艰苦努力，学院不仅在办学硬件方面提升了一个档次，而且在专业建设方面也打磨出了一批精品专业。其中"老年服务与管理"专业成为学院的品牌专业，在北京市乃至全国高职院校中都享有一定的知名度。该专业的所有核心课程都完成了项目化课程改革，并随之产生了相应的项目化校本教材。有观念的改变和课程改革经验的积累，才能编出优秀的教材，从这个意义上讲，本套教材的产生是学院国家骨干校建设结出的硕果。

本套系列教材共16本，几乎涵盖了"老年服务与管理"专业所有专业基础课和专业核心课，这是一项浩大的工程。我为北京劳动保障职业学院专业教师的勇气和能力感到骄傲，为多位行业、企业专家能够积极参与到教材编写中来而深深感动。祝愿这套系列教材能为全国有志于为老年事业服务和奉献的同行们提供教学和培训参考，为促进中国老年事业健康发展贡献自己绵薄的力量！

北京劳动保障职业学院院长、教授　李继延博士

2014年12月10日

前　言

　　加快发展养老服务业是应对我国当前人口老龄化、保障和改善民生的重要举措，对促进社会和谐、推动经济社会持续健康发展具有重要意义。2014 年 6 月，教育部、民政部等九部门联合印发《关于加快推进养老服务人才培养的意见》，进一步明确了关于加快推进养老服务业人才培养的总体思路、工作目标、任务措施和组织保障，以适应和满足我国养老服务业的发展需求。

　　国内现有几十所高校开设"老年服务与管理"专业，培养高技能老年服务人才。老年照护技能是老年服务人员必须掌握的核心技能。本书在"项目导向、任务驱动"思想的指导下，以老年服务人员的照护工作任务分析为基础，参考养老护理员国家职业标准，以老年人常见照护问题为依据设置教学项目，在项目中融合理论知识和操作技能，为理实一体化教学的开展提供参考。

　　本教材由具有丰富教学经验和老年照护经验的高校教师与企业专家合作编写。所有项目和任务均以老年人照护情境导入，通过任务描述导出照护工作任务，以"够用"为原则阐述完成任务所需的相关知识。每个任务后列出同步训练内容，侧重解决老年人照护工作中的实际问题，强化学生实践技能的培养。

　　全书共十五个项目，项目一、九、十三由臧少敏（北京劳动保障职业学院）编写；项目二、十、十五由卢先（北京慈爱嘉养老服务有限公司）、姚莉（北京慈爱嘉养老服务有限公司）、朱兆斌（北京慈爱嘉养老服务有限公司）、冯杰（北京慈爱嘉养老服务有限公司）、曹玉玲（北京慈爱嘉养老服务有限公司）编写；项目三、十一、十二由赵丹（北京京北职业技术学院）编写；项目四由杨爱春（北京诚和敬投资有限责任公司）编写；项目五由贾金凤（北京市朝阳区寸草春晖养老院）编写；项目六、七、八由王钵（北大医疗产业园科技有限公司）和侯晓霞（大连职业技术学院）编写；项目十四由王钵编写。

　　本教材在编写过程中，得到了各位编者所在单位的大力支持，同时参考引用了相关书籍和文献，在此一并表示诚挚谢意。

　　各位编者以认真负责的态度和饱满的热情完成了本书的编写工作，但由于编写体例改革幅度较大、编者学识有限，难免有疏漏和错误之处，敬请广大师生、同行专家、读者评批指正。

编　者

目　录

老年人照护需求评估

学习
目标

1. 能够说出老年人照护需求评估的内容及方法
2. 能够复述生命体征的概念及各指标的正常值范围
3. 能够简述体温、血压的生理变化
4. 能够简述一般状况评估的内容及要点

1. 能够识别生命体征的异常情况
2. 能够选择适宜的测量工具评估老年人的生命体征
3. 能够对老年人的一般状况进行评估
4. 能够选择适宜的工具评估老年人的生活自理能力
5. 能够对老年人进行简单的认知评估
6. 能够对老年人的跌倒及压疮风险进行评估

任务一

老年人生命体征评估

李奶奶，69岁，丧偶，退休前是小学教师。李奶奶患高血压、高血脂十余年，长期服用降压、降脂药物，3个月前罹患脑卒中，经过治疗康复后现仍遗留肢体功能障碍，表现为左侧肢体偏瘫，不能自行行走，生活不能完全自理。由于儿女工作较忙，李奶奶决定到养老院养老，某养老机构同意接收李奶奶入住。今天上午，李奶奶与儿子到该养老机构办理入住手续。

任务描述

根据上述情境，请对李奶奶进行入住照护需求评估，并为其建立照护档案。接收李奶奶入住的照护人员首先需要为李奶奶进行生命体征评估。

相关 知识

生命体征是体温、脉搏、呼吸及血压的总称，是用来评价生命活动存在与否，及生命活动质量的重要指标，也是判断患病老年人病情轻重及危急程度的重要依据。正常情况下，生命体征在一定范围内相对稳定、变化较小，而在病理情况下，生命体征的变化较为敏感。照护人员通过及时评估老年人的生命体征，可以为确定老年人的照护需求提供重要依据。由于生命体征包括体温、脉搏、呼吸及血压，因此本任务分解为体温评估、脉搏评估、呼吸评估及血压评估四个子任务。

一、体温评估

体温（Temperature）包括体核温度和体表温度两部分，通常所说的体温指的是体核温度，即机体内部胸腔、腹腔等处的温度，其高于体表温度。通常情况下，人的体温恒定在某个范围，恒定的体温是人体进行新陈代谢及一切生命活动的必要条件。

（一）体温的生理性变化

生理情况下，体温可在体内、外因素的影响下发生波动，运动、进食、年龄、情绪、时间、性别、环境等因素都会影响体温的变化。

(1)运动。运动可增加产热，使体温上升。

(2)进食。大量摄入高蛋白食物可使产热增加，使体温升高。

(3)年龄。老年人体温偏低，但高龄老人体温可偏高。

(4)情绪。当情绪激动时，体温可升高。

(5)时间。24 小时之内，凌晨 4:00～6:00 体温最低，下午 4:00～8:00 体温最高，体温波动范围在 0.5℃左右。

(6)性别。女性体温比男性体温略高。

(7)环境。外界环境温度突然升高，可使体温暂时略微上升。

（二）正常体温

正常人的体温受体温调节中枢的调控，体温调节中枢通过神经、体液等对人体产热、散热的调节而使体温保持恒定。由于人体深部温度不易测量，常用口腔、腋窝和直肠三处测得的温度来代表体温。其中，直肠的温度最接近人体深部温度。综合考虑便利性及可操作性，腋下是最为常见的体温测量部位。不同的测量部位，体温正常范围不同，见表 1—1。

表 1—1　　　　　　　　　　　　　　体温正常范围

测量部位	平均温度	正常范围
直肠	37.5℃	36.5℃～37.7℃
口腔	37℃	36.3℃～37.2℃
腋窝	36.7℃	36.0℃～37.0℃

（三）体温计的类型

照护人员应根据老年人的情况，选择适宜的体温计对其进行体温测量。

1. 水银体温计

水银体温计（见图 1—1）由一根带有刻度的玻璃管和真空毛细管构成，毛细管的末端膨大形成液泡，液泡内盛水银；当温度升高时，水银受热膨胀，沿毛细管上升，使管内水银柱的长度发生明显变化，从而显示不同的体温读数。依据测量部位的不同，水银体温计分为口温表、腋温表和肛温表三种。口温表和腋温表的球部较为细长，有助于测温时扩大接触面积；肛温表的球部较为粗短，以防止插入肛门时折断或损伤黏膜。

水银体温计有摄氏体温计和华氏体温计两种。人体温度的变化范围一般为 35℃～42℃，或 94 ℉～108 ℉，所以摄氏体温计的刻度通常为 35℃～42℃，每 1℃又分为 10 小格，每小格 0.1℃，在 0.5℃和 1℃的刻度处用较长的线标记，37℃处用红色线标记，如图 1—2 所示。华氏体温计的刻度为 94 ℉～108℉，每 2 ℉的范围又分为 10 小格，每小格 0.2 ℉。

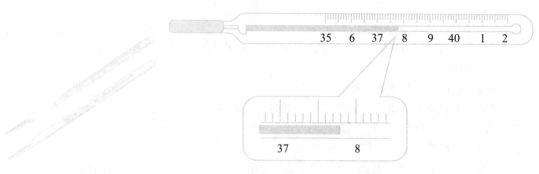

图 1—1　水银体温计　　　　　　　　图 1—2　摄氏体温计的刻度

由于水银的稳定性好，且玻璃结构致密，不易受外界环境的影响，因此水银体温计具有示值准确、稳定性高的特点。此外，水银体温计价格低廉、使用方便，因此是机构、家庭自用的首要选择。但是，水银体温计的玻璃易破碎，存在水银污染的可能。此外，水银体温计的测量时间较长，刻度较小，不易辨认，急危重症老年人及视力下降的老年人使用较为不便。

2. 电子体温计

电子体温计是近年来逐渐被广泛使用的一种电子产品，其利用某些物质的物理参数（如电阻、电压、电流等）与环境温度之间存在的确定关系，将电子感温探头测得的温度直接由数字显示出来。电子体温计（见图 1—3）包括硬质棒式、奶嘴式、软质棒式等类型，可以测量口温、肛温和腋下温度。

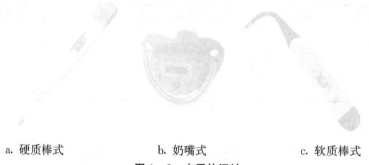

a. 硬质棒式　　　　　　b. 奶嘴式　　　　　　c. 软质棒式

图 1—3　电子体温计

电子体温计读数直接、准确，具有记忆功能，测量时间短，操作方便，且不含水银，无环境污染的危险；其不足之处为读数准确度受电子元件及供电因素的影响，稳定性较水银体温计差。另外，电子体温计的价格较水银体温计要高。

3. 一次性体温计

一次性体温计（见图 1—4）由对热敏感的化学指示点薄片构成，测温时点状薄片随机体温度的变化而变色，显示所测的温度。一次性体温计体积小，携带方便，由于是一次性使用，可以有效地预防交叉感染，且价格不高，容易被老年人接受。

图 1—4　一次性体温计

4. 其他

(1)感温胶片。感温胶片采用对体温敏感的材料，通过不同的颜色来显示当前的体温，但不能显示具体数值，只能用于测知体温是否在正常范围之内。使用时，将感温胶片置于额头，一般能在 10～15 秒读数，具有方便快捷、安全环保的优点。

(2)红外线测温仪。红外线测温仪利用红外线的感应功能，将红外辐射能量转换为电能后进行电信号处理得到人体温度信息。常用的有额温计和耳温计，见图 1—5。红外线测温仪常用于需要快速测量体温的地方。

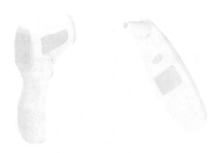

图 1—5　额温计和耳温计

(3)报警体温计。报警体温计能够实时监测体温，体温计的探头与报警器相连，当体温超过一定的温度范围时，就会自动报警。常用于病情危重者。

（四）水银体温计在身体不同部位的体温测量方法

1. 准备工作

(1)自身准备：着装整洁，洗净并温暖双手，戴口罩。

(2)环境准备：环境清洁、温暖，无对流风。

(3)物品准备：已消毒的体温计，消毒纱布，记录用的纸、笔，必要时备润滑剂及卫生纸。

(4)老年人准备：测量前 30 分钟停止运动，情绪稳定，保持卧位。

2. 操作程序

选择适宜的测量部位，向需要测量体温的老年人解释操作的目的、方法、注意事项及配合要点。

(1)腋温测量法。

老年人无特殊情况，一般可以选择测量腋下温度。腋下有创伤或炎症、腋下出汗较多、肩关节受伤、消瘦不能夹紧体温计的老年人，不适宜测量腋下体温。

腋温测量的流程如下：

1)征得老年人同意后，协助其解开衣扣，暴露腋下。

2)用消毒纱布擦干汗液，将体温计水银端放入腋窝深处并贴紧皮肤，嘱其屈臂过胸夹紧体温计（见图 1—6）。若老年人不能自理，照护人员应在床边扶持，并给老年人盖好衣被。

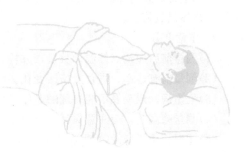

图 1—6　腋温测量法

3)5～10 分钟后取出体温计，并协助老年人整理衣被。

4)读数后将体温计浸泡于消毒容器中，洗手，记录体温数值。

水银体温计的读数方法：一手拿住体温计尾部（即远离水银柱的一端），使双眼与体温计保持同一水平，然后缓慢转动体温计，从正面看到较粗的水银柱时就可读出相应的体温数值。读数时不能用手触碰体温计的水银端，以免影响测量结果。

(2)口温测量法。

使用口温测量法时应注意以下两点：

1)昏迷、精神异常、口鼻手术、口腔疾患或呼吸困难的老年人，不宜测量口腔温度。

2)进食、饮水或面颊部进行冷热敷者，应 30 分钟后再测量口温。

口温测量的流程如下：

1)征得老年人同意后，嘱其张口，舌头抵住上腭，将体温计的水银端斜放于口腔中温度最高的舌下热窝处（舌系带两侧，左右各一个，见图1—7），叮嘱老年人闭口用鼻呼吸，勿用牙咬体温计。

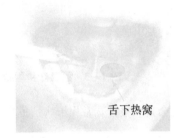

舌下热窝

图 1—7　口温测量法

2)3 分钟后取出体温计，协助老年人漱口。

3)将体温计用消毒纱布擦干，读数后将体温计浸泡于消毒容器中，洗手，记录体温数值。

（3）肛温测量法。

肛温测量适用于昏迷的老年人。直肠或肛门疾患、手术、腹泻、心肌梗死的老年人忌测量肛温。坐浴、灌肠后应间隔 30 分钟再进行肛温的测量。

肛温测量的流程如下：

1)帮助老年人翻身侧卧，解开裤带，暴露臀部，两腿屈曲。

2)将体温计水银端润滑后轻轻插入肛门 3～4cm，用手扶持固定。

3)3 分钟后取出，协助老年人擦净肛门，穿好衣裤。

4)用消毒纱布将体温计从玻璃端向水银端旋转擦净，读数后将体温计浸泡于消毒容器中，洗手，记录体温数值。

3. 注意事项

（1）测量前后应清点体温计数量，并检查有无破损，水银柱是否在 35℃ 以下。

（2）测量前有运动、进食及情绪变化，或做过冷热敷者，应休息 30 分钟后再测量。

（3）危重病、躁动及不能自理的老年人测量体温时，照护人员应在床旁守护，以免发生意外。

（4）测量腋温时，应注意保暖，以免受凉；测量肛温时，应注意保暖及遮挡。

（5）体温计用毕应及时消毒，甩至 35℃ 以下并放入清洁容器内备用。甩体温计时应使用腕力，不要触及其他物品，以防体温计碰碎。

（6）测量口腔温度时，若不慎将体温计水银端咬碎，应立即清除口腔内的玻璃碎屑及水银，以免损伤唇舌、口腔、食道及胃肠黏膜。若不慎将水银吞下，可口服蛋清或牛奶。如果病情允许，可进食纤维丰富的食物，促进水银排出。

（五）体温计的检查及消毒

（1）体温计在使用过程中应定期进行检查，以保证其读数的准确性。体温计的检查方法为：将所有体温计甩至 35℃ 以下，然后放入已经测量好温度的 40℃ 以下的水中，3 分钟后取出读数，误差在 0.2℃ 以上、玻璃管有裂痕或水银柱自行下降的，则不能继续使用。检查合格的体温计应用消毒纱布擦干，放入清洁容器中备用。

（2）体温计使用完毕后应进行消毒，以防交叉感染。水银体温计一般用 75％的酒精或 500mg/L 有效氯消毒液进行浸泡消毒。酒精应每天更换，含氯消毒液每周更换两次，每日监测消毒液的有效浓度，浓度降低时应及时更换。具体消毒方法为：将使用后的体温计放入盛有消毒液的容器内浸泡 30 分钟后取出，用清水冲洗干净，然后用消毒纱布擦干后放入清洁容器中备用。电子体温计消毒时仅消毒电子感温探头部分，消毒方法应根据电子体温计的材质而定。

二、脉搏评估

脉搏，即动脉搏动。在每个心动周期中，由于心脏的收缩和舒张，动脉管壁产生有节律的搏动，称为脉搏。脉搏的评估包括脉率、脉律、脉搏的强弱三方面。脉率指每分钟脉搏搏动的次数。脉率受年龄、性别、活动、饮食、情绪变化等因素的影响。例如，老年人的脉率偏慢；运动时的脉率要高于休息时的脉率；饮用浓茶或者咖啡可以使脉率增快等。正常情况下，脉率和心率一致，当脉率微弱，难以测定时，应测量心率。脉律是指脉搏的节律性，反映了左心室的收缩情况。

（一）正常脉搏

（1）脉率。健康成人在安静、清醒状态下脉率为 60～100 次/分钟。

（2）脉律。正常脉律均匀、规则，间隔时间相等，跳动力量均匀。

（3）脉搏的强弱及动脉管壁的情况。正常脉搏触诊时强弱均匀，动脉管壁光滑、柔软，富有弹性。

（二）异常脉搏

常见的异常脉搏有脉率异常、脉律异常、脉搏强弱异常及动脉管壁异常四个方面。

1. 脉率异常

（1）心动过速。成人安静、清醒状态下脉率超过 100 次/分钟为心动过速。常见于发热、甲亢、心力衰竭、疼痛等。一般情况下，体温每升高 1℃，心率约增加 10 次/分钟。正常人也可出现一过性窦性心动过速。

（2）心动过缓。成人安静、清醒状态下脉率小于 60 次/分钟，称为心动过缓。常见于颅内压增高、房室传导阻滞、甲状腺功能减退等。服用某些药物，如地高辛、心得安等，也可引起心动过缓。

2. 脉律异常

（1）间歇脉。间歇脉是指在一系列正常、规则的脉搏中，出现一次提前而较弱的搏动，其后有一个较长的间歇（代偿性间歇）。常见于各种器质性心脏病。过度疲劳、紧张、兴奋、体位改变时偶尔也会出现期前收缩。

（2）脉搏短绌。脉搏短绌是指在同一单位时间内，脉率低于心率。其特点为心律完全不规则，心率快慢不一，心音强弱不等。常见于心房纤维性颤动的老年人。由于心肌收缩力强弱不等，有些心输出量少的收缩不能引起周围血管的搏动，因而导致脉率低于心率。

3. 脉搏强弱异常

（1）洪脉。心输出量增加，动脉充盈度和脉压较大时，脉搏强而有力，称为洪脉，常见于高热、甲亢的老年人。

(2)细脉。心输出量减少，动脉充盈度降低，脉搏细弱无力，扪之如细丝，称为细脉（又叫丝脉），常见于大出血、休克的老年人。

4.动脉管壁异常

动脉硬化时，管壁粗硬，失去弹性，用手触摸时有条索感，常见于动脉硬化的老年人。

（三）脉搏测量

1.准备工作

(1)自身准备：着装整洁，修剪指甲后洗手，戴口罩。

(2)环境准备：环境清洁、温暖、安静，光线充足。

(3)物品准备：记录用的纸和笔，带有秒针的表，必要时可准备听诊器。

(4)老年人准备：测量前30分钟停止运动，情绪稳定，保持舒适卧位。

2.操作程序

(1)向需要测量脉搏的老年人解释操作的目的、方法、注意事项及配合要点。

(2)评估老年人肢体状况，选择适宜的测量部位。皮肤浅表处的大动脉均可作为测量脉搏的部位。常选桡动脉，其次为肱动脉、颞动脉、颈动脉、腘动脉等。（以下以桡动脉为例）

(3)老年人手腕伸展，手心向上，手臂放于舒适的位置。照护人员将食指、中指、无名指的指端以合适的压力（以能清楚测得脉搏搏动为宜）按压在桡动脉搏动处，见图1—8。正常脉搏测量30秒后乘以2。若发现老年人脉搏短绌，则应由2名照护人员同时测量，一人听心率，另一人测脉率，由听心率者发出开始或停止的口令，计时1分钟。

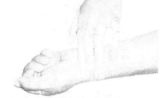

图1—8　桡动脉脉搏测量

(4)测量完成后，协助老年人恢复舒适体位，洗手，做好记录。

3.注意事项

(1)测量脉搏时勿用拇指（见图1—9），因为拇指小动脉搏动较为强烈，易与老年人的脉搏相混淆。

(2)测量脉搏时一般应计数30秒，若有异常脉搏应测量1分钟，脉搏细弱难以触及时应测心率1分钟。

图1—9　错误的脉搏测量方法

(3)如果是为偏瘫老人测量脉搏，应选择其健侧肢体。

三、呼吸评估

呼吸是生物机体和外界进行气体交换的过程，是维持机体新陈代谢和生命活动所必需的基本生理过程之一。在呼吸过程中，机体不断从外界环境中摄取氧气，并把自身产生的二氧化碳排出体外。

对老年人的呼吸状况进行评估，应从呼吸频率、深度、节律、声音等方面进行。呼吸频率受年龄、活动、情绪等因素的影响。老年人的呼吸在活动和情绪激动时增快，休息和睡眠时减慢。此外，呼吸的节律还受意识的支配。

（一）正常呼吸

健康成人在静息状态下，呼吸稳定而有节律，呼吸频率为16～20次/分钟，呼吸均匀、无声且不费力。正常呼吸节律见图1—10。呼吸与脉搏的比例为1∶4。

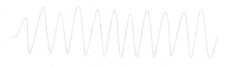

（二）异常呼吸及其照护措施

图1—10　正常呼吸节律

1. 频率异常

(1)呼吸过速。呼吸频率超过24次/分钟，称呼吸过速（也称气促）。常见于发热、疼痛、甲状腺功能亢进等。一般体温每升高1℃，呼吸频率增加3～4次/分钟。

(2)呼吸过缓。呼吸频率低于12次/分钟，称为呼吸过缓。常见于颅内压增高、镇静剂过量。

2. 深度异常

(1)深度呼吸。深度呼吸是一种深而规则的呼吸，又称库斯莫尔呼吸，常见于糖尿病酮症酸中毒和尿毒症酸中毒等。

(2)浅快呼吸。浅快呼吸是一种浅表而不规则的呼吸，常见于呼吸肌麻痹、某些肺与胸膜疾病，也可见于濒死者。

3. 节律异常

(1)潮式呼吸。又称陈—施呼吸，表现为呼吸由浅慢逐渐加深加快，然后再由深、快逐渐变浅变慢，之后呼吸暂停30～40秒，再重复以上呼吸过程，如此周而复始，呈潮水涨落样，如图1—11所示。多见于神经系统疾病者，如脑炎、脑膜炎、颅内压增高。

(2)间断呼吸。又称毕—奥呼吸，表现为有规律地呼吸几次后，突然停止呼吸，间隔较短时间后又开始呼吸，如此反复交替，如图1—12所示。常在临终前发生。

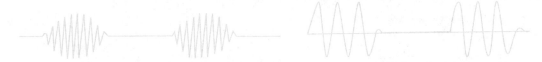

　　　　图1—11　潮式呼吸　　　　　　　　　　　**图1—12　间断呼吸**

4. 声音异常

(1)蝉鸣样呼吸：常见于喉头水肿、喉头异物等。

(2)鼾声呼吸：多见于昏迷者。

5. 呼吸困难

呼吸困难也是老年人的常见症状。呼吸困难是指呼吸频率、节律和深度异常，又称呼吸窘迫。呼吸困难是由气体交换不足，缺氧所致。呼吸困难者可自感空气不足、胸闷、呼吸费力、不能平卧，表现为烦躁、张口耸肩、口唇及指（趾）甲发绀、鼻翼扇动、端坐呼吸等。呼吸困难包括以下三种类型：

(1)吸气性呼吸困难。特点是吸气显著困难，吸气时间延长，有明显的三凹症（吸气时胸骨上窝、锁骨上窝、肋间隙出现凹陷）。常见于气管阻塞、气管异物、喉头水肿等。

(2)呼气性呼吸困难。特点是呼气显著费力，呼气时间延长。常见于支气管哮喘、阻塞性肺气肿等。

(3)混合性呼吸困难。特点是吸气、呼气均感到费力，呼吸频率增加。常见于重症肺炎、广泛性肺纤维化、大面积肺不张、大量胸腔积液等。

6. 异常呼吸的照护措施

(1)协助老年人采取有利于呼吸的坐位或半坐卧位,以利于呼吸。

(2)注意观察呼吸的频率、深度、节律等有无异常,有无咳嗽、咳痰、咯血、发绀、呼吸困难及胸痛。观察服药之后症状有无缓解,如有不良反应,应及时向医护人员汇报。

(3)必要时,遵医嘱协助护士给予老年人口服药物、雾化吸入、氧气吸入、吸痰处理。

(4)提供足够的营养和水分,选择易于咀嚼和吞咽的食物,避免过饱及食用产气食物,以免膈肌上升影响呼吸。

(5)提供舒适的环境,保持室内空气新鲜,温度、湿度适宜,避免灰尘等易引起或诱发呼吸异常的因素。

(6)有针对性地做好老年人的心理支持和疏导,消除其恐惧与不安。

(7)教育老年人戒烟限酒,以减少对呼吸道黏膜的刺激;指导老年人进行呼吸训练。

(三)呼吸测量

1. 准备工作

(1)自身准备。着装整洁,修剪指甲后洗手,戴口罩。

(2)环境准备。环境清洁、安静,温度适宜,光线充足。

(3)用物准备。记录用的纸、笔,带有秒针的表,必要时可准备棉签。

(4)老年人准备。测量前30分钟停止运动,情绪稳定,保持舒适卧位。

2. 操作程序

(1)协助老年人采取舒适体位,将手放在老年人的桡动脉处呈测量脉搏状,眼睛观察老年人的胸部或腹部起伏,一起一伏为一次呼吸,并注意观察其呼吸深度、节律、声音及有无呼吸困难,计数呼吸次数。正常呼吸测30秒,乘以2即为呼吸次数;异常呼吸者应测1分钟。

(2)洗手,做好记录。

3. 注意事项

(1)测量呼吸前,老年人若有剧烈运动、情绪激动、紧张、恐惧等情况,应休息20~30分钟后再测量。

(2)对于病情危重、呼吸微弱的老年人,可用少许棉花置于其鼻孔前,观察棉花被吹动的次数,计时1分钟,见图1—13。

(3)呼吸可以受意识支配,因此测量呼吸前不要刻意向老年人解释,在测量时尽量不使其觉察,以免引起紧张,影响测量结果的准确性。

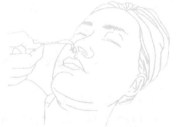

图1—13 危重者呼吸测量法

四、血压评估

血液在血管内流动时对单位面积血管壁的侧压力称为血压。通常所说的血压指的是动脉血压。心室收缩时,动脉血压上升达到的最高值称为收缩压;心室舒张末期,动脉血压下降的最低值称为舒张压。收缩压与舒张压的差值称为脉压。

（一）血压正常值及生理性变化

1. 血压正常值

血压的计量单位为毫米汞柱（mmHg）或千帕（kpa），二者的换算关系为：1mmHg＝
0.133kpa；1kpa＝7.5mmHg。目前，多以毫米汞柱作为计量单位。健康成年人在静息状态下，血压
值在较小的范围内波动，保持相对恒定。以肱动脉为例，其正常值范围为：

收缩压　90～139mmHg

舒张压　60～89mmHg

脉压　　30～40mmHg

2. 血压的生理性变化

血压可随年龄、性别、环境等因素的改变而发生变化。

(1)年龄。动脉血压随年龄的增长而逐渐增高，老年人的血压高于青壮年的血压。

(2)性别。女性血压比同龄男性血压偏低，但更年期后，女性血压逐渐增高，与同龄男性血压差别
较小。

(3)环境。在寒冷刺激下，血压可略升高；在高温环境中，血压可略下降。

(4)昼夜和睡眠。一天中，清晨血压一般最低，傍晚血压最高，夜间睡眠期间血压降低。若过
度劳累或睡眠不佳，血压会稍有升高。

(5)部位。因左、右肱动脉解剖位置的关系，右侧上肢比左侧上肢血压一般高 10～20mmHg。
因股动脉的管径较肱动脉粗，血流量多，故下肢血压比上肢高。

(6)其他。情绪激动、紧张、恐惧、兴奋、运动后及疼痛等，均可致血压升高。此外，吸烟、
饮酒、盐摄入过多及药物等也会影响血压值。

（二）异常血压及其照护措施

血压超过正常范围即为异常血压。

1. 高血压

成年人血压≥140mmHg 和（或）舒张压≥90mmHg 即为高血压，包括原发性高血压和继发性
高血压两种类型。血压正常值及高血压分级详见表1—2。当收缩压与舒张压分属不同的级别时，则
以较高的级别为准。单纯收缩期高血压也可按照收缩压水平分为 1、2、3 级。

表 1—2　　　　　　　　　　　　　　血压正常值及高血压分级

分级		收缩压范围（mmHg）	舒张压范围（mmHg）
正常血压		90～139	60～89
高血压	1 级	140～159	90～99
	2 级	160～179	100～109
	3 级	≥180	≥110
单纯收缩期高血压		≥140	＜90

2. 低血压

收缩压低于 90mmHg，舒张压低于 60mmHg 称为低血压。根据病因，低血压可分为生理性低血
压和病理性低血压。急性病理性低血压常见于大量失血、休克、急性心力衰竭等。

3. 脉压异常

脉压增大常见于主动脉硬化、主动脉瓣关闭不全、甲状腺功能亢进等；脉压减小常见于心包积

液、缩窄性心包炎、休克等。

4. 异常血压的照护措施

(1)若发现老年人血压较高，应让其卧床休息，报告医生后遵医嘱给予降压药物。对于服用药物治疗的老年人，应指导其按时服药，注意观察药物的不良反应及有无并发症发生。

(2)若发现老年人血压过低，应迅速将其安置仰卧位，并报告医生。

(3)密切观察血压变化及伴随症状，及时向医护人员汇报并协助处理。

(4)保持周围环境安静、湿度与温度适宜，保证老年人充足的休息及睡眠时间。

(5)指导老年人控制情绪，避免精神紧张、激动、愤怒等诱发异常血压的因素。

(6)给予易消化、低脂、低胆固醇、富含膳食纤维的饮食，限制盐的摄入，避免有刺激性的辛辣食物。

(7)教育血压异常的老年人戒烟限酒，养成规律的生活习惯。

（三）血压计类型

常用的血压计主要有水银血压计、表式血压计及电子血压计。水银血压计有台式水银血压计（见图1—14）和立式水银血压计（见图1—15）两种，其特点是测得的数值准确可靠，但较笨重、不易携带，且玻璃管易破裂。表式血压计又称弹簧式血压计（见图1—16），其特点是携带方便，但准确性不如水银血压计。电子血压计（见图1—17）数秒钟内可测得收缩压、舒张压及脉搏的数值，其特点是操作方便，不需要听诊器，可以排除听觉不灵敏、噪音干扰等造成的误差，但准确性较差。

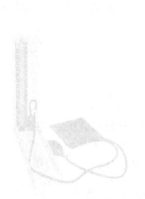
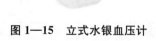

图1—14　台式水银血压计　　　　　图1—15　立式水银血压计

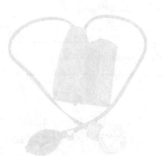

图1—16　表式血压计　　　　　图1—17　电子血压计

（四）水银血压计的血压测量方法

1. 准备工作

（1）自身准备：着装整洁，修剪指甲后洗净并温暖双手，戴口罩。

（2）物品准备：血压计，听诊器，记录用的纸、笔。

准备物品时，应重点检查血压计，检查方法如下：打开血压计后，取出袖带用手挤压，查看是否漏气；打开水银槽开关后，检查水银柱是否在"0"刻度；关闭气门充气，如果水银柱不上升，表示血压计漏气或水银量不足；放气后将血压计右倾45°，使水银彻底流回水银槽后关闭水银槽开关，将袖带内余气排净并放回，整理血压计备用。此外，还应检查听诊器各部位连接是否紧密，听诊器头端是否完好。

（3）环境准备：环境清洁、安静，温度适宜，光线充足。

（4）老年人准备：测量前30分钟停止运动，情绪稳定，保持舒适卧位。

2. 操作程序

（1）评估老年人的精神、心理状态及合作程度，向其解释血压测量的目的、方法、注意事项及配合要点。

（2）征得老年人同意后，协助其取舒适体位（坐位或仰卧位），使测量肢体的肱动脉与心脏处于同一水平（肱动脉高于心脏测得的血压值偏低，反之则偏高）。卧位时平腋中线，坐位时平第四肋软骨。若为偏瘫老年人，应选择其健侧上臂测量血压。

（3）协助老年人将衣袖卷至肩部，暴露上臂（衣袖过紧时需脱袖），使掌心向上，手肘伸直。

（4）放平血压计，使血压计"0"点与肱动脉及心脏处于同一水平。打开水银槽开关（见图1—18），驱尽袖带内空气（见图1—19），将袖带平整地缠在上臂，使袖带下缘距肘窝2～3cm，松紧以能插入1指为宜。袖带缠绕过松测得的血压值偏高，袖带缠绕过紧测得的血压值偏低。

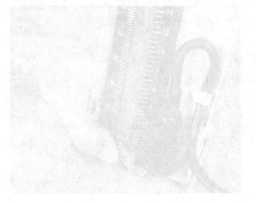 

图1—18　打开水银槽开关　　　　　　　　图1—19　驱尽袖带内空气

（5）戴好听诊器，触摸肱动脉搏动处，将听诊器头端置于肱动脉搏动处（见图1—20），用手固定。

（6）另一只手关闭气囊气门（见图1—21），向袖带内充气，使水银柱平稳上升，高度以搏动音消失后再升高20～30mmHg为宜。

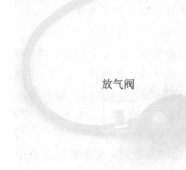

图1—20 听诊器头端置于肱动脉搏动处 图1—21 关闭气囊气门

血压测量

(7)松开气囊气门，缓慢、平稳放气，使水银柱缓慢下降，速度以4mmHg/秒为宜。

(8)放气时聆听搏动音，双眼平视水银柱指示刻度，第一声搏动音时水银柱所指刻度为收缩压；继续缓慢放气，搏动音继续存在并增大，搏动音减弱或消失时所指刻度为舒张压。

(9)测量完毕取下袖带，协助老年人穿好衣服，并协助其取舒适体位。

(10)整理袖带，排尽袖带内空气，将袖带放入盒内，将血压计右倾45°后关闭水银槽开关。

(11)洗手，做好记录。

3. 注意事项

(1)每次测量血压前应检查血压计，查看玻璃柱有无破损，水银有无泄漏，气囊、橡胶管有无老化、漏气，听诊器是否完好等。血压计应定期检测、校对。

(2)测量时应避免环境嘈杂，以免影响数值的准确性。听不清或发现血压异常时，应重复测量。重复测量时应先将袖带内气体排尽，使水银柱降至"0"点，稍等片刻后再进行第二次测量，一般连续测2~3次，取最低值。

(3)偏瘫、肢体外伤的老年人应选择健侧肢体测血压。

(4)测量时，应使水银柱"0"刻度与肱动脉及心脏处于同一水平线。

(5)充气、放气应缓慢平稳，不可过快、过猛，防止水银外溢或读数有误差。

(6)保持袖带清洁卫生，传染病者使用的血压计、听诊器应专人专用，防止交叉感染。

(7)如果老年人需要长期监测血压，为保证数值的准确性和可比性，应做到四定：定时间、定部位、定体位、定血压计。

同 步 训 练

【训练1】

根据情境导入中的案例，为李奶奶测量腋下体温、脉搏及呼吸。在实际照护工作中，呼吸测量通常在脉搏测量之后。教师示教后，学生分组训练。腋下体温、脉搏及呼吸测量操作评分标准详见表1—3。

表 1—3　　　　　　　　　　　　腋下体温、脉搏及呼吸测量操作评分标准

项目		分值	操作要求	评分等级				得分	备注
				A	B	C	D		
仪表		5	仪表端庄，服装整洁，无长指甲	5	4	3	2		
评估		10	老年人的病情、情绪、有无运动	4	3	2	1		
			老年人的自理与合作程度、心理状态	3	2	1	0		
			语言内容恰当，态度真诚	3	2	1	0		
操作前		8	洗净并温暖双手	2	0	0	0		
			清点、擦干体温计	2	1	0	0		
			将体温计甩至 35℃ 以下	2	0	0	0		
			备齐用物并放置妥当	2	1	0	0		
操作过程	安全与舒适	8	老年人的体位舒适、安全	3	2	1	0		
			避免肢体过多暴露，注意保暖	3	2	1	0		
			检查器物用品并安全使用	2	1	0	0		
	测量腋下体温	25	核对信息并向老年人解释	2	1	0	0		
			协助老年人松解衣扣	3	2	1	0		
			擦干老年人腋下汗渍	2	1	0	0		
			将体温计水银端放置于老年人腋窝深处，使其紧贴皮肤	3	2	1	0		
			指导老年人屈臂过胸并夹紧	2	1	0	0		
			测量时间准确（5~10 分钟）	3	2	1	0		
			读数方法及数值正确（手不能接触水银端，误差大于 0.1 为 B，大于 0.2 为 C，大于 0.3 为 D）	8	6	4	0		
			用后将体温计放置妥当	2	1	0	0		
	测量脉搏	15	测量部位正确	2	0	0	0		
			老年人体位舒适、手臂放置正确	3	2	1	0		
			测量数值正确（误差大于 2 为 B，大于 4 为 C，大于 6 为 D）	8	6	4	0		
			测量时间正确	2	0	0	0		
	测量呼吸	10	观察方法正确	2	1	0	0		
			测量数值正确（误差大于 2 为 B，大于 3 为 C，大于 4 为 D）	6	4	2	0		
			测量时间正确	2	0	0	0		
操作后		10	整理床位，将老年人安置妥当	2	1	0	0		
			正确处理用物（体温计清点并消毒）	4	3	2	1		
			洗手	2	0	0	0		
			记录数值正确	2	0	0	0		

续前表

项目	分值	操作要求	评分等级				得分	备注
			A	B	C	D		
评价	9	老年人舒适、安全	3	2	1	0		
		动作轻稳，测量准确，记录及时	6	4	2	0		
总分	100							

【训练 2】

根据情境导入中的案例，为李奶奶测量血压。教师示教后，学生分组训练。血压测量操作评分标准详见表 1—4。

表 1—4　　血压测量操作评分标准

项目	分值	操作要求	评分等级				得分	备注
			A	B	C	D		
仪表	5	仪表端庄，服装整洁，无长指甲，洗净并温暖双手	5	4	3	2		
评估	8	老年人的病情、情绪、活动状况、基础血压及治疗情况	5	4	3	2		
		语言内容恰当，态度真诚	3	2	1	0		
操作前	8	备齐用物并放置妥当	2	1	0	0		
		检查血压计、听诊器方法正确	4	3	2	1		
		保持环境安静，注意老年人保暖	2	1	0	0		
操作过程	60	老年人体位正确、舒适	6	3	1	0		
		核对信息后向老年人解释，嘱其保持情绪平稳	4	2	0	0		
		血压计放置合理	2	0	0	0		
		打开水银槽开关方法正确，水银柱降至“0”点	2	0	0	0		
		排尽袖带内气体	2	0	0	0		
		整理橡胶管，使其不缠绕	2	0	0	0		
		系袖带位置正确	6	3	0	0		
		袖带平整，松紧合适	6	3	0	0		
		听诊器使用方法正确	5	3	1	0		
		注气过程平稳，水银柱高度适宜	5	3	1	0		
		放气过程平稳	5	4	3	2		
		测量数值正确（误差大于 4 为 B，大于 6 为 C，大于 10 为 D）	15	11	7	3		
操作后	10	取下袖带，帮助老年人整理衣袖	2	0	0	0		
		整理血压计（右倾 45°后关闭水银槽开关，袖带排尽气体后平整放入盒内）	4	3	2	1		
		洗手	2	0	0	0		
		记录数值正确	2	0	0	0		
评价	9	老年人体位舒适、安全	4	3	2	1		
		动作轻稳，测量准确，记录及时	5	4	3	2		
总分	100							

任务二

老年人一般状况评估

情境导入

　　李奶奶，69岁，丧偶，退休前是小学教师。李奶奶患高血压、高血脂十余年，长期服用降压、降脂药物，3个月前罹患脑卒中，经过治疗康复后现仍遗留肢体功能障碍，表现为左侧肢体偏瘫，不能自行行走，生活不能完全自理。由于儿女工作较忙，李奶奶决定到养老院养老，某养老机构同意接收李奶奶入住。今天上午，李奶奶与儿子到该养老机构办理入住手续。

任务描述

　　根据上述情境，请对李奶奶的一般状况进行评估。

相关 知识

　　照护人员对老年人一般状况的评估内容应包括一般情况、意识状态、体位、步态、皮肤、尿液、粪便等。

一、一般情况

　　一般情况评估是对老年人全身状态的概括性评估，包括年龄、性别、身高、体重、体重指数（Body Mass Index，BMI）等。通过测量得到身高、体重的准确数值，再由身高、体重计算得出 BMI。

$$BMI = 体重（kg）/身高^2（m^2）$$

意识是大脑功能活动的综合表现，正常人意识清晰、思维敏捷、对周围环境刺激反应敏锐。脑血管意外、高血压脑病、一氧化碳中毒等可导致中枢神经功能活动受损，使机体对周围环境及自身状态的识别或觉察能力下降甚至丧失，称为意识障碍。根据程度的不同，意识障碍可以表现为嗜睡、意识模糊、昏睡、昏迷、谵妄等。

（一）嗜睡

嗜睡是最轻的意识障碍，可被唤醒，醒后能正确回答问题，但反应迟钝，刺激去除后又很快入睡。

（二）意识模糊

意识模糊是比嗜睡较深的一种意识障碍，机体能保持简单的精神活动，但对时间、地点、人物等的定向力发生障碍。

（三）昏睡

昏睡是指不易被唤醒，给予强刺激勉强被唤醒后不能正确回答问题，或答话含糊、答非所问。

（四）昏迷

意识完全丧失，是最严重的意识障碍。根据程度可分为以下三种：

(1)轻度昏迷：意识大部分丧失，无自主运动，对声、光刺激无反应，对疼痛刺激有反应，各种生理反射（角膜反射、瞳孔对光反射等）存在，生命体征多无明显改变。

(2)中度昏迷：对剧烈疼痛刺激可出现反应，部分生理反射存在。

(3)深度昏迷：对任何刺激均无反应，各种反射均消失。

（五）谵妄

谵妄是在意识清晰度明显下降的情况下，以兴奋性增高为主的高级神经中枢活动失调状态。表现为意识模糊、定向力丧失、出现幻觉、躁动不安等。多发生于急性感染的高热期，也可见于某些药物或酒精中毒、代谢障碍等。

体位是指身体在卧位时所处的状态。常见体位如下：

(1)自主体位：身体活动自如，不受限制。

(2)被动体位：自己不能随意调整或变换体位。常见于意识丧失或极度衰竭者。

(3)强迫体位：为了减轻疾病痛苦被迫采取的体位。

步态是指走动时表现的姿态。健康人步态稳健，某些疾病可以使步态异常。例如，帕金森病患者表现为慌张步态，起步慢，起步后小步擦地而行，呈前冲状，身体前倾，难以止步，上肢协同摆动消失，容易跌倒。

对皮肤的评估主要包括颜色、温湿度、弹性、完整性、毛发及指（趾）甲等。

（一）颜色

中国人的正常皮肤颜色为微黄透红。异常皮肤颜色可表现为苍白、发红、发绀、黄染、色素沉着及色素脱失。皮肤颜色苍白可由贫血、末梢毛细血管痉挛或充盈不足所致，如寒冷、休克等。皮肤颜色发红由毛细血管扩张、血量增加或红细胞增多所致，生理情况下见于饮酒、运动或情绪激动等，病理情况下见于发热性疾病（如肺炎）等。发绀表现为皮肤黏膜青紫色，常见于口唇、面颊、肢端等部位，常由缺氧所致。皮肤黏膜发黄，称为黄染，主要见于胆红素浓度过高所致的黄疸。老年人由于衰老，全身或面部可有散在色素沉着，称为老年斑。

（二）温湿度

以指背触摸老年人的皮肤，评估其皮肤温度。全身皮肤发热见于发热性疾病、甲状腺功能亢进等；发凉见于休克、甲状腺功能减退等。皮肤湿度与汗腺分泌功能有关，在气温高、湿度大的环境中，出汗增多是正常的生理调节现象。出汗多者皮肤较湿润，出汗少者皮肤较干燥。病理情况下，风湿病、结核病、甲状腺功能亢进时出汗增多；维生素 A 缺乏、尿毒症及脱水时，皮肤异常干燥。

（三）弹性

皮肤弹性与年龄、营养状况、皮下脂肪及组织间隙所含液体量有关。老年人皮肤组织萎缩，皮下脂肪减少，弹性减退。

对老年人皮肤的评估还要观察其完整性，尤其是长期卧床的老年人，注意观察其骶尾部等受压的骨骼隆起处是否有压疮。此外，还应对皮肤的附属器——毛发及指（趾）甲进行观察。

（一）尿液的观察与评估

尿液的主要评估内容包括尿量与次数、颜色、透明度、气味、酸碱度、比重等。

1. 尿量与次数

尿量是反映肾脏功能的重要标志之一。正常成人每昼夜尿量为 1 000～2 000mL，平均为

1 500mL。每次尿量200~400mL，日间排尿3~5次，夜间0~1次。老年人由于肾脏的退行性改变可出现夜尿增多现象。

尿量异常包括多尿、少尿和无尿。多尿是指24小时尿量超过2 500mL。暂时性多尿常见于饮水过多或充血性心力衰竭者应用利尿剂后；病理性多尿多见于肾脏疾病，如慢性肾炎后期肾脏浓缩功能发生障碍时，或糖尿病、尿崩症等。少尿是指24小时尿量少于400mL或每小时尿量少于17mL，多见于心脏、肝脏、肾脏功能衰竭或休克者。无尿是指24小时尿量少于100mL或12小时内无尿，常见于各种原因所致的休克、严重脱水或急性肾衰竭、药物中毒者。

2. 颜色

正常新鲜尿液呈淡黄色或深黄色。当尿液浓缩时，颜色变深。尿液的颜色可受某些食物和药物的影响，如进食大量胡萝卜或服用核黄素时，尿液呈深黄色。病理情况下，尿液的颜色可有如下变化：

(1) 血尿：尿液内含有一定量的红细胞时称血尿，血尿颜色的深浅与尿液中所含红细胞的多少有关，尿液中含红细胞量多时可呈洗肉水样。血尿多见于急（慢）性肾炎、输尿管结石、泌尿系统感染、肿瘤及结核等。

(2) 血红蛋白尿：大量红细胞在血管内被破坏，形成血红蛋白尿，呈浓茶色或酱油色，隐血试验阳性。多见于溶血和阵发性睡眠性血红蛋白尿等。

(3) 胆红素尿：尿中含有大量的结合胆红素致尿液呈深黄色或黄褐色，振荡尿液后泡沫也呈黄色。常见于阻塞性黄疸和肝细胞性黄疸。

(4) 乳糜尿：因尿中含有淋巴液而呈乳白色。多见于丝虫病。

3. 透明度

正常新鲜尿液清澈透明，放置后可见微量絮状沉淀物。新鲜尿液出现混浊常见于尿液中含有大量脓细胞、红细胞、细菌或炎性渗出物时，排出的新鲜尿液即呈白色絮状混浊，多见于泌尿系统感染。

4. 气味

正常尿液的气味来自尿内的挥发性酸。尿液久置后，因尿素分解产生氨，故有氨臭味。若新鲜尿液有氨臭味，提示有泌尿系统感染。糖尿病酮症酸中毒时，因尿液中含有丙酮而呈烂苹果味；有机磷农药中毒者，尿液有大蒜臭味。

5. 酸碱度

正常人尿液呈弱酸性，一般尿液pH值为4.5~7.5，平均为6。饮食类型可影响尿液的酸碱度，如进食大量肉类食物时，尿液可呈酸性；进食大量蔬菜时，尿液可呈碱性。酸中毒者的尿液可呈强酸性；严重呕吐者的尿液可呈强碱性。

6. 比重

在正常情况下，成人尿液比重波动于1.015~1.025。尿比重与尿量成反比，受饮水量和排汗量的影响。尿比重的高低主要取决于肾脏的浓缩功能。尿比重经常为1.010左右，提示肾功能障碍。

(二) 尿液标本采集

在工作中，照护人员需要遵医嘱采集老年人的尿液、粪便等标本进行化验，通过化验室检查，协助判断病情变化和治疗效果等。标本采集方法正确与否，直接影响化验结果。因此，照护人员要掌握采集二便（大便、小便）标本的正确方法。

采集二便标本要注意以下原则：

(1)采集标本前，应在标本容器外贴上标签，写明老年人的姓名、性别、房间号、化验目的、送检日期等信息。

(2)采集的标本要放置在适当的容器中。如果采集细菌培养标本，要将标本置于无菌容器内，并检查容器有无裂痕，瓶塞是否干燥，培养基是否足够，有无浑浊、变质等。

(3)采集标本要严格按照规定时间，及时采集，采集量应准确，标本要新鲜，采集后立即将标本送检，不可在室内放置过久，以免影响化验结果。

采集尿液标本的目的是检查尿液的颜色、比重、蛋白、糖定性、细胞和管型等。

1. 准备工作

(1)自身准备：衣帽整洁，洗净双手，戴口罩。

(2)环境准备：安静、舒适、隐蔽，无对流风。

(3)物品准备：标本容器，化验单（标明房间号、姓名、化验目的、日期等），必要时备便盆或尿壶。

(4)老年人准备：向老年人解释留取尿液标本的目的和方法，告知老年人需要采集尿液标本的时间，取得老年人的配合。

2. 操作程序

(1)采集尿液标本。晨尿浓度较高，不易受饮食影响，化验结果更准确，因此一般情况下留取晨起第一次尿液。对于自理老年人，给予其标本容器，告知留取晨起第一次尿的中段尿液约30mL；对于半自理老年人，在协助晨起第一次排尿时，手持标本容器，接取中段尿液约30mL；对于失能老年人，可用清洁便器或尿壶接取晨起第一次尿的中段尿液后，再将约30mL尿液倒入标本容器内。

(2)将化验单副联贴于标本容器上，及时送检。

3. 注意事项

(1)不可将粪便混于尿液中，以免粪便中的微生物影响尿液化验结果。

(2)会阴部分泌物过多时，应先清洁或冲洗，再收集尿液。

(3)尿液标本应及时送检，以免影响检验结果。

(4)昏迷或尿潴留的老年人可协助护士通过导尿法留取尿液标本。

七、粪便

（一）粪便的观察与评估

排便是人体的基本生理需要，排便次数因人而异。成人每天排便1～3次，若排便每天超过3次或每周少于3次，应视为排便异常。正常大便颜色多呈黄褐色或棕黄色，柔软成形，有少量黏液，平均量为100～300g/天，其内容物主要为食物残渣、脱落的大量肠上皮细胞、细菌及机体代谢后的废物。粪便的颜色和量与摄入食物的量和种类有关，气味因膳食种类而异，强度主要由腐败菌的活动性及动物蛋白质的摄入量所决定。

异常粪便的观察与评估：

(1)形状。便秘时粪便坚硬，呈栗子样；消化不良或急性肠炎时，可见稀便或水样便；肠道部分梗阻或直肠狭窄者的粪便多呈扁条形或带状。

(2)颜色。柏油样便多见于上消化道出血；白陶土色便常提示胆道梗阻；暗红色血便多见于消化道出血；果酱样便见于肠套叠、阿米巴痢疾；粪便表面有鲜红色血液常见于痔疮或肛裂；白色"米泔水"样便多见于霍乱、副霍乱。

（3）内容物。粪便中混入少量黏液，肉眼一般不易发现。若粪便中混入、粪便表面附有血液、脓液、肉眼可见的黏液，常提示消化道感染或出血。肠道寄生虫感染者的粪便可见蛔虫、蛲虫等。

（4）气味。严重腹泻者的粪便因未消化的蛋白质与腐败菌作用而呈恶臭味；下消化道溃疡、恶性肿瘤者的粪便多呈腐败臭；上消化道出血者的粪便呈腥臭味；消化不良者的粪便多有酸败臭。

（二）粪便标本采集

粪便标本采集包括采集便常规标本和培养标本。采集便常规标本的目的是检查粪便的颜色、性状、细胞、有无脓血或寄生虫等。采集培养标本的目的是检查粪便中的致病菌。

1. 准备工作

（1）自身准备：衣帽整洁，洗净双手，戴口罩。

（2）环境准备：安静、舒适、隐蔽、无对流风。

（3）物品准备：

1）便常规标本：标本容器，化验单（房间号、姓名、化验目的、日期等），必要时备便盆。

2）培养标本：培养容器，化验单，便盆，无菌棉签或肠拭子，无菌生理盐水。

（4）老年人准备：向老年人解释留取标本的目的和方法，告知老年人需要采集标本的时间，取得其配合。

2. 操作程序

（1）留取标本。对于自理老年人，将标本容器交给老年人，嘱其排便后用便匙取粪便中央部分或黏液、脓血部分约5g（拇指盖大小）放入标本容器内；对于不能自理老年人，协助其使用便盆排便后，用便匙取中央部分或黏液、脓血部分约5g放入标本容器内。也可用肠拭子蘸取无菌生理盐水，由肛门插入直肠4～5cm，顺一个方向轻轻旋转后退出，将肠拭子置于标本容器内。

（2）将化验单副联贴于标本容器上，及时送检。

3. 注意事项

（1）若为腹泻者，应留取脓血或黏液部分；若为水样便，应盛放于大口容器中送检。

（2）若检查寄生虫卵，应在粪便不同部位取带血或黏液部分。如果服用驱虫药后，应留取全部粪便送检。

（3）若检查阿米巴原虫，应先将便盆加温至接近人体体温后，再嘱老年人排便于便盆内，便后30分钟内连同便盆送检。

（4）若检查大便隐血，应在检查前三天内禁食肉类、血制品、富含叶绿素的食物及含铁剂药物，避免出现假阳性，第4天留取5g粪便标本后及时送检。

对老年人的一般状况进行评估是健康评估工作的一部分。对老年人进行健康评估还包括：各部位的身体评估，有无疼痛、水肿、咯血、黄疸、皮肤黏膜出血等全身症状，有无糖尿病、高血压、冠心病等慢性疾病等。由于系统化的健康评估工作非高职院校老年服务与管理专业毕业生的核心工作技能，因此本书不做介绍。

根据情境导入中的案例，请为李奶奶采集二便常规标本，进行一般状况评估并记录。教师示教后，学生分组训练。

任务三

老年人生活自理能力评估

　　李奶奶，69 岁，丧偶，退休前是小学教师。李奶奶患高血压、高血脂十余年，长期服用降压、降脂药物，3 个月前罹患脑卒中，经过治疗康复后现仍遗留肢体功能障碍，表现为左侧肢体偏瘫，不能自行行走，生活不能完全自理。由于儿女工作较忙，李奶奶决定到养老院养老，某养老机构同意接收李奶奶入住。今天上午，李奶奶与儿子到该养老机构办理入住手续。

根据上述情境，请对李奶奶的生活自理能力进行评估。

相关 知识

　　自理能力是指老年人完成日常生活活动和利用日常生活服务设施的能力。日常生活活动（Activity of Daily Living，ADL）是指个体在每日生活中，为了照料自己的衣、食、住、行，保持个人卫生整洁和进行独立的社区活动所必需的一系列基本活动。日常生活活动是人们为了维持生存及适应环境而每天必须反复进行的、最基本的、最具有共性的活动。日常生活活动能力包括基本的日常生活活动能力和工具性日常生活活动能力两种。

　　基本的日常生活活动能力（Basic ADL，BADL）是指每日生活中与穿衣、进食、保持个人卫生等自理活动和坐、站、行走等身体活动有关的基本活动。工具性日常生活活动能力（Instrumental ADL，IADL）是利用日常生活服务设施的能力，是指在家庭和社区中独立生活所需的关键的、较高级的技能，如操作卫生和炊事用具、使用家用电器、骑车或驾车、处理个人事务等。

对老年人生活自理能力进行评估，根据其基本的日常生活活动能力的评估结果判断老年人的生活自理程度，可以制订相应的照护计划，给予相应级别的生活照顾及护理，满足老年人的日常生活需要。

对老年人生活自理能力的评估主要是评估其基本的日常生活活动能力，常用 Barthel 指数评定表（见表 1—5）。Barthel 指数包括 10 项内容，根据是否需要帮助及其程度分为 0、5、10、15 四个功能等级，总分为 100 分。得分越高，独立性越强，依赖性越小。若达到 100 分，并不意味着能完全独立生活，也许不能烹饪、料理家务或与他人接触，但不需要照顾，可以自理。Barthel 指数评定简单易行，是应用最广的一种 ADL 评定方法。

表 1—5 Barthel 指数评定表

项目	内容	评分标准	得分
大便	失禁	0	
	偶尔失禁或需要器具帮助	5	
	能控制；如果需要，能使用灌肠剂或栓剂	10	
小便	失禁	0	
	偶尔失禁或需要器具帮助	5	
	能控制；如果需要，能使用集尿器	10	
修饰	需要帮助	0	
	独立洗脸、梳头、刷牙、剃须	5	
洗澡	依赖	0	
	自理	5	
如厕	依赖别人	0	
	需要部分帮助；在穿、脱衣裤或使用卫生纸时需要帮助	5	
	独立用厕所或便盆；能穿、脱衣裤；能冲洗或清洗便盆	10	
吃饭	依赖别人	0	
	需要部分帮助（如切割食物，搅拌食物）	5	
	能使用任何需要的装置，在适当的时间内独立进食	10	
穿衣	依赖	0	
	需要帮助，但在适当的时间内至少完成一半的工作	5	
	自理（系、解纽扣；关、开拉锁；穿、脱衣服）	10	
转移	完全依赖别人，不能坐	0	
	能坐，但需要大量帮助（2 人）才能转移	5	
	需少量帮助（1 人）或指导	10	
	独立从床到轮椅，再从轮椅到床，包括从床上坐起、刹住轮椅、抬起脚踏板	15	

续前表

项目	内容	评分标准	得分
行走	不能动	0	
	在轮椅上独立行动，能行走 45 米	5	
	需要 1 人协助行走（体力或语言指导）45 米	10	
	能在水平路面上行走 45 米（可以使用辅助装置，不包括带轮的助行器）	15	
上下楼梯	不能	0	
	需要帮助和监督	5	
	独立（可以使用辅助装置）	10	
总分			

Barthel 指数评定表评分标准如下：

20 分以下：生活完全依赖他人；

20～40 分：生活需要很大帮助，依赖明显；

40～60 分：生活需要帮助；

60 分以上：生活基本自理；

100 分：正常。

二、评估注意事项

(1)评估前应讲明评估的目的，以取得老年人的理解与配合。

(2)评估前应了解老年人的基本情况，如肌力、关节活动范围、平衡性、协调性、感觉等，以确定其身体功能及是否需要辅助设备。

(3)评估可在实际生活环境中进行，观察老年人在实际生活中的动作完成情况，以评估其能力。评估时给予老年人的指令应详细、具体，不要让老年人无所适从。除非评定表中有特别说明，否则使用辅具或采取替代的方法均被认为是独立完成，但应注明。

(4)如果在评估过程中，老年人不能顺利完成某一个项目，可给予一定的协助，然后继续评估下一个项目。如果某个项目完成较困难，可以暂停或换下一个项目。

(5)评估过程中发现老年人有疲劳的表现，出现不安全因素或明显不能完成时，应停止评估，并做好记录，等其体力恢复后再进行评估。

(6)评估可分期进行，对于不能一次性完成评估的日常生活活动，应在评估前确定好要评估的项目、所需用品和时间；应首选较简单和安全的项目进行，然后是较困难和复杂的项目。

同 步 训 练

根据情境导入中的案例，请使用 Barthel 指数评定表对李奶奶的日常生活活动能力进行评估。教师示教后，学生分组训练。

任务四

老年人认知功能评估

情
境
导
入

李奶奶，69岁，丧偶，退休前是小学教师。李奶奶患高血压、高血脂十余年，长期服用降压、降脂药物，3个月前罹患脑卒中，经过治疗康复后现仍遗留肢体功能障碍，表现为左侧肢体偏瘫，不能自行行走，生活不能完全自理。由于儿女工作较忙，李奶奶决定到养老院养老，某养老机构同意接收李奶奶入住。今天上午，李奶奶与儿子到该养老机构办理入住手续。

任务描述

根据上述情境，请对李奶奶的认知功能进行评估。

相关 知识

认知是对事物认识和知晓的过程，即知识的获得、组织和应用过程，是一个体现机能和行为的智力过程。认知功能主要涉及记忆、注意、思维、推理、智力等。

随着人口老龄化的快速发展，老年人认知功能减退及老年性痴呆的发病率逐年上升。认知功能减退主要表现为：认知速度减慢、反应时间延长、短时记忆容量减少，如显著的记忆丧失、在熟悉的地域走失、交往能力差或情感缺失、睡眠障碍、自理困难等。老年性痴呆可表现为认知功能下降、精神症状和行为障碍、日常生活能力逐渐下降。目前，我国老年性痴呆人群已达600万人以上。老年性痴呆严重影响了老年人的身心健康和生活质量，给家庭和社会带来沉重的负担，已成为严重的社会问题，引起各国政府和医学界的普遍关注。

对老年人的认知功能进行评估，可以早期发现认知功能减退及老年性痴呆，使照护人员能够在日常照护工作中及时给予老年人认知功能训练、健康教育、膳食指导、生活照护、生活自理能力训练及情感支持，避免走失、跌倒等意外的发生，延缓疾病进程，改善老年人生活质量。简易智力状态检查（Mini-Mental State Examination，MMSE）是很有影响力的认知缺损筛选工具之一，具有快速、简便的优点，对评估人员的要求不高，只需经过简单的训练便可操作，适合养老机构对入住的老年人进行简单判断，可为进一步检查和诊断提供依据。

MMSE 共有 19 项，30 小项。1~5 项是时间定向；6~10 项为地点定向；11 项分为 3 小项，为语言即刻记忆；12 项分为 5 小项，检查注意力和计算；13 项分为 3 小项，检查短程记忆；14 项分为 2 小项，为物体命名；15 项为语言复述；16 项为阅读理解；17 项语言理解，分为 3 小项；18 项为说一个句子，检测语言表达；19 项为图形描画。被测者回答或操作正确记"1"分，错误记"5"分，拒绝或说不会记 9 分或 7 分。

MMSE 的主要统计指标为总分，为所有标记"1"的项目（小项）的总和，即回答（操作）正确的项目（小项）数，范围为 0~30。我国对 5 055 例社区老人的检测结果证明，MMSE 总分和教育程度密切相关，得出教育程度的分界值：文盲组（未受教育）17 分，小学组（教育年限≤6 年）20 分，中学或以上组（教育年限>6 年）24 分。

(1)第 11 项只允许评估人员讲一遍，不要求老年人按物品次序回答。若第一遍有错误，先记分；然后再告诉被测试的老年人错在哪里，再让他回忆，直到正确，但最多只能"学习"5 次。

(2)第 12 项为"连续减 7"测验，同时检查被测试者的注意力，故不要重复被测试者的答案，也不能够用笔算。

(3)第 17 项的操作要求次序准确。

(1)今年的年份是什么？

(2)现在是什么季节？

(3)今天是几号？

(4)今天是星期几？

(5)现在是几月份？

(6)现在我们在哪里？例如：现在我们在哪个省、市？

(7)你住在什么区（县）？

(8)你住在什么街道（乡）？

(9)我们现在是在几楼？

(10)这儿是什么地方（地址或名称）？

(11)现在我要说三样东西的名称（如皮球、国旗、树木），在我讲完之后，请你重复说一遍，请你好好记住这三样东西（请仔细说清楚，每一样东西用 1 秒钟，以第一次答案记分）。

(12)现在请你将 100 减去 7，然后将所得的数再减去 7，一直计算下去，把每一个答案都告诉我，直到我说"停"为止（若错了，但下一个答案是对的，那么只记一次错误，连续减 5 次后停止）。

(13)现在请你告诉我，刚才我要求记住的三样东西是什么？

(14)（评估人员拿出手表）请问这是什么？（拿出铅笔）请问这是什么？

(15)现在我要说一句话，请清楚地重复一遍"四十四只石狮子"（只许说一遍，只有正确、咬字清楚的才记 1 分）。

(16)（评估人员把写有"闭上您的眼睛"大字的卡片交给被测试者）请照着卡片上写的去做（如果被测试者闭上眼睛，记 1 分）。

(17)（评估人员给被测试者一张白纸），请用右手拿这张纸，再用双手把纸对折，然后将纸放在你的大腿上（不要重复说明，也不要示范，次序：用右手拿纸，把纸对折，放在大腿上）。

(18)请你说一句完整的、有意义的句子（句子必须有主语、动词）。记录被测试者所叙述句子的全文。

(19)（评估人员把卡片交给被测试者）这是一张图，请你在同一张纸上照样把它画出来（两个五边形的图案，交叉处形成一个小四边形）。

同 步 训 练

根据情境导入中的案例，请使用中文版 MMSE 对李奶奶的认知功能进行评估。教师示教后，学生分组训练。

任务五

跌倒、压疮风险评估

李奶奶，69 岁，丧偶，退休前是小学教师。李奶奶患高血压、高血脂十余年，长期服用降压、降脂药物，3 个月前罹患脑卒中，经过治疗康复后现仍遗留肢体功能障碍，表现为左侧肢体偏瘫，不能自行行走，生活不能完全自理。由于儿女工作较忙，李奶奶决定到养老院养老，某养老机构同意接收李奶奶入住。今天上午，李奶奶与儿子到该养老机构办理入住手续。

任务描述

根据上述情境，请对李奶奶进行跌倒、压疮风险评估。

相关知识

老年人由于生理功能减退，较易发生跌倒等意外；失能老年人由于长期卧床易导致压疮。在接收老年人时，需要对其进行跌倒、压疮风险评估，根据评估结果，对高危的老年人给予相应的预防及照护措施，以避免跌倒、压疮等意外事件的发生。

一、跌倒风险评估

老年人随着年龄的增长，会出现平衡能力下降、下肢乏力、步态不稳、视觉减退、反应变慢等生理变化，再加上药物的副作用等，致使老年人容易发生意外跌倒。跌倒是我国65岁以上老年人伤害死亡的首位原因。老年人跌倒并不像一般人认为的那样是一种意外，老年人跌倒是完全可以预防和控制的。积极地进行老年人跌倒的干预，将有助于减少老年人跌倒，减轻老年人跌倒所致伤害的严重程度。

借助老年人平衡能力测试表和老年人跌倒风险评估表，照护人员可对老年人进行跌倒风险评估，以清楚地了解老年人的平衡能力及发生跌倒的风险级别。根据评估结果，照护人员可以纠正老年人不健康的生活方式和行为，规避或消除环境中的危险因素，防止老年人跌倒的发生。

老年人平衡能力测试表包括静态平衡能力、姿势控制能力和动态平衡能力三部分，测定后将各个测试项目的得分相加得到总分，根据总分来判断老年人的平衡能力。老年人跌倒风险评估表用于评估老年人的跌倒风险，将各个测试项目的得分相加得到总分，根据总分来判断跌倒的风险大小。

（一）静态平衡能力

说明：原地站立，按表1—6中的描述做动作，尽可能保持姿势，根据保持姿势的时间长短评分，将得分填写在得分栏内。

表1—6　　　　　　　　　　　　　静态平衡能力测试表

测试项目	描述	得分
双脚并拢站立	双脚同一水平并列靠拢站立，双手自然下垂，保持姿势尽可能超过10秒钟	
双脚前后位站立	双脚成直线一前一后站立，前脚的后跟紧贴后脚的脚尖，双手自然下垂，保持姿势尽可能超过10秒钟	
闭眼双脚并拢站立	闭上双眼，双脚同一水平并列靠拢站立，双手自然下垂，保持姿势尽可能超过10秒钟	
不闭眼单腿站立	双手叉腰，单腿站立，抬起脚离地5厘米以上，保持姿势尽可能超过10秒钟	

小提示：在做闭眼站立时应确保周围环境安全，最好旁边有人保护，以免不慎跌倒。

评分标准：0分：≥10秒；1分：5～9秒；2分：0～4秒。

（二）姿势控制能力

姿势控制能力测试见表1—7和表1—8。

表 1—7   **姿势控制能力测试表一**

测试项目	描述	得分
由站立位坐下	站在椅子前面，弯曲膝盖和大腿，轻轻坐下	
由坐姿到站立	坐在椅子上，靠腿部力量站起	

说明：选择一把带扶手的椅子，站在椅子前，坐下后站起，按动作完成质量和难度评分，将得分填写在得分栏。

评分标准：0分：能够轻松坐下、站起而不需要扶着扶手；1分：能够自己坐下、站起，但略感吃力，需尝试数次或扶着扶手才能完成；2分：不能独立完成动作。

表 1—8   **姿势控制能力测试表二**

测试项目	描述	得分
由站立位蹲下	双脚分开（与肩同宽）站立，弯曲膝盖下蹲	
由下蹲姿势到站立	由下蹲姿势靠腿部力量站起	

说明：找一处空地，完成下蹲和站起的动作。

评分标准：0分：能够轻松蹲下、站起而不需要借助外物；1分：能够自己蹲下、站起，但略感吃力，需尝试数次或扶住旁边的固定物体才能完成；2分：不能独立完成动作。

（三）动态平衡能力

动态平衡能力测试表见表1—9。

表 1—9   **动态平衡能力测试表**

得分	描述	得分
起步	能立即迈步出发，不犹豫（0分） 需要想一想或尝试几次才能迈步（1分）	
步高	脚抬离地面，干净利落（0分） 脚拖着地面走路（1分）	
步长	每步跨度长于脚长（0分） 不敢大步走，走小碎步（1分）	
脚步的匀称性	脚步均匀，每步的长度和高度一致（0分） 脚步不匀称，时长时短，一脚深一脚浅（1分）	
步行的连续性	连续迈步，中间没有停顿（0分） 步子不连贯，有时需要停顿（1分）	
步行的直线性	能沿直线行走（0分） 不能走直线，偏向一边（1分）	
走动时躯干的平稳性	躯干平稳，不左右摇晃（0分） 躯干摇晃或手臂需要向两侧伸开来保持平衡（1分）	
走动时转身	躯干平稳，转身连续，转身时步行连续（0分） 躯干摇晃，转身前需停步或转身时脚步有停顿（1分）	

说明：设定一个起点，往前直线行走10步左右转身再走回起点，根据动作完成的质量评分，将

得分填写在得分栏。

评分标准：0分：平衡能力很好，建议做稍微复杂的全身练习并增加一些力量性练习，增强体力，提高身体综合素质。

1～4分：平衡能力尚可，但已经开始降低，跌倒风险增大。建议在日常锻炼的基础上增加一些提高平衡能力的练习，如单腿跳跃、倒走、太极拳和太极剑等。

5～16分：平衡能力受到较大削弱，跌倒风险高于一般老年人群。建议针对平衡能力做一些专门的练习，如单足站立练习、"不倒翁"练习、沿直线行走、侧身行走等，适当增加一些力量性练习。

17～24分：平衡能力较差，很容易跌倒造成伤害。建议不要因为平衡能力的降低就刻意限制自己的活动，可做一些力所能及的简单运动（如走楼梯、散步、坐立练习、沿直线行走等），有意识地提高自己的平衡能力，也可以在指导下做一些康复锻炼。运动时最好有照护人员在旁边监护以确保安全。同时还应补充钙质，选择合适的拐杖。运动应从简单的开始，循序渐进，持之以恒。综合锻炼的效果（如太极拳）往往好于单一练习。

（四）老年人跌倒风险评估

老年人跌倒风险评估表见表1—10。

表1—10　　　　　　　　　　　　　　老年人跌倒风险评估表

项目	权重	得分	项目	权重	得分
运动			睡眠状况		
步态异常/假肢	3		多醒	1	
行走需要辅助设施	3		失眠	1	
行走需要他人帮助	3		夜游症	1	
跌倒史			用药史		
有跌倒史	2		新药	1	
因跌倒住院	3		心血管药物	1	
精神不稳定状态			降压药	1	
谵妄	3		镇静、催眠药	1	
痴呆	3		戒断治疗	1	
兴奋/行为异常	2		糖尿病用药	1	
意识恍惚	3		抗癫痫药	1	
自控能力			麻醉药	1	
大便/小便失禁	1		其他	1	
大便/小便频率增加	1		相关病史		
保留导尿管	1		神经科疾病	1	
感觉障碍			骨质疏松症	1	
视觉受损	1		骨折史	1	
听觉受损	1		低血压	1	
感觉性失语	1		药物/乙醇戒断	1	
其他情况	1		缺氧症	1	
			年龄80岁及以上	3	

结果评定：最终得分 1~2 分为低危；3~9 分为中危；10 分及以上为高危。

压疮是由于身体局部组织长期受压，血液循环受到阻碍，因局部持续性缺血、缺氧、营养不良而导致局部软组织的溃烂和坏死。压疮也称压力性溃疡。

压疮是卧床老年人极易发生的并发症之一。压疮不但严重影响老年人的健康，增加老年人的痛苦，甚至会危及老年人的生命。因此，预防压疮的发生是一项重要的工作，必须加强护理，预防压疮的发生。在接收卧床的老年照护对象时，需要对其进行压疮风险评估，根据评估结果，对高危的老年人及时给予压疮预防，以避免压疮的发生。压疮的常见原因、好发部位、分期及表现、预防及护理将在项目八中详细介绍，此处仅介绍压疮的风险评估。

对压疮进行风险评估最常用的工具为 Braden 压疮危险因素评估表（见表 1—11）。Braden 压疮危险因素评估表得分最高为 23 分，最低为 6 分，≤18 分提示有发生压疮的危险，15~18 分为低度危险，13~14 分为中度危险，10~12 分为高度危险，<9 分为非常危险。

表 1—11　　　　　　　　　　Braden 压疮危险因素评估表

项目	1 分	2 分	3 分	4 分
感觉	完全受限	非常受限	轻度受限	未受损
潮湿	持续潮湿	潮湿	有时潮湿	很少潮湿
活动力	限制卧床	可以坐椅子	偶尔行走	经常行走
移动力	完全无法移动	严重受损	轻度受限	未受限
营养	非常差	可能不足够	足够	非常好
摩擦力和剪切力	有问题	有潜在问题	无明显问题	

同 步 训 练

根据情境导入中的案例，请对李奶奶进行跌倒风险评估及平衡能力测试。教师示教后，学生分组训练。

知识 链接

为提高照护服务质量，保障老年照护对象的合法权益，照护人员应对老年照护对象进行健康状况评估，及时发现老年人存在的护理问题，确定其生活照料和基础护理等健康照护服务需求，并据此提供有针对性的照护服务，满足老年人的需求，提高其生活质量。

一、老年人照护需求评估的内容

（一）一般资料

一般资料应包括老年人的姓名、性别、出生日期、居民身份证号、文化程度和婚姻状况等个人基本信息，还应包括经济来源、居住情况、主要照顾者等社会信息。

（二）健康史

健康史应包括现病史和既往病史、家族疾病史、外伤史、药物过敏史、目前接受的治疗护理方案等信息，还应包括饮食要求、营养和皮肤等需要特别注明的健康问题的信息。

（三）功能评估

功能评估指对老年人的感觉器官和运动系统完成功能活动情况以及老年人完成日常生活活动能力的评估，应包括言语、视力、听力等沟通能力的信息，还应包括完成进食、个人卫生等日常功能活动的信息，应注明眼镜、助听器、拐杖等辅助器具的使用情况。其中，老年人完成基本生活活动和利用日常生活服务设施的能力称为自理能力。

（四）精神状况评估

精神状况指老年人的外表、行为、情绪状态、认知功能等方面的外在表现，应包括认知、情感和意志行为各方面的信息，还应包括自杀、伤人等需要特别注意的心理和行为问题的信息，可以有选择地使用精神卫生评定量表。

（五）社会功能评估

社会功能评估指老年人与周围人群和环境的联系与交流状况，应包括社会活动的参与程度、自身感受等信息，还应包括社会支持、社会评价等信息，可以有选择地使用精神卫生评定量表。

（六）风险评估

风险评估指养老服务机构对在照顾入住老年人过程中可能出现的、易造成老年人意外伤害的危险因素的评价和预测。例如，对压疮、跌倒等需要特别注意的健康问题进行专门评估。

二、老年人照护需求评估的方法

（一）交谈

通过交谈可以收集老年照护对象的主观资料，包括对自身状况的感知、信念、态度、愿望及需要等。

（二）观察

观察指通过视、触、听、嗅等来获得老年照护对象的资料，全面了解其身体和心理状态。观察的内容主要包括老年照护对象的表情、眼神、姿势、手势、步态、平衡状况、衣着、修饰、面色、肤色、口唇颜色、毛发、指甲、体型、有无义肢、分泌物、排泄物气味及性状等。

（三）身体评估

身体评估指通过视、触、听、嗅等对老年照护对象进行体格检查，以收集与照护有关的生理资料为主，而与病理生理学的诊断有关的体检应由医生去做。

（四）测量

测量指依据一定的法则，使用量具对事物的特征进行定量描述的过程，如运用一些仪器来测定事物的高低、大小、频率、节律、量等，以补充和证实感官观察所得的资料。对老年照护对象测量的资料包括实验室检查结果、生命体征、身高、体重、尿量等。有些量化的一般性观察资料也可以作为测量资料，如交谈期间吸烟支数、一日三餐量、心电图监测数据等。此外，测量还包括运用各种量表对老年照护对象的自我概念、认知、情绪与情感、压力、个性、角色、人际关系、家庭、环境等心理、社会状况进行评估。

（五）查阅记录

包括查阅老年照护对象的病历及有关护理记录。查阅记录可在交谈前进行，以了解老年照护对象的姓名、职业、既往病史、家族病史、过敏史、主诉、辅助检查结果、初诊、医疗护理措施等，使交谈有的放矢。

交谈、观察、查体后查阅病历、护理记录及相关健康档案信息，可以进一步了解老年照护对象的健康状况。

项目小结

"老年人照护需求评估"项目包括评估老年人的生命体征、一般状况、生活自理能力、认知功能及跌倒、压疮风险五个任务。其中，对老年人的生命体征进行评估是本项目的学习重点。本项目的主要内容包括体温、脉搏、呼吸和血压的测量；老年人的意识状态、体位、步态、皮肤、尿液、粪便等的观察与评估；使用 Barthel 指数评定表、简易智力状态检查表等工具评估老年人的自理能力及认知功能；使用老年人平衡能力测试表和老年人跌倒风险评估表评估老年人的跌倒风险；使用 Braden 压疮危险因素评估表评估老年人的压疮风险等。重点需要掌握生命体征评估的方法及注意事项。

教学做一体化训练

● **重要概念**

体温　脉搏　呼吸　血压　自理能力　认知功能

● **课后讨论**

1. 如何选择适宜的工具评估老年人的生命体征？
2. 如何识别生命体征异常的老年人？
3. 对老年人进行生活自理能力、认知功能评估的方法有哪些？
4. 对老年人进行跌倒、压疮风险评估的方法有哪些？

● **课后自测**

一、选择题

1. 评估老年人的照护需求时，收集资料的方法不包括（　　　）。

　　A. 交谈　　　　B. 观察　　　　C. 测量　　　　D. 影像学检查

2. 关于体温的生理性变化，下列说法不正确的是（　　　）。

　　A. 运动可增加产热，使体温上升

　　B. 大量摄入高蛋白食物可使产热增加

　　C. 当情绪激动时，体温可升高

　　D. 24 小时之内，凌晨 4:00～6:00 体温最高，下午 4:00～8:00 体温最低

3. 温度最接近人体深部温度的是（　　　）。

　　A. 直肠　　　　　　B. 口腔　　　　　　C. 腋下　　　　　　D. 额头

4. 关于体温测量，下列说法正确的是（　　　）。

　　A. 老年人如无特殊情况，一般可以选择测量口腔温度

　　B. 肩关节受伤或消瘦不能夹紧体温计的老年人不适宜测量腋下体温

　　C. 进食、饮水或面颊部进行冷热敷者，应 10 分钟后再测量口温

D. 测量口温时，体温计应在 10 分钟后取出

5. 健康成人在安静、清醒状态下脉率为（　　　）。

    A. 80～100 次/分钟　　　　B. 60～80 次/分钟

    C. 80～120 次/分钟　　　　D. 60～100 次/分钟

6. 关于异常脉搏，以下说法正确的是（　　　）。

    A. 成人安静、清醒状态下脉率超过 120 次/分钟为心动过速

    B. 成人安静、清醒状态下脉率小于 60 次/分钟为心动过缓

    C. 脉搏短绌是指在同一单位时间内，心率低于脉率

    D. 发热时可出现心动过缓

7. 健康成人在静息状态下，呼吸频率为（　　　）。

    A. 10～12 次/分钟　　　　B. 16～20 次/分钟

    C. 18～20 次/分钟　　　　D. 16～24 次/分钟

8. 关于呼吸异常，以下说法正确的是（　　　）。

    A. 呼吸过速是指呼吸频率超过 20 次/分钟

    B. 呼吸过缓是指呼吸频率低于 16 次/分钟

    C. 发热、疼痛、甲状腺功能亢进等可导致呼吸过速

    D. 深度呼吸可见于呼吸肌麻痹、某些肺与胸膜疾病

9. 以肱动脉为例，收缩压的正常值范围为（　　　）。

    A. 60～89mmHg　　　　B. 80～120mmHg

    C. 90～139mmHg　　　　D. 60～100mmHg

10. 关于血压测量，下列说法不正确的是（　　　）。

    A. 应先检查水银柱是否在"0"刻度

    B. 测量前 30 分钟老年人应停止运动，情绪稳定，保持舒适卧位

    C. 测量肢体的肱动脉应与心脏处于同一水平

    D. 袖带平整无褶地缠在上臂，应使袖带下缘距肘窝 4～5cm

11. 多尿是指 24 小时尿量超过（　　　）mL。

    A. 1 000　　　　B. 1 500　　　　C. 2 000　　　　D. 2 500

12. 少尿是指 24 小时尿量少于（　　　）mL 或每小时尿量少于（　　　）mL。

    A. 100，20　　　B. 100，17　　　C. 400，20　　　D. 400，17

13. 无尿是指 24 小时尿量少于（　　　）mL 或 12 小时无尿。

    A. 100　　　　B. 200　　　　C. 300　　　　D. 400

14. 若新鲜尿有氨臭味，提示有（　　　）。

    A. 糖尿病酮症酸中毒　　　　B. 尿道感染

    C. 溶血　　　　D. 尿路结石

二、简答题

1. 简述体温的正常值范围。

2. 为老年人测量血压时，应哪些注意事项？

3. 如何评估老年人的生活自理能力？

教学做一体化训练

三、案例分析

林爷爷，82岁，丧偶，患有高血压、糖尿病，生活不能完全自理。由于儿女均在国外，林爷爷为了得到专业化照护决定入住某养老院。

请分析：

(1)养老院的照护人员应如何评估林爷爷的照护需求？

(2)对林爷爷进行血压评估时应注意哪些事项？

教学做一体化训练

躯体移动障碍老年人照护

知识目标

1. 能够了解常见助行器和轮椅的分类及适用范围
2. 能够简述老年人在各种辅具帮助下的步行方式
3. 能够简述使用轮椅安全移动老年人的方法及注意事项
4. 能够简述利用平车安全移动老年人的方法
5. 能够简述老年人常见卧位及体位摆放
6. 能够熟悉人体力学原理在移动老年人体位中的应用

能力目标

1. 能够根据老年人的身体状况选择合适的辅具（手杖、腋杖、轮椅等）及步行方式
2. 能够根据老年人的不同体位进行安全移动

任务一

使用助行器老年人安全移动照护

刘爷爷，70岁，身体健康，平时喜欢在小区院子里活动，每日上午、下午各在院子里散步约30分钟。近半个月来，刘爷爷感觉走路时下肢无力，步行时间超过15分钟就感到腿部无力。为了安全，照护人员小李提示家属为刘爷爷购买助行器，辅助其步行。

任务描述

根据上述情境，请为刘爷爷选配合适的助行器并指导其正确使用。

相关 知识

辅助人体支撑体重、保持平衡和行走的器具称为助行器，也可称为步行器、步行架或步行辅助器。

助行器能够辅助因疾病、高龄或身体有残障而导致行动不便的老年人活动，具有帮助老年人平衡身体、减少下肢承重、缓解疼痛、辅助行走等功能，能改善老年人的日常活动能力，减少对他人的依赖。常用的助行器包括手杖、腋杖和步行器。

一、使用手杖老年人安全移动照护

手杖是一种手握式的辅助用具，其功能在于增加步行时的支撑面，以减缓下肢或身体骨骼结构所需承担的负荷，常用于身体不能完全负重的残障者或老年人。手杖可分为木制与金属制，木制手杖高度是固定的，不能调整；金属制手杖可以根据使用者的身高来调整高度。

（一）常见手杖的种类及适用范围

1. 普通手杖

普通手杖（见图2—1a）整体成f形或问号形，其特点是轻便简单、携带方便，适用于握力好、上肢支撑力强的老年人，如一般行动不便的老年人。

2. 支架式手杖（肘拐）

支架式手杖（见图2—1b）的特点是上端有支撑手腕的装置，可固定腕部及前臂，适用于腕部支撑力弱或腕关节强直的老年人。

3. T字形手杖

T字形手杖（见图2—1c）的特点是上端成T字形，加大了与手掌的接触面积，增加握力，从而使行走更加稳定。

4. 三脚手杖

三脚手杖（见图2—1d）的特点是其底部三脚呈"品"字形，使手杖的支撑面增大，从而增加了手杖的稳定性，适用于平衡能力欠佳，用单足手杖不安全的老年人。

5. 四脚式手杖

四脚式手杖（见图2—1e）的特点是手杖底部有四个支点，进一步增加了手杖的稳定性。适用于平衡能力欠佳、臂力较弱或上肢有震颤麻痹的老年人。此种手杖的缺点是携带不便，在不平坦的道路上难以使用。

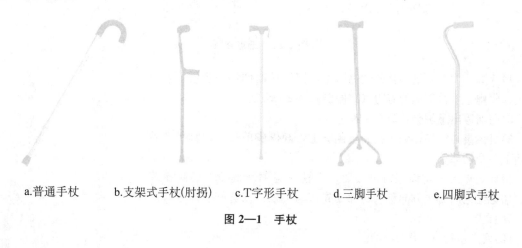

a.普通手杖　　　b.支架式手杖(肘拐)　　　c.T字形手杖　　　d.三脚手杖　　　e.四脚式手杖

图2—1　手杖

(二)借助手杖步行的方法

1. 步行前的准备

(1)选择适合老年人的手杖类型，调节手杖高度。适宜的手杖高度应是手臂下垂时从地面到手腕的高度。

(2)使用手杖时，肘弯曲角度以150°为宜，手杖下端着力点在同侧脚旁15cm处。

(3)为老年人选择合身、质地柔软的服装和舒适防滑的鞋，便于老年人行走。

(4)协助老年人进行肢体活动，尤其是下肢，做好站立和行走的准备。

(5)告知老年人行走时步调需与手杖配合，指导老年人练习步态协调性，膝部抬起的高度应适度。

(6)借助手杖步行时，环境应宽敞，地面应平整、干燥。

2. 指导老年人使用手杖自行行走

(1)三点步行（见图2—2）。

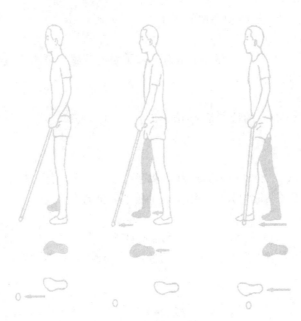

图 2—2 三点步行

1）双脚并拢，将重心移到健侧脚上，把手杖前伸约一步远，触地起支撑作用。手杖下端的着力点在同侧脚旁 15cm 处。

2）向前迈出患侧脚，放在平地上。

3）身体重心缓慢移到手杖和患侧脚上，健侧脚前移，两脚平齐后开始下一个循环。

指导老年人最初训练时可按照"手杖→患侧→健侧"的顺序练习。切记无论向哪个方向移动，都要先移动手杖，调整好身体重心后再移动脚步。

（2）两点步行（见图 2—3）。

同时伸出手杖和患侧脚并支撑体重，再迈出健侧脚，手杖与患侧脚作为一点，健侧脚作为一点，交替支撑体重。这种方法步行速度较快，适合于偏瘫程度轻、平衡功能较好的老年人。

（3）持手杖上、下台阶（无扶手）。

1）上台阶时，先把手杖放在上一个台阶上，然后上健侧脚，移动重心到健侧脚上，再跟上患侧脚。

2）下台阶时，手杖先放在下一个台阶上，先下患侧脚，再跟下健侧脚。

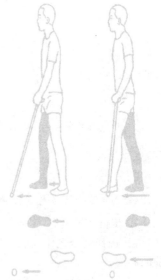

图 2—3 两点步行

（4）持手杖上、下楼梯（有扶手）。

1）上楼梯：将手杖顺放在楼梯扶手上用手一同抓住，健侧脚迈上一级楼梯，将患侧脚一并带上楼梯（见图 2—4）。

2）下楼梯：面向前下楼梯的方法：将手杖顺放在楼梯扶手上用手一同抓住，患侧脚迈下一级楼梯，再迈健侧脚至下一级楼梯（见图 2—5）。

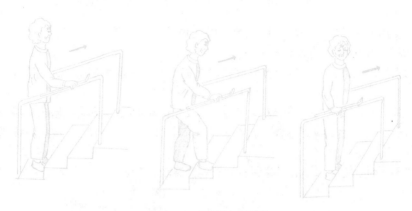

图 2—4 持手杖上楼梯

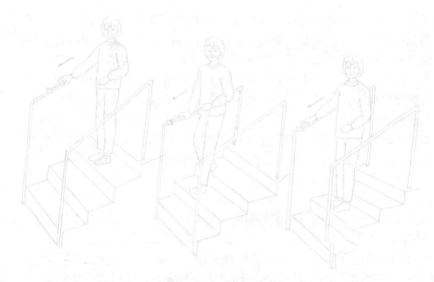

图 2—5 持手杖下楼梯

面向后下楼梯方法：将手杖顺放在楼梯扶手上用手一同抓住，患侧脚向后退至下一级楼梯，再将健侧脚后退至下一级楼梯后再挪动手。

（5）过障碍物。

尽可能靠近障碍物后，将手杖放置在障碍物的前方，先迈出患侧脚，调整重心后，再跟进健侧脚。

3. 协助老年人行走的方法

对于体质较弱的老年人，在其使用手杖时，照护人员应协助其行走。

方法一：老年人健侧手拄手杖，照护人员从后方将手伸入老年人腋下，拇指放在腋窝后，用手支托老年人腋下，手背按住胸廓，起到固定作用。协助偏瘫老年人从椅子上坐起时，常应用此法。一般扶住老年人的患侧上肢，防止老年人向患侧或后方跌倒。

方法二：老年人健侧手拄手杖，照护人员一手扶住老年人肩部，另一手提拉老年人腰带，防止老年人身体倒向前侧或两侧，使老年人的身体保持平衡，缓慢向前移步。

4. 注意事项

(1)老年人使用的手杖底端应加橡胶底垫，以增强手杖的摩擦力和稳定性，预防老年人跌倒。橡胶底垫应有吸力、弹性好、宽面、有凹槽。

(2)手杖的底端应经常检查，确定橡胶底垫的凹槽能产生足够的吸力与摩擦力，且牢固地固定在手杖的底端。

(3)老年人移动时，无论向哪一个方向移动，都要先移动手杖，调整好重心后再移动脚步。

(4)手杖与老年人自行步调要协调，老年人没有完全适应使用手杖前，运用手杖助行时要有照护人员或家属陪伴。

(5)遇道路不平时，老年人不宜使用手杖；移动距离较长时，建议老年人最好使用轮椅助行。

二、使用腋杖老年人安全移动照护

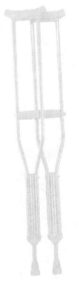

腋杖（见图2—6）是下肢残疾或下肢有疾患的老年人长距离行走时的辅助用具，其作用是支撑体重、保持平衡、辅助行走。为了保证老年人的安全，在使用腋杖时，应注意调整腋杖高度，使其与老年人的身高相适宜。老年人使用腋杖时要保持身体直立，双肩放松，用手握紧把手，肘关节自然弯曲。不正确的使用姿势会使老年人背部肌肉酸痛、劳损；不合适的腋杖也会导致老年人腋下受压造成神经损伤、挫伤和跌倒。腋杖有腋下和手腕两处支撑，稳定性较手杖好，适用于下肢肌张力弱、关节变形或下肢骨折不能支撑体重的老年人。使用腋杖时需要足够的臂力支撑，所以一定要评估老年人是否具备使用腋杖的条件。

(一)使用腋杖移动前的准备

(1)根据老年人的具体情况确定使用单侧或双侧腋杖，在使用前注意检查腋杖，确保其性能良好。

(2)选择适宜的腋杖。使用前注意调节腋杖高度，以老年人身高的77%为宜（或站立时腋杖上端到腋窝下3～4横指的高度），下端着地点为同侧脚前外方10cm处。腋杖上端接触腋窝处要有软垫，下端要有防滑橡胶帽。

图2—6　腋杖

(3)为了便于老年人行走，应为老年人选择质地柔软、合身的服装和舒适防滑的鞋。

(4)协助老年人进行肢体主动与被动活动，尤其是下肢，做好站立和行走的准备。

(二)指导老年人使用腋杖正确行走

握住腋杖，将上端放于腋下，支撑上身。挂腋杖时，肘部适宜的弯曲角度为150°。

1. 四点步行法

先伸出左侧腋杖，迈出右脚，再伸出右侧腋杖，迈出左脚，可归纳为：左腋杖→右脚→右腋杖→左脚（见图2—7）。该方法适用于骨盆上提肌肌力较好的双下肢运动障碍的老年人，其特点是较安全稳定，练习难度小，但步行速度较慢。

2. 三点步行法

先将两侧腋杖同时伸出，腋杖落地后迈出患侧脚，再将健侧脚迈出（见图2—8）。该方法适用于一侧下肢患病或肌力不足，且患侧肢体不能负重的老年人，特点是步行速度快，稳定性良好，是常用的步行方式之一。

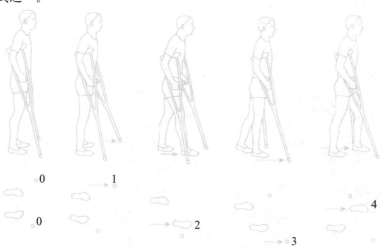

图 2—7 四点步行法

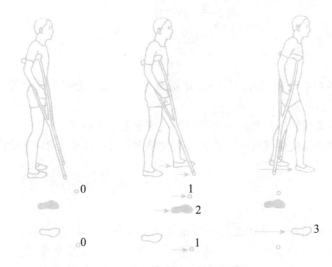

图 2—8 三点步行法

3. 两点步行法

一侧腋杖和对侧脚作为第一着地点，同时移向前方，另一侧腋杖和另一侧脚再向前伸出作为第二着地点。此步行方法常在掌握四点步行法后练习，虽稳定性不如四点步行法，但速度较快，对步行环境的要求与摆过步相同。

4. 摆过步

两侧腋杖同时伸向前方，身体重心移向前方，用腋杖支撑，悬空身体，借助人体重力，两腿向前甩动约 30cm，不能向前甩动过远，否则会失去重心；着地平稳后，再同时移动腋杖到身体两侧（见图 2—9）。使用者在没有达到熟练之前，应有专人看护，以免跌倒受伤。此种步行方法在腋杖步行中速度最快，适用于路面宽阔、行人较少的场合。

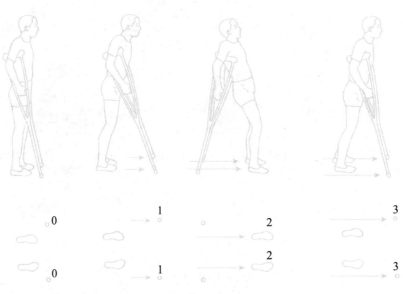

图 2—9　摆过步

（三）注意事项

(1)使用腋杖时，老年人意识必须清醒，一般情况良好、稳定，老年人的手臂、肩部或背部应无伤痛，以免影响手臂的支撑力。

(2)为老年人选择质地柔软的服装和舒适防滑的鞋，便于老年人行走。

(3)老年人在没有达到熟练使用腋杖前，照护人员要陪伴在旁，以免老年人跌倒受伤。

三、使用步行器老年人安全移动照护

步行器（Walker）也称助行架（Walking Frame），是一种常见的助行器。步行器与手杖相比，稳定性强，更为安全，可以支撑体重，便于站立或步行。步行器支撑面积大，适用于肌张力弱、行走时稳定性差的老年人。步行器的使用前提是老年人要有判断力和较好的视力，在步行器的支持下能够行走，不会发生危险。有的步行器还需有较强臂力，照护人员要根据老年人的实际情况选择不同的步行器。

（一）步行器的种类及适用对象

1. 提抬式步行器

提抬式步行器（见图 2—10）稳定性强，行走时老年人要提起步行器放到自己正前方的适宜位置，再向前移动身体。站立时具有稳定性的老年人才可使用此种步行器。

2. 两轮式步行器

使用两轮式步行器（见图 2—11）行走时要先使用轮子部分将步行器前移，身体移动时用步行器的支点着地，既具有稳定性也方便推移。

3. 四轮式步行器

四轮式步行器（见图2—12）适用于迈步有困难的老年人。四轮式步行器有轮子，可以随时拉动到床旁，让老年人缓慢移至步行器；但由于轮子容易滑动，用力方向不对时，老年人有可能扑出而发生危险，要特别注意。

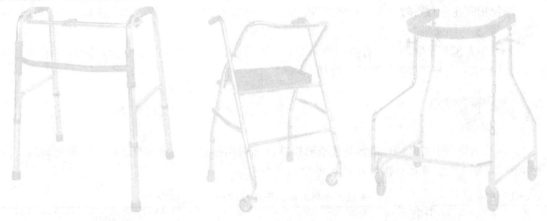

图2—10　提抬式步行器　　　　图2—11　两轮式步行器　　　　图2—12　四轮式步行器

（二）步行器的基本使用方法

1. 使用步行器前的准备

（1）根据老年人的身高和需要，调节步行器的高度，高度一般以老年人上臂弯曲90°为宜。

（2）使用前检查步行器是否完好，连接处有无松动，确保性能良好后才可使用。

2. 指导老年人使用步行器正确行走

（1）老年人平稳站立后，让其前臂放在步行器扶手上支撑部分体重，身体略向前倾，以减少下肢承重。

（2）老年人身体平衡后再缓慢小幅度步行。使用两轮式步行器时，提起步行器后部向前推进，双下肢交替迈步；使用四轮式步行器时，双手握持扶手，双下肢交替迈步。（注意：老年人应具有控制手闸的能力。）

（3）使用步行器的基本步态（见图2—13）。

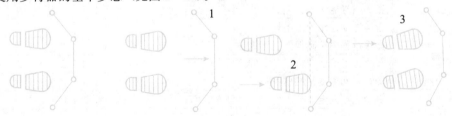

图2—13　使用步行器的基本步态

1）提起步行器放在老年人身体正前方。

2）老年人向前迈一步，落在步行器的两后足连线水平附近（如果一侧下肢肌力较弱，则先迈肌力弱侧下肢）。

3）迈另一侧下肢。

（三）注意事项

（1）老年人使用步行器时要循序渐进，逐步适应。

（2）不要在地面不平整的场所使用步行器，以免发生危险。

（3）使用有轮步行器时，如果身体过度前倾，步行器会向前滑动使老年人跌倒，使用时要特别注意。

（4）老年人未完全掌握步行器使用技巧时，应有照护人员站在老年人身侧，指导并帮助其掌握平衡，一旦老年人身体失衡，要马上搀扶。

同 步 训 练

根据情境导入中的案例，指导刘爷爷选择并正确使用手杖。教师示教后，学生分组训练。协助使用手杖老年人安全移动操作评分标准见表2—1。

表2—1　　　　　　　　　协助使用手杖老年人安全移动操作评分标准

项目	分值	操作要求	评分等级				得分	备注
			A	B	C	D		
仪表	5	仪表端庄，服装整洁	5	4	3	2		
评估	10	病情，意识状态，障碍程度	4	3	2	1		
		自理能力，合作程度，心理状态	3	2	1	0		
		语言内容恰当，态度真诚	3	2	1	0		
操作前	15	选择适宜的手杖	3	2	1	0		
		调节手杖高度	3	2	1	0		
		检查手杖的安全性	3	2	1	0		
		为老年人选择适宜的服装及鞋子	3	2	1	0		
		做好行走前的环境准备	3	2	1	0		
操作过程	48	注意满足老年人自尊的心理需要	4	3	2	1		
		照护人员正确的站立体位	6	4	2	0		
		正确指导老年人使用两点步行法	8	5	2	0		
		正确指导老年人使用三点步行法	8	5	2	0		
		正确协助老年人上下楼梯	8	5	2	0		
		操作过程中正确保护老年人	6	4	2	0		
		及时、正确地观察老年人的反应	4	3	2	1		
		随时询问老年人的感受	4	3	2	1		
操作后	12	协助老年人坐下	4	2	0	0		
		正确放置手杖	2	1	0	0		
		协助老年人总结行走经验	6	3	1	0		
评价	10	动作轻稳、准确、安全、节力	6	2	1	0		
		关心老年人，随时观察老年人的反应	4	3	2	1		
总分	100							

使用轮椅老年人安全移动照护

情境导入

王奶奶，71岁，半年前因脑血栓导致左侧肢体偏瘫。目前王奶奶病情稳定，经医院进行系统康复训练后，准备出院。为了方便王奶奶移动与出行，家属准备为王奶奶选择合适的轮椅。

任务描述

根据上述情境，请协助王奶奶选择合适的轮椅，并指导王奶奶及其家属轮椅的正确使用方法。

相关知识

轮椅是一种代步工具，适用于使用各种助行器仍不能步行或步行困难者。不能行走但能坐起的老年人、能够起床活动但需要保存体力的老年人往往需要借助轮椅进行检查、治疗或室外活动。使用轮椅前应评估老年人的一般情况、病情、病变部位与躯体活动能力，根据具体情况选择适宜的轮椅。

一、常见轮椅的类型

轮椅主架为铁制或铝制，坐垫部位为耐拉力的纤维制品，一般可由中部折叠，便于搬运和放置。轮椅的基本结构包括轮椅架、轮子、刹车装置、靠背、坐垫等。普通轮椅的构造见图2—14。

轮椅常用的类型主要有以下几种：

(1)普通型轮椅：驱动轮在后，小轮在前，移动方便，老年人坐在轮椅上可用上臂转动手轮圈，自行控制行走，室内外均可使用。普通型轮椅适用于下肢残疾、偏瘫及行动不便的老年人，其特点是使用简单、方便，扶手及脚踏板可拆卸，外出携带或不用时可折叠放置。

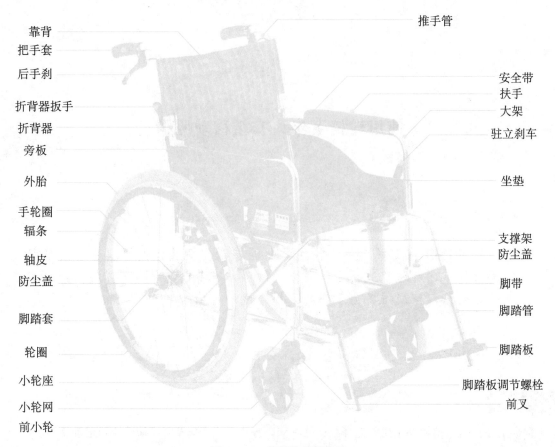

靠背
把手套
后手刹
折背器扳手
折背器
旁板
外胎
手轮圈
辐条
轴皮
防尘盖
脚踏套
轮圈
小轮座
小轮网
前小轮

推手管

安全带
扶手
大架
驻立刹车

坐垫

支撑架
防尘盖
脚带
脚踏管
脚踏板
脚踏板调节螺栓
前叉

图 2—14　普通轮椅的构造

（2）可调型轮椅（见图 2—15）：轮椅的背部有固定头颈部的软槽，轮椅靠背能抬起和放平。适用于身体虚弱无力、难以支撑身体的老年人，其特点是功能齐全，如附带特殊坐垫或靠背、颈部可支撑、腿部可调节、可拆卸餐桌等。

（3）电动型轮椅（见图 2—16）：使用电力驱动的轮椅，开关控制分操纵、摇杆、头部等，适用于偏瘫、高位截瘫或需移动较远距离的老年人。其特点是动力强，操纵简便，但需要较大的活动场地。

（4）照护型轮椅（见图 2—17）：简单轻便，价格低，一般在照护人员移动老年人时使用。

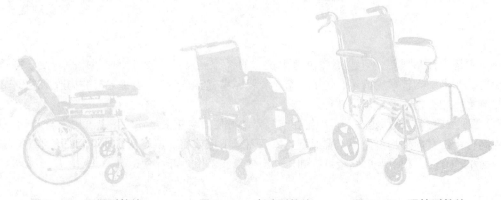

图 2—15　可调型轮椅　　　图 2—16　电动型轮椅　　　图 2—17　照护型轮椅

为了让老年人享受到安全、舒适的照料，应咨询辅具专家，与其协商选择适合老年人身体条件的轮椅。选择轮椅时要把握以下要点：

(1)轮椅靠背应到老年人肩胛的位置。

(2)轮椅扶手应在老年人胳膊肘能自然弯曲的位置。

(3)座位的高度应与老年人从脚后跟到膝盖下的位置相等（撤下脚踏板，脚踩地时）；座位的宽度为老年人腰的宽度加5cm左右；座位的深度以老年人坐下时，髋关节至腘窝之间的长度减5cm。

(4)轮椅的驱动轮应在老年人手能握住并能使轮椅转动的位置。

使用轮椅带老年人外出检查、治疗或活动时，要先将卧床的老年人安全转移到轮椅上。操作前应评估老年人的一般情况、体重、病情与躯体活动能力，确认其是否能够乘坐轮椅。

(一)准备工作

(1)自身准备：着装整洁，洗净并温暖双手。

(2)老年人准备：确认老年人的身体状况是否可以乘坐轮椅。

(3)用物准备：轮椅、外出需要携带的药物、衣物及用品。轮椅使用前应检查各部位是否完好、车胎是否充气、刹车是否有效、安全带及扶手是否牢固等。

(4)环境准备：环境宽敞、清洁、温暖，无对流风。

(二)操作程序

(1)向老年人解释，征得同意与配合后为老年人穿好外出的衣服。

(2)协助老年人从仰卧位到平坐位，这主要分为以下三种情况：

情况一：协助双侧上肢功能良好的卧床老年人坐起（见图2—18）。

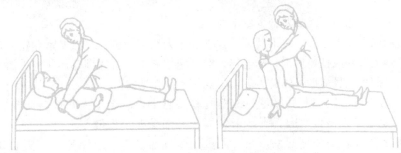

图2—18　协助双侧上肢功能良好的卧床老年人坐起

具体操作如下：

1)调整床的高度，使其适宜照护人员操作。

2)老年人仰卧，双臂肘关节屈曲支撑于床面上。

3)照护人员站于老年人侧前方，用双手扶托老年人双肩并向上牵拉。

4)指导老年人利用双肘的支撑抬起上部躯干后，逐渐改用双手掌撑住床面，支撑身体坐起。

5)调整坐姿，保持舒适体位。

情况二：协助双侧上肢功能不良的卧床老年人坐起。具体操作如下：

1)抬高床头60°。

2)照护人员站在老年人右侧，双腿分开、屈膝（将重心放低）。

3)一手经颈下抱住老年人对侧肩，另一手扶住对侧髋关节部位，使老年人身体翻动略侧向自己，用手压住老年人近侧肘关节做支撑点，沿自然坐起的运动曲线协助老年人坐起。

情况三：协助偏瘫老年人借助床挡坐起。具体操作如下：

1)抬高床头60°。

2)协助老年人将患侧手置于胸前，健侧下肢略屈曲，头偏向将要翻身的健侧。

3)老年人健侧手抓住床挡，身体翻向健侧，健侧肘部支撑体重，腹部、臀部、下肢顺应翻转方向，沿头部运动曲线坐起。

(3)床—轮椅间转移，主要有以下两种方法：

方法一：照护人员站立位转移法（见图2—19）。

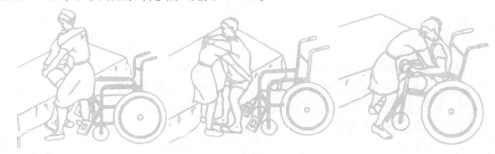

图2—19　照护人员站立位转移法

具体操作如下：

1)将轮椅推到老年人床旁，靠近老年人身体健侧，轮椅与床之间呈30°~40°夹角，刹住车闸，翻起脚踏板。

2)帮助老年人坐于床边，双脚着地，躯干前倾。

3)照护人员面向老年人站立，双下肢分开位于老年人双腿两侧，双膝夹紧老年人双膝外侧并固定，双手抱住老年人臀部或拉住腰带，让老年人双臂抱住照护人员的颈部，并将头放在照护人员靠近轮椅侧的肩上。照护人员借助身体的力量，将老年人拉起站立。

4)待老年人站稳后，照护人员以足为轴慢慢旋转躯干，使老年人背部转向轮椅，臀部正对轮椅正面，然后使老年人慢慢弯腰，平坐至轮椅上。如果老年人健侧上肢有力，可嘱老年人用靠近轮椅之健侧手扶住轮椅外侧把手，照护人员用腿抵住老年人患侧膝部，协助其转身坐入轮椅中。

5)叮嘱老年人扶好轮椅扶手，照护人员绕到轮椅后方，两臂从老年人背后两肋下插入，将其身体向后移动，使其身体坐满轮椅座位，头及背应向后靠，并抓紧扶手，以免发生意外。

方法二：床上垂直转移法（见图2—20）。

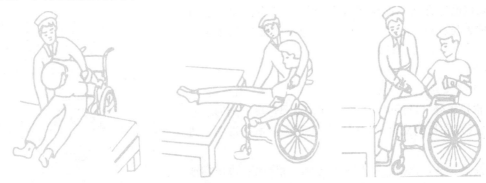

图2—20 床上垂直转移法

具体操作如下：

1)将轮椅正面向床，垂直紧靠床边，刹住车闸。

2)帮助老年人取床上坐位，背对轮椅，躯干前屈，臀部靠近床沿，一手或双手向后伸抓住轮椅扶手。

3)照护人员站在轮椅的一边，一手扶住老年人对侧肩胛部，另一手置于老年人近侧的大腿根部。

4)老年人和照护人员同时用力（老年人尽可能将躯体撑起并将臀部向后上方移动，照护人员将老年人的躯干向后上方托），使老年人的臀部从床上移动到轮椅上。

5)打开车闸，挪动轮椅离床，使老年人足跟移至床沿，刹住车闸。

(4)翻下脚踏板，将老年人双脚放于脚踏板上。

(5)系好安全带，穿戴好外出的衣服后即可推轮椅外出。

(6)外出归来后，推轮椅至床边，使椅背与床尾平齐，老年人面向床头制动车闸，翻起脚踏板，协助老年人站起、转身、坐于床缘，协助脱去鞋子及外套等。

(7)协助老年人取舒适卧位，盖好盖被，推轮椅回原处放置。如有需要，做好外出的记录。

四、轮椅推行

（一）准备工作

同"床—轮椅转移"的准备工作。

（二）轮椅平地推行

协助老年人平稳地坐在轮椅上，叮嘱其尽量往后坐，勿向前倾或自行下轮椅。照护人员站在轮椅的后面，双手握住轮椅把手，注意关注老年人及周围环境，缓慢推行。

（三）轮椅上、下坡推行

(1)推轮椅上坡：推轮椅上坡时，照护人员的身体略向前倾，一步一步地用力向上推。

(2)推轮椅下坡：推轮椅下坡时，要提前告知老年人。

可采用倒行方法，即老年人和照护人员均背向前进方向，照护人员在前，轮椅在后，叮嘱老年人抓好扶手，缓慢倒行下坡（见图2—21）。

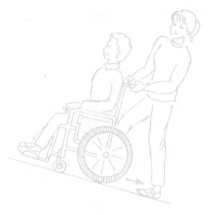

(四)注意事项

(1)推轮椅行进过程中，要注意观察道路情况，随时注意老年人的反应并与其交流，询问老年人有无不适，说明前进方向。

(2)注意安全，根据老年人的情况使用固定带；进出门或遇到障碍物时，勿用轮椅撞门或障碍物（老年人大部分有骨质疏松症，易受伤）。

图2—21 推轮椅倒行下坡

(3)使用轮椅时要平稳移动，避免突然加速、减速和改变方向，避免车体有较大的震荡，防止老年人发生意外。

(4)由于轮椅的前轮较小，在快速行进时若遇到小障碍物（如小石子、小沟等）易造成轮椅突停而导致轮椅或老年人向前倾翻而伤害老年人，故照护人员一定要小心，必要时可采用后拉的方式（因后轮较大，越障碍的能力较强）。

(5)推轮椅下坡时速度要慢，老年人的身体应向后靠，并叮嘱老年人抓紧扶手，以免发生意外。

(6)随时注意观察老年人的情况。若老年人有下肢水肿、溃疡或关节疼痛等，可将脚踏板抬起，垫以软枕。

(7)天气寒冷时要注意保暖，可将毛毯铺在轮椅上，还要用毛毯将老年人上身围好，脱鞋后应用毛毯将双下肢和双脚包裹好。

(8)注意经常检查、保养轮椅，使轮椅处于完好备用状态。

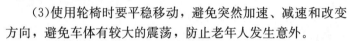

根据情境导入中的案例，为患有脑血栓导致左侧肢体偏瘫的王奶奶实施床—轮椅的转移。教师示教后，学生分组训练。床—轮椅转移操作评分标准详见表2—2。

表2—2　　　　　　　　　　　　　　床—轮椅转移操作评分标准

项目	分值	操作要求	评分等级				得分	备注
			A	B	C	D		
仪表	5	仪表端庄，服装整洁	5	4	3	2		
评估	10	病情，体重，自理能力，心理状态	5	4	3	2		
		语言内容恰当，态度真诚	5	3	1	0		
操作前	9	物品齐全，检查轮椅的安全性（轮胎、刹车、扶手等）	6	4	2	0		
		外出携带的物品放置合理	3	2	1	0		

续前表

项目		分值	操作要求	评分等级				得分	备注
				A	B	C	D		
操作过程	安全与舒适	6	环境安排合理，宽敞、无障碍物	2	1	0	0		
			床体高度适宜（适合照护人员操作）	2	1	0	0		
			老年人体位舒适、保暖（穿外出服装）	2	1	0	0		
	坐轮椅前	15	轮椅靠近老年人身体健侧	3	0	0	0		
			轮椅与床呈30°～40°夹角，固定轮椅	3	2	1	0		
			扶老年人坐起并在床上坐稳	5	3	1	0		
			调整床体高度，使老年人坐位时脚能着地，保证安全	2	0	0	0		
			给老年人穿好外出鞋，协助老年人将两腿略向后并分开	2	0	0	0		
	坐轮椅时	25	照护人员两腿分开站立在老年人两腿外侧并抵住患侧膝部	6	5	4	3		
			照护人员屈膝协助老年人站立，双手环抱方法、部位正确	6	5	4	3		
			老年人身体前倾依靠部位、方法正确	6	5	4	3		
			照护人员以足为支撑点转动躯干，老年人健侧手扶轮椅扶手，平稳移动到轮椅	7	6	5	4		
	坐轮椅后	15	老年人手扶轮椅两侧扶手	4	3	2	1		
			照护人员两臂自老年人背后两肋下伸入	3	2	1	0		
			协助老年人身体后移坐满轮椅，放下脚踏板，双脚位置舒适	4	3	2	1		
			系好安全带	4	3	2	1		
操作后		5	协助老年人取舒适卧位，注意保暖	3	2	1	0		
			整理用品	2	1	0	0		
评价		10	动作轻稳、准确、安全、节力	5	4	3	2		
			关心老年人，随时观察老年人的病情及反应	5	4	3	2		
总分		100							

任务三

使用平车老年人安全移动照护

情境导入

肖阿姨，70岁，6周前因不慎滑倒造成左股骨颈骨折，医院给予石膏固定后在家中休养，因石膏固定已满6周，需去医院复查。肖阿姨的儿子借来平车，由照护人员小刘及肖阿姨的儿子一起陪同去医院复查。

任务描述

根据上述情境，请使用平车协助肖阿姨前往医院复查。

知识

对于因神志不清、骨折、有严重功能障碍等而无法自行移动的老年人或者由于治疗和检查等需要保持安静的老年人，应使用平车进行转移。使用平车运送老年人时，应注意以下几点：（1）评估老年人的体重、躯体活动情况、病情与理解合作能力等；（2）检查平车性能是否良好，平车上置被单、枕头、毛毯或棉被；（3）保持室内环境宽敞，移开床旁桌、椅，便于平车转运操作。

事先向老年人做好解释并取得老年人的配合，为老年人穿好衣服后，根据老年人的情况选择适当的搬运法。

一、挪动法

挪动法适用于病情许可，能在床上配合做移动动作的老年人（见图2—22）。

操作步骤如下：

(1)移开床旁桌、椅，松开盖被，协助老年人移向床边。

(2)平车与床平行并紧靠床边，大轮朝向床头，用制动闸制

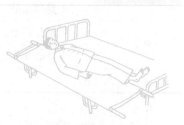

图2—22　挪动法上平车

动，调整床或平车的高度，使两者平齐，将盖被平铺于平车上。

（3）照护人员抵住平车，协助老年人采用分段移位法，将上半身、臀部、下肢依次向平车挪动，让老年人头部卧于大轮端（回床时，先协助其移动下肢，再移动上肢），协助老年人取舒适体位。

（4）盖好盖被。

二、一人搬运法

一人搬运法适用于上肢活动自如、体重较轻的老年人（见图2—23）。

操作步骤如下：

（1）将平车推到老年人床旁，使平车头端与床之间呈钝角，用制动闸制动。

（2）松开盖被，将盖被铺于平车上，将老年人移至床边。

（3）协助老年人屈膝，照护人员两腿分开，屈膝，使身体重心放低，将一手臂从老年人腋下插入抱紧其远侧肩部，另一手臂从老年人大腿下伸出抱紧其两腿，叮嘱老年人双臂抱住照护人员的颈部。

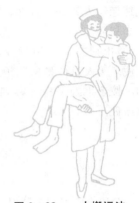

图2—23 一人搬运法

（4）托起老年人移步转身，将老年人轻放于平车上，使之卧于平车中央，盖好盖被。

三、二人搬运法

二人搬运法适用于不能自行活动、体重较重的老年人（见图2—24）。

操作步骤如下：

（1）将平车推至老年人床旁，平车头端靠近床尾，使平车与床尾成钝角，用制动闸制动。

（2）松开盖被，将盖被铺于平车上。

（3）照护人员甲、乙二人站在老年人床的同侧，将老年人移至床边，协助老年人将上肢交叉于胸前。

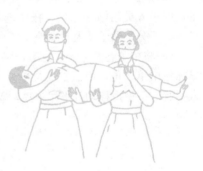

图2—24 二人搬运法

（4）照护人员甲两手臂分别托住老年人颈肩部和腰部，照护人员乙两手臂分别托住老年人的臀部和双腿，两人同时抬起老年人至近侧床缘，再同时抬起老年人。两人步调协调一致，呈扇面打开状移动，将老年人平稳地移到平车上，使之卧于平车中央，盖好盖被。

四、三人搬运法

三人搬运法适用于不能自行活动、体重超重的老年人（见图2—25）。

操作步骤如下：

（1）将平车推至老年人床旁，平车头端靠近床尾，使平车与床尾成钝角，用制动闸制动。

（2）松开盖被，将盖被铺于平车上。

（3）照护人员甲、乙、丙三人站在床同侧，协助老年人将上肢交叉于胸前，将老年人移至床边。

（4）照护人员甲托住老年人头、肩胛部；照护人员乙托住老年人背部、臀部；照护人员丙托住老年人腘窝、小腿部。

（5）由照护人员甲发令，甲、乙、丙三人同时抬起，使老年人身体稍向照护人员倾斜，呈扇面打开状移动，使老年人平稳地移到平车上，卧于平车中央，盖好盖被。

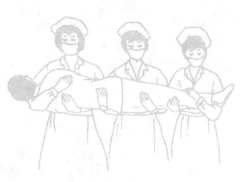

图 2—25　三人搬运法

四人搬运法适用于病情危重或颈椎、腰椎骨折的老年人（见图 2—26）。

操作步骤如下：

（1）移开床头桌、椅，将中单（结实）置于老年人身下腰、臀部位，平车与床并排靠紧，平车头端靠近床头，用制动闸制动。

（2）照护人员甲站于床头，托住老年人的头颈、肩部；照护人员乙站在床尾，托住老年人的双腿；照护人员丙、丁分别站于床及平车侧。

（3）将中单卷至老年人身旁，照护人员丙、丁双手紧紧抓住中单四角，由照护人员甲发令，四人同时将老年人抬起，平稳地移动到平车中央，盖好盖被。

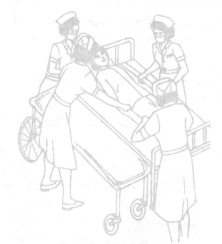

图 2—26　四人搬运法

（一）平车推行方法

（1）将老年人头部置于平车的大轮端，注意平稳、直线推行。

（2）推车时小轮在前，车速适宜，照护人员站于老年人头侧，便于随时观察老年人的情况。

（3）推送过程中应注意保护老年人，拉起平车护栏，防止老年人坠落。

（二）注意事项

（1）平车使用前应先检查，确保性能完好方可使用。

（2）平车放置位置合理，移动前应先固定。

（3）平车转运中应随时观察老年人的病情变化，确保安全。

（4）根据老年人的情况采取相应的保护措施，运送途中避免剧烈震荡，上下坡时保持老年人头部在高位等。

同 步 训 练

根据情境导入中的案例，为肖阿姨实施平车转移。教师示教后，学生分组训练。平车移动操作评分标准详见表2—3。

表2—3　　　　　　　　　　　　平车移动操作评分标准

项目	分值	操作要求	评分等级				得分	备注
			A	B	C	D		
仪表	5	仪表端庄，服装整洁	5	4	3	2		
评估	10	病情，意识状态，障碍程度	4	3	2	1		
		自理程度，合作程度，心理状态	3	2	1	0		
		语言内容恰当，态度真诚	3	2	1	0		
操作前	5	检查平车的状态	2	1	0	0		
		将平车推至床旁	3	2	1	0		
操作过程	58	平车与床的角度正确，用制动闸制动	6	5	4	3		
		满足老年人自尊的心理需要	3	2	1	0		
		使用挪动法进行平车转移方法正确	6	4	2	0		
		一人搬运方法正确	6	4	2	0		
		二人搬运方法正确	6	4	2	0		
		三人搬运方法正确	6	4	2	0		
		四人搬运方法正确	6	4	2	0		
		正确的口令指导	3	2	1	0		
		协助老年人躺下	2	1	0	0		
		给老年人盖上盖被	2	1	0	0		
		拉上平车护栏或将老年人用安全带固定	6	4	2	0		
		及时、正确地观察老年人的反应	3	2	1	0		
		随时询问老年人的感受	3	2	1	0		
操作后	12	协助老年人下平车	4	2	0	0		
		正确放置平车	2	1	0	0		
		记录转运情况	6	3	1	0		
评价	10	动作轻稳、准确、安全、节力	6	2	1	0		
		关心老年人，随时观察老年人的反应	4	3	2	1		
总分	100							

任务四

卧床老年人床上安全移动照护

情境导入

李奶奶，70岁，2个月前因脑卒中住院治疗后，病情稳定准备近期出院。李奶奶的女儿为了更好地照顾没有生活自理能力、完全依赖别人的母亲，特意请了有照护经验的照护人员小张来照顾李奶奶。根据李奶奶目前的情况，护士嘱咐回家后为了避免压疮等并发症，应每隔2个小时给李奶奶翻身一次，并注意保持身体的功能位。

任务描述

根据上述情境，请协助卧床的李奶奶进行床上的移动与翻身。

相关 知识

一、卧床老年人床上更换卧位

卧位是老年人休息和卧床所采用的姿势。采用正确的卧姿，对治疗疾病、减轻疲劳、增进舒适度等均有良好的作用。照护人员应熟悉并掌握维持舒适卧位的基本要求与方法，协助并指导老年人采取正确、舒适、安全的卧位。卧床姿势应尽量符合人体力学要求，至少2小时进行一次体位变换，加强受压部位的护理，预防压疮的发生。

（一）卧位的类型

当老年人由于疾病不能采取坐位而只能卧床时，为了预防出现各种并发症，需要经常更换体位，以促进血液循环并增加肺活量和肌肉活动。根据卧位的姿势，可将卧位分为仰卧位、侧卧位、俯卧位、半坐卧位、截石位、膝胸卧位等。根据卧位的稳定性，可将卧位分为稳定性卧位和不稳定性卧位。稳定性卧位支撑面大、重心低、平衡稳定、感觉舒适，常见的有仰卧位；不稳定性卧位支撑面小、重心较高、难以平衡，如侧卧位，易造成肌肉紧张、疲劳和不适。根据卧位的自主性，可将卧位分为主动卧位、被动卧位和被迫卧位。主动卧位主要见于正常老年人、病情较轻或处于恢复期的老年人，其能够根据自己的意愿自行改变卧床姿势，从而采取最舒适、最随意的卧位。被动卧位主要见于昏迷、身体极度衰弱的老年人，其无力自行改变卧床姿势，需要他人帮助安置。被迫卧位是指为了减轻疾病所致的痛苦或因治疗的需要而被迫采取的卧位，如急性左心衰竭的老年人由于呼吸困难而被迫采取端坐位。

（二）老年人常见卧位及体位摆放

1. 仰卧位

（1）去枕仰卧位。

1）适用范围：适用于生活完全不能自理，绝对卧床、昏迷的老年人，可以防止呕吐物误入气管而引起窒息或吸入性肺炎等肺部并发症。

2）卧位姿势：将枕头撤去，头部与躯干基本在同一水平面上，头偏向一侧，两手臂伸直，自然放置。可将枕头横放在床头，床尾放软枕。

（2）屈膝仰卧位（见图2—27）。

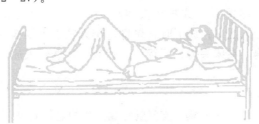

图2—27 屈膝仰卧位

1）适用范围：适用于为老年人泡脚、冲洗会阴、更换体位等。

2）卧位姿势：老年人仰卧，头下垫软枕，两手臂自然放于身体两侧，两膝屈起并稍向外分开。

2. 侧卧位（见图2—28）

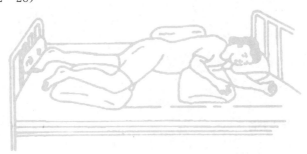

图2—28 侧卧位

（1）适用范围：适用于生活完全不能自理，绝对卧床的老年人，平卧位、侧卧位交替可以预防压疮，避免局部组织长期受压等。

（2）卧位姿势：老年人侧卧，屈肘，一手放在枕旁，另一手放在胸前的软枕上，上腿弯曲，下腿稍微伸直，在两个膝盖之间放软枕，背后放软枕。放置软枕的目的是增加稳定性，使老年人感到舒适和安全。

3. 俯卧位（见图2—29）

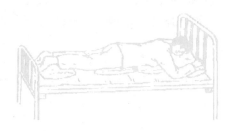

图 2—29　俯卧位

(1)适用范围：适用于胃肠胀气导致腹痛，以及腰、背、臀部有伤口而不能平卧或侧卧的老年人。

(2)卧位姿势：老年人俯卧，头偏向一侧，双臂屈曲置于头两侧，两腿伸直，胸部、髋部及踝部各垫软枕。

4. 半坐卧位（见图2—30）

(1)适用范围：适用于疾病恢复期体质虚弱的老年人（采用该卧位有利于向站立位过渡），以及心肺疾患导致呼吸困难的老年人（采用该卧位可缓解呼吸困难症状）。

(2)卧位姿势：老年人取仰卧位，先把床头摇高30°～50°，再摇起膝下支架，防止老年人下滑，床尾置一软枕垫于老年人足下；放下时，先将老年人膝下支架摇平，再将床头支架摇平。也可直接抬高老年人的上半身，在床头褥子下置一靠背架，让老年人屈膝，膝下垫软枕，床尾部放置软枕。

5. 端坐位（见图2—31）

(1)适用范围：适用于急性心力衰竭、支气管哮喘发作的老年人等。

(2)卧位姿势：扶老年人坐起，使其身体稍向前倾，用床头支架或靠背架将床头抬高70°～80°，床上放一跨床小桌，桌上放软枕，老年人膝下置支架或软枕抬高15°～20°，足下放软枕。

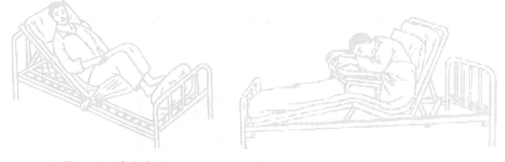

图 2—30　半坐卧位　　　　　　　　图 2—31　端坐位

二、卧床老年人床上安全移动照护

(一)移向床头

老年人卧床或半坐卧位时经常会出现滑向床尾的情况，当老年人不能自行移动时，往往需要照护人员协助其移向床头，恢复舒适的卧位。

1. 准备工作

(1)自身准备：衣帽整洁，洗净并温暖双手。

(2)老年人准备：与老年人沟通，解释操作的过程，取得老年人的配合。

(3)用物准备：软枕。

(4)环境准备：室内温暖，无对流风。

2. 操作程序

(1)松开被尾，协助老年人采用去枕仰卧位，枕头横立于床头，避免老年人头部受伤。

(2)使老年人环抱双臂并放于胸前（若老年人上肢活动自如，能配合用力，让老年人双手握住床头栏杆），协助老年人双膝屈曲，两小腿立于床上。

(3)协助老年人移动。

1)一人移位法：适用于能协助完成移动或体重较轻的疾病恢复期老年人。照护人员站在老年人上半身对角线的延长线上，双脚分开，一脚在前一脚在后；一手从老年人颈后伸到对侧腋下，另一手托住老年人臀部。当照护人员用力将老年人身体抬起时，嘱老年人双脚用力蹬床面，一同向床头移动。

2)二人移位法：适用于不能协助完成移动或体重较重的老年人。两名照护人员分别站在床的两侧，交叉托住老年人的肩颈、臀部（或一人托肩颈、腰部，另一人托臀部、腘窝部），两人共同配合将老年人抬起移向床头。

(4)根据老年人的需要，放置软枕，将老年人头部置于软枕上，协助老年人保持舒适卧位。

3. 注意事项

(1)根据老年人的情况，选择适合老年人的移动方法。

(2)移动时将枕头横立于床头，避免移动时撞伤老年人头部。

(3)移动时对老年人的头部应予以托扶。

(4)移动时不可使用拖、拉等方法，以免擦伤老年人的皮肤。

(5)操作时注意节力原则。

(二)移向床边

在协助卧床老年人体位移动时（如为老年人翻身、侧卧等），需要先将老年人的身体移向床边。

1. 准备工作

(1)自身准备：衣帽整洁，洗净并温暖双手。

(2)老年人准备：与老年人沟通，解释操作的过程，取得老年人的配合。

(3)用物准备：软枕。

(4)环境准备：室内温暖，无对流风。

2. 操作步骤

(1)松开被尾，协助老年人呈仰卧位。

(2)老年人环抱双臂并放于胸前。

(3)协助老年人移动。

1)一人移位法（分段移位法）：首先，照护人员站在老年人床缘，将老年人的枕头移到近侧，慢慢地将老年人的头部移到枕头上；其次，照护人员双脚分开、屈膝（以降低身体重心，保持平衡），一手从老年人颈后抱住对侧肩膀，另一手经臀下抱住对侧髋部，用力将老年人上半身移向近侧；最后，照护人员一手经老年人臀下抱住对侧髋部，另一手抱住腘窝部位，将老年人下半身移向近侧，完成移动。

2)二人移位法：两名照护人员站在老年人床的同侧，将老年人的枕头移到近侧，慢慢地将老年人的头部移至枕头上；然后一人分别托住老年人的颈肩、腰部，另一人分别托住老年人的臀部、腘窝部，两人共同配合将老年人抬起移向近侧。

(4)协助老年人取舒适卧位或继续为老年人翻身、侧卧。

3. 注意事项

(1)根据老年人的情况，选择适合老年人的移动方法。

(2)移动时不可使用拖、拉等方法，以免擦伤老年人的皮肤。

(3)操作时要注意保暖，确保老年人安全，防止坠床。

(4)操作时注意节力原则。

(三)翻身侧卧

长期卧床会使身体重量长期压迫某处组织，影响该处的血液循环，导致压疮。因此，照护人员应定期协助老年人进行体位转换，预防并发症的发生。协助翻身侧卧，即协助不能自行更换体位的老年人由仰卧位转换为侧卧位，可增进老年人的舒适感，有效预防压疮、坠积性肺炎等并发症，便于进行治疗与护理(如背部皮肤护理、更换床单等)。

1. 准备工作

(1)自身准备：衣帽整洁，洗净并温暖双手。

(2)老年人准备：与老年人沟通，解释操作的过程，取得老年人的配合。

(3)用物准备：软枕3个。

(4)环境准备：室内温暖，无对流风。

2. 操作步骤

(1)照护人员站在老年人床缘一侧，松开被尾。

(2)老年人呈仰卧位，将老年人双手交叉放置在腹部，双腿屈曲。

(3)照护人员协助老年人摆放姿势。对于非偏瘫老年人，照护人员站在老年人身体一侧，协助老年人仰卧，老年人环抱双臂并放于胸前(可以防止重心分散，减少摩擦力，容易翻身，同时也可避免翻身时将手臂压在身下)。向右翻身时，右臂在下左臂在上，向左翻身时与之相反。对于偏瘫老年人，照护人员协助老年人将头偏向健侧，健侧手拉住患侧手，两臂交叉环抱放于胸前。

(4)将枕头移到近侧，慢慢地将老年人的头部移到枕头上。

(5)照护人员一手放在老年人腰下，另一手放在老年人臀下，将老年人身体移向近侧。

(6)协助老年人移动。

1)非偏瘫老年人一人翻身法(见图2—32)：照护人员转到对侧，协助老年人屈膝，使两腿立于床面。照护人员一手扶住老年人肩部，另一手扶住老年人膝部，借助身体重心和膝盖、肩部两个支点的作用，协助老年人面向自己翻身侧卧。

2)偏瘫老年人一人翻身法(见图2—33)：照护人员转到对侧，协助偏瘫老年人用健侧足勾住患侧足，协助将健侧足立于床面。照护人员一手扶住老年人肩部，另一手扶住髋部，同时用肘部固定患侧膝部，借助身体重心和髋部、膝盖、肩部三个支点的作用，协助老年人面向自己翻身侧卧。

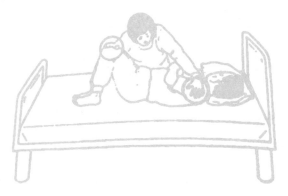

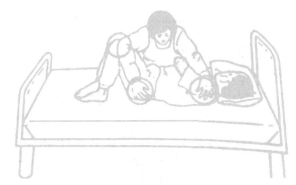

图 2—32 非偏瘫老年人一人翻身法　　　　　图 2—33 偏瘫老年人一人翻身法

3）二人翻身法：适用于体重较重的老年人。两名照护人员站在老年人床的同侧床缘，采用移向床边法（二人移位法）将老年人抬起，移向近侧；两人转到对侧后，分别托扶住老年人的肩、腰、臀和膝部，协助老年人面向自己翻身侧卧。

4）轴线翻身法：适用于脊椎损伤的老年人，可保持脊椎平直，预防脊椎再损伤。三位照护人员站在老年人床的同侧床缘，将老年人平移到床旁；甲照护人员固定老年人的头部，沿身体纵轴向上略加牵引，使其头、颈部随躯干一起缓慢移动；乙照护人员将双手分别置于老年人的肩部、背部；丙照护人员将双手分别置于老年人的腰部、臀部；使老年人的头、颈、肩、腰、臀部保持在同一水平线上，翻转至侧卧位。

（7）翻身侧卧后，按照侧卧位要求，协助老年人屈肘，一手放于胸前，另一手放于枕旁，下腿稍伸直，上腿弯曲，在老年人两膝间、背后、胸前放置软枕，以扩大支撑面；拉上床挡，增进老年人的舒适度和安全性。

（8）记录翻身时间和皮肤情况。

3. 注意事项

（1）根据老年人的情况及皮肤受压状况，选择适合老年人的翻身方法及翻身间隔时间。翻身后协助老年人调整好卧位，确保老年人舒适、安全、稳定。

（2）两人协助翻身时，动作要协调、轻稳，应将老年人身体抬离床面，不可使用拖、拉等方法，以免擦伤老年人的皮肤。

（3）操作时，照护人员应两脚分开以扩大支撑面，屈膝保持身体的稳定性；翻身时，尽量让老年人靠近照护人员。

（4）有引流管、输液等特殊情况的老年人，翻身时应妥当安置，翻身后仔细检查管道是否脱落或受压阻塞。

（5）为老年人翻身过程中要注意老年人的保暖，确保老年人安全，防止老年人着凉及坠床等。

（6）为患病老年人翻身时，要根据其疾病要求给予关注。例如，为颅脑手术的老年人翻身时，应采取健侧卧位或平卧位；颈椎骨折、颅骨牵引的老年人应采用轴线翻身法，翻身时注意保持脊椎平直。

同 步 训 练

根据情境导入中的案例，照护人员小张为李奶奶进行移动与翻身。教师示教后，学生分组训练。协助卧床老年人翻身侧卧操作评分标准详见表 2—4。

表 2—4　　　　　　　　　　　　　协助卧床老年人翻身侧卧操作评分标准

项目		分值	操作要求	评分等级				得分	备注
				A	B	C	D		
仪表		5	仪表端庄，服装整洁	5	4	3	2		
评估		10	病情，意识状态，皮肤状况	3	2	1	0		
			自理能力，合作程度，心理状态	3	2	1	0		
			语言内容恰当，态度真诚	4	3	2	1		
操作前		5	所需物品准备好	2	1	0	0		
			环境安排合理（关闭门窗，放平床）	3	2	1	0		
操作过程	移向床边	30	老年人体位舒适、保暖、安全	5	4	3	2		
			摇高护理床，利于照护人员操作	5	4	3	2		
			协助老年人取仰卧位	4	3	2	1		
			协助老年人环抱双臂并放在胸前	2	1	0	0		
			分段移位方法正确	10	6	4	0		
			照护人员姿势正确（降低重心、保持平衡）	2	1	0	0		
			操作中用力适当，不拖、拉	2	1	0	0		
	翻身侧卧	35	老年人环抱双臂置胸前	5	4	3	2		
			照护人员转到对侧，协助老年人双腿屈膝，两腿立于床面	5	3	1	0		
			照护人员一只手扶老年人肩部，另一只手扶膝（若为偏瘫老年人翻身侧卧，一只手扶肩，另一只手扶髋，同时用肘部固定患侧膝部）	5	3	1	0		
			将老年人轻轻翻转，面向照护人员	5	3	0	0		
			翻转侧卧姿势正确	5	3	1	0		
			翻身后在老年人背部、两膝间垫软枕	5	3	1	0		
			操作中用力适当，不拖、拉	5	3	1	0		
操作后		5	协助老年人取舒适卧位，整理床铺	2	1	0	0		
			洗手后记录翻身时间及皮肤情况	3	2	1	0		
评价		10	动作轻稳、准确、安全、节力	4	3	2	1		
			床单整洁，衣服平整	3	2	1	0		
			关心老年人，及时观察老年人的病情及反应	3	2	1	0		
总分		100							

知识 链接

　　人体力学是在日常生活及工作中如何维持和掌握身体正常的平衡，使身体各部分正常发挥作用并保持合适的身体姿势的一种科学。目前，功能性腰背痛已成为照护人员的一种常见病，发病原因主要与久坐、久站、反复弯腰及超负荷工作密切相关，而移动老年人则是导致腰背痛的最常见原因。合理地应用人体力学原理进行照护工作不仅能确保老年人的舒适度和安全性，也能有效地减轻照护人员的疲劳，防止肌肉损伤，提高工作效率。

一、人体力学的相关原理

移动老年人体位涉及人体力学诸多方面，其中杠杆原理、平衡和稳定原理最为重要。

(一)杠杆原理

人体的活动是由骨骼、关节和骨骼肌共同完成的，它们在神经的调节和其他系统的配合下，对身体起着保护、支持和运动的作用。在运动中，骨骼起着杠杆作用，关节是运动的枢纽，骨骼肌是运动的动力。根据作用点的不同，可将人体运动时的杠杆分为三类：平衡杠杆、省力杠杆、速度杠杆。搬抬老年人属于速度杠杆运动，即力点位于支点和阻力点之间，由于动力臂小于阻力臂，所需的作用力较阻力大。这种杠杆运动虽然费力，但能换来距离较大的移动，赢得较大的运动速度。

(二)平衡和稳定原理

当物体重心低、支撑面大、重力线在支撑面内时，物体处在平衡中。当上述条件发生变化时，物体的平衡或稳定也随之变化。重心高度与稳定度成反比，人或物体的重心越低，稳定度越大。支撑面的大小与稳定度成正比，支撑面越大，人或物体越稳。重力线是指一条通过重心垂直于地面的线，人体只有在重力线通过支撑面时，才能保持平衡。

二、人体力学原理在移动老年人体位中的应用

(一)根据人体力学原理，照护人员移动老年人时应遵循的原则

(1)操作时要保持稳定的站姿，两脚前后或左右分开10～15cm，两膝稍屈，以降低重心，扩大支撑面，维持身体的平衡，并可在操作中灵活地移动身体，以便节省体力。

(2)尽可能减少弯腰姿势，避免重心前移使重力矩增大、骶棘肌拉力矩增大、脊柱总负荷增大而引起腰背肌肉劳损。

(3)抬起老年人时保持上身直立、膝部弯曲，尽量利用腿部等大肌群的力量，这样比直腿弯腰省力，还可避免腰部的扭转和过度伸展，避免不必要的损伤。

(4)搬运中尽量使老年人的身体靠近自己的身体，因为当老年人的重力线落在支撑面之外时，维持身体平衡所需要的力量就大。另外，照护人员在操作中宜穿防滑鞋。

(二)人体力学原理在老年人体位转移中的实际应用

1.协助老年人移向床头

放平床，将床调节到80～90cm的高度，以减小照护人员腰前屈的角度。枕头竖立在床头。照护人员靠近床侧，两腿左右分开。老年人屈膝，照护人员稳住老年人的双脚，将手臂放于老年人臀部提供助力。在抬起老年人的同时，嘱咐老年人双手拉住床头栏杆，用双脚向下、向床尾蹬踏，这时可得到大小相等、方向相反的反作用力，这样照护人员不需要用很大的力就能使老年人的身体移向床头。

2.协助老年人翻身侧卧

定时翻身是减轻长期卧床老年人局部皮肤受压的简单有效的方法，其重要性毋庸置疑。掌握正确的操作方法可以有效地减轻照护人员的劳动强度，达到事半功倍的效果。为老年人翻身的方法有推、拉两种，由于拉有向上的分力，可减少老年人与床之间的摩擦力，故应尽可能地多用拉少用推的方法。操作时照护人员站在老年人要转向的床侧，将老年人远侧的手臂放在胸前，远侧大腿放在近侧的腿上。照护人员两脚前后分开，屈膝站立，体重落前脚上，两手扶住老年人远侧的肩部、髋部，用从前腿向后腿移动自身体重的拉力翻转老年人，所用的力与躯干长轴成直角。操作时，老年人体重形成向下的力，与照护人员所施的力共同作用，使老年人受到朝向前下方的合力作用而由仰卧位向前下方转动形成侧卧位。老年人的翻身动作与照护人员身体的移动是同步进行的。

3. 协助老年人转移至轮椅

先将轮椅推至床旁，使轮椅与床之间的夹角为 30°～40°，翻起踏脚，固定轮椅。照护人员站在轮椅侧，先使老年人侧卧，然后照护人员面向床头，脚前后分开，弯曲膝部，利用自身的重量力矩协助老年人坐起，稍休息无不适后协助下床。下床后老年人两脚分开，以扩大支撑面，维持身体的平衡，双手可放于照护人员的肩上。照护人员两手扶托住老年人腰部，身体尽量靠近老年人，使两人身体的重心靠近，移动近轮椅一侧的腿，稍转动身体，使老年人移动到轮椅上。最后照护人员站到轮椅背后，双手从老年人的腋下穿过交叉于胸前，以平行向后的作用力使老年人的身体往后移，妥善摆放好肢体，使老年人舒适。对于偏瘫的老年人，轮椅应放在老年人的健侧。老年人转移至轮椅后注意患侧肢体的安置，以确保行车途中的安全。

4. 从床上搬动老年人至平车上

对一些肥胖或不能坐起需平车运送的老年人，宜采用多人搬运法，以节省体力。先将平车推至床尾，使平车大轮端与床尾靠近形成钝角。如果由两人搬运，两人均站在钝角内侧。一个照护人员一手托住老年人的颈、肩部，另一手托住腰部。另一个照护人员一手托住老年人的臀部，另一手托住腘窝部。照护人员的两脚一前一后以扩大支撑面并稍屈膝，在保持上身直立的同时降低重心，运用腰肌、股四头肌等大肌群及杠杆作用同时用力抬起，使老年人的重量移至照护人员的支撑面内，轻轻放于平车上。

5. 操作后的卧位安置

仰卧时，老年人重心低而支撑面大，为稳定卧位，需注意头部不可垫得太高，以免出现头向前倾、胸部凹陷等不良姿势。对于侧卧位老年人，由于重心上移，支撑面变小，稳定性较差，此时应调整老年人姿势，采取上肢自由屈曲放松、两腿前后分开屈曲的姿势，这样使老年人的支撑面扩大而稳定度增加，同时在其两膝和腿之间垫以软枕支持固定，防止骨突处互相挤压。背部靠软枕支托身体，在上臂下垫软枕，除起支托和扩大支撑面的作用外，还可避免上臂压在胸部，限制肺活量。偏瘫老年人由于患肢没有感觉，侧卧时尽量不取患侧卧位，以免姿势摆放不正确造成骨折，同时局部受压过久会使血液循环不良易造成压疮。对于长期卧床的老年人及瘫痪的老年人应保持肢体的功能位置，以免造成关节挛缩、外旋等畸形。

在为老年人移动体位时，除应用人体力学的原理外，还需做好解释工作，使老年人确信操作是安全的，减轻对移动体位的恐惧感。同时，应遵从、考虑老年人的身体、心理状况，尊重每一个人的个性特点，提供合适的护理。

项目小结

"躯体移动障碍老年人照护"项目包括使用助行器老年人安全移动照护、使用轮椅老年人安全移动照护、使用平车老年人安全移动照护及卧床老年人床上安全移动照护四个任务。本项目主要内容包括：各种类型的手杖、腋杖、步行器的选择及移动，床—轮椅转移及轮椅推行，床—平车转移及平车推行，卧床老年人体位摆放，协助老年人床上安全移动的操作方法与注意事项。重点需要掌握根据老年人的自身情况协助老年人进行安全移动的各种方法与注意事项。

● 重要概念

助行器

● 课后讨论

1. 如何指导老年人使用助行器移动？

2. 如何使用轮椅协助老年人移动？

3. 如何使用平车转移老年人？

4. 对于全失能的卧床老年人，如何协助其进行床上移动？

● 课后自测

一、选择题

1. 手杖应与老年人的（　　）相适应。

　　A. 身份　　　　B. 年龄　　C. 身高　　D. 性别

2. 使用腋杖的四点步行法为（　　）。

　　A. 先移动右侧腋杖、移动右脚，再移动左侧腋杖、移动左脚，重复
　　　　进行

　　B. 先移动右侧腋杖、移动左脚，再移动左侧腋杖、移动右脚，重复
　　　　进行

　　C. 先移动左侧腋杖、移动右脚，再移动右侧腋杖、移动左脚，重复
　　　　进行

　　D. 先移动双侧腋杖、移动左脚，再移动双侧腋杖、移动右脚，重复进行

3. 挑选轮椅时应根据（　　）选择适合老年人的轮椅。

　　A. 老年人的不同年龄、不同体型、不同身体状况

　　B. 老年人的不同性别、不同体型、不同身体状况

　　C. 老年人的不同身份、不同性别、不同身体状况

　　D. 老年人的不同年龄、不同身份、不同婚姻状况

4. 两人协助将老年人移向床头时，照护人员可立于床的同侧，（　　）抬
　　起老年人。

　　A. 一人托住老年人的头部、胸部，另一人托住老年人的臀部、腘窝部

　　B. 一人托住老年人的头部、腰部，另一人托住老年人的大腿、小腿部

　　C. 一人托住老年人的肩部、胸部，另一人托住老年人的臀部、小腿部

　　D. 一人托住老年人的肩部、腰部，另一人托住老年人的臀部、腘窝部

5. 床上搬移老年人时，以下注意事项错误的是（　　）。

　　A. 不可拖、拉，要在抬起老年人身体的基础上进行各种搬移动作

　　B. 注意保护好老年人的皮肤

　　C. 两人以上操作时动作应完全一样

　　D. 操作过程中要加强对老年人的观察

6. 协助老年人上下轮椅时应先（　　）踏脚板。

　　A. 装上　　B. 拆下　　C. 翻起　　D. 打开

7. 轮椅的座位宽度以（　　）为宜。

　　A. 坐稳后与扶手间有 2 指宽的距离

教学做一体化训练

B. 坐稳后与扶手间有 10 厘米的距离

C. 老年人大腿部宽度的两倍距离

D. 老年人臀部宽度的两倍距离

8. 协助老年人移向床边时，以下做法正确的是（   ）。

　　A. 向老年人解释操作目的，以取得老年人的配合

　　B. 照护人员站于老年人右侧，将枕头放于老年人双肩下

　　C. 照护人员将靠身边的枕头往床尾拉，此时无需防止老年人坠床

　　D. 照护人员将双手放于老年人的双膝下，将老年人移至床沿

9. 老年人使用腋杖的高度（   ）。

　　A. 以老年人身高的 85% 为宜（或站立时腋杖上端到腋窝下 3～4 横指的高度）

　　B. 以老年人身高的 80% 为宜（或站立时腋杖上端到腋窝下 4～6 横指的高度）

　　C. 以老年人身高的 77% 为宜（或站立时腋杖上端到腋窝下 3～4 横指的高度）

　　D. 以老年人身高的 60% 为宜（或站立时腋杖上端到腋窝下 2～5 横指的高度）

10. 下列有关步行器的说法，正确的是（   ）。

　　A. 一定要有轮子　　　　B. 最少要有两个轮子

　　C. 一定要有四个轮子　　D. 没有轮子也行

二、简答题

1. 简述常见的手杖种类及其适用范围。

2. 使用轮椅移动老年人时应注意哪些事项？

3. 为老年人移动、翻身时应注意什么？

4. 照护人员在为老年人移动及翻身时如何节力？

三、案例分析

　　张爷爷，76 岁，因脑卒中住院 2 个月，病情稳定后今日出院回家。张爷爷目前卧床，日常生活不能自理，完全依赖照护人员小刘。

　　请分析：

　　(1)小刘应如何协助张爷爷在床上移动？

　　(2)在为张爷爷进行翻身操作时，小刘应注意什么？

有感染的危险老年人照护

学 习
目 标

知识目标

1. 能够正确说明老年人常见感染类型及易发因素
2. 能够正确说明感染发生的条件及阻断感染发生的措施
3. 能够描述并解释清洁、消毒、灭菌、无菌技术、隔离的概念

能力目标

1. 能够有效采取老年人感染的预防措施控制老年人感染的发生
2. 能够正确选择和使用消毒、灭菌的方法进行老年人的消毒灭菌工作
3. 能够按要求规范完成洗手、无菌技术基本操作和隔离技术基本操作

任务一

清洁、消毒、灭菌

> 李奶奶，61岁，被诊断为"细菌性痢疾"，收住入院。

任务描述

根据上述情境，请采取适宜的消毒方法为李奶奶的食具、便器等日常用品消毒灭菌。

相关 知识

清洁（Cleaning）是指清除物品上的一切污秽，如血迹、分泌物、油脂、污垢等。清洁不但能使物品洁净、美观，而且可将物品上细菌的数量降低到公共卫生规定的安全水平以下。同时，清洁是消毒、灭菌前的重要准备工作，适用于养老院地面、墙壁、家具、照护用品等物体表面的处理。常用的清洁方法包括手工清洗、机械清洗和超声波清洗等。清洗步骤包括冲洗、洗涤、漂洗、终末漂洗。

消毒（Disinfection）是指杀灭或清除传播媒介上的病原微生物，使之达到无害化的处理。根据有无已知的传染源，可分为预防性消毒和疫源性消毒；根据消毒的时间，可分为随时消毒和终末消毒；根据消毒的效果，可分为高效消毒、中效消毒和低效消毒。消毒适用于对接触皮肤、黏膜的器械和物品等的处理。

灭菌（Sterilization）是指杀灭或清除传播媒介上的所有微生物（包括芽孢），使之达到无菌程度的处理。经过灭菌的物品称"无菌物品"。需进入人体内部（包括进入血液、组织、体腔）的医用器材，如手术器械、注射用具、引流管等，要求绝对无菌。

灭菌可包括消毒，而消毒却不能代替灭菌。消毒多用于卫生防疫方面，灭菌则主要用于医疗护理。

（一）明确消毒的主要对象

应具体分析引起感染的途径、涉及的媒介物及病原微生物的种类，有针对性地使用消毒剂。

（二）采取适当的消毒方法

根据消毒对象，选择简便、有效、不会损坏物品、来源丰富、价格适中的消毒方法。

诊疗器材和物品按污染后可造成的危害程度及与人体接触部位的不同分为以下三类。

1. 高度危险的器材和物品

指穿过皮肤、黏膜进入无菌的组织或器官内部，或与破损的皮肤、黏膜密切接触的器材和物品，如手术器械、注射器、心脏起搏器等，必须选用高效消毒法（灭菌）。

2. 中度危险的器材和物品

指仅与皮肤、黏膜密切接触，不进入无菌组织内的器材和物品，如内窥镜、体温计、氧气管、呼吸机及所属器械、麻醉器械等，应选用中效消毒法，杀灭除芽孢以外的各种微生物。

3. 低度危险的器材和物品

指不进入人体组织，不接触黏膜，仅直接或间接地与健康、无损的皮肤接触的器材和物品，如口罩、衣被、药杯等，应选用低效消毒法或只作一般卫生处理，只要求去除一般细菌繁殖体和亲脂病毒。

（三）控制影响消毒效果的因素

许多因素会影响消毒剂的作用，而且各种消毒剂对这些因素的敏感性差异很大。

1. 微生物的种类

不同类型的病原微生物对消毒剂的抵抗力不同，因此，进行消毒时必须区别对待。

(1)一般革兰阳性菌对消毒剂较敏感，革兰阴性菌则有较强的抵抗力。细菌繁殖体对热敏感，消毒方法以热力消毒为主。

(2)细菌芽孢对消毒因子耐力最强，杀灭细菌芽孢比较可靠的方法是热力灭菌、电离辐射和环氧乙烷熏蒸法。在化学消毒剂中，戊二醛、过氧乙酸能杀灭芽孢，但可靠性不如热力灭菌法。

(3)病毒对消毒因子的耐力因种类不同而有很大差异，亲水病毒的耐力较亲脂病毒强。

(4)真菌对日光、紫外线及多数化学药物耐力较强，但不耐热（60℃，1小时杀灭）。

2. 微生物的数量

污染的微生物数量越多，需要消毒的时间就越长、剂量越大。

3. 有机物的存在

(1)有机物在微生物的表面形成保护层，妨碍消毒剂与微生物的接触或延迟消毒剂的作用，以致微生物逐渐产生对消毒剂的适应性。

(2)有机物和消毒剂发生反应，形成溶解度比原来更低或杀菌作用比原来更弱的化合物。

(3)有机物可中和一部分消毒剂，消毒剂中的表面活化剂等受有机物影响较大。

4. 温度

随着温度的升高，杀菌作用增强，但温度的变化对各种消毒剂的影响不同。如甲醛、戊二醛、环氧乙烷的温度升高1倍时，杀菌效果可增强10倍；而酚类和酒精受温度影响小。

5. 消毒剂的 pH 值

pH 值过高或过低对微生物的生长均有影响。在酸性条件下，细菌表面负电荷减少，阴离子型消毒剂杀菌效果好；在碱性条件下，细菌表面负电荷增多，有利于阳离子型消毒剂发挥作用。

6. 处理剂量与监测

保证消毒、灭菌处理的剂量并加强效果监测，防止再次污染。

二、物理消毒灭菌法

物理消毒灭菌法，即利用物理因子杀灭微生物的方法。常用方法包括自然净化法、机械除菌法（空气净化）、热力消毒灭菌法、紫外线消毒法、臭氧灭菌灯消毒法和微波消毒灭菌法等。

（一）自然净化法

自然净化法是指通过日晒、风吹、干燥及 pH 值的变化，达到消毒目的的方法。由于日光中的紫外线具有一定的杀菌力，日光下暴晒6小时可达到消毒目的，一般用于枕头、被褥、毛毯的消毒，2小时翻动一次。

病室定时开窗通风，可减少空气中的细菌含量。早晨起床后或治疗护理后，要开窗通风20~30分钟，改善空气质量。由于空气本身缺乏细菌维持生活所需的营养物，再加上日光对细菌的影响，故空气中细菌较少，利于健康。通风的时间可根据湿度和空气流通条件而定。夏季应经常打开门窗以通风换气；冬季可选择清晨和晚间开窗，每日通风换气两次。

（二）机械除菌法

机械除菌法是指用冲洗、刷擦、清扫、通风过滤等方式进行除菌的方法，如空气过滤除菌。空气过滤除菌就是使空气通过孔隙小于 $0.2\mu m$ 的高效过滤器，利用物理阻留、静电吸附等原理除去微生物。通过过滤除菌，可使病室、手术室或无菌药物控制室内的空气达到净化的目的。凡在送风系统上装配高效空气过滤器的房间，称生物洁净室，如无菌护理室、无菌手术室等。空气净化技术的进步，为重大手术的开展和防止感染提供了更加有利的条件。机械除菌的优点是简单、方便、实用、花费少；缺点是不能杀灭病原微生物，只能减少其数量和引起感染的机会。

（三）热力消毒灭菌法

热力消毒灭菌法主要是利用高温使微生物的蛋白质和酶变性或凝固（结构改变导致功能丧失），致使其新陈代谢发生障碍而死亡，从而达到消毒与灭菌的目的。在消毒中，热可分为湿热与干热两大类。

1. 湿热消毒灭菌法

湿热消毒灭菌即由空气和水蒸气导热，达到消毒灭菌的目的，具有传热快、穿透力强的特点。湿热消毒灭菌法比干热消毒灭菌法所需温度低、时间短。

(1)煮沸消毒法。

煮沸消毒法是应用很早的消毒方法，用于一般外科器械、胶管、注射器、食具的消毒，常在煮锅中进行。在日常照护中，多用于餐具的消毒，有时亦用于对某些耐热、耐湿医疗器材的消毒或灭菌。因煮沸处理后的器具易再污染，故一般只用于消毒，不用于灭菌处理。

方法：将水煮沸至100℃，持续5～10分钟可杀灭细菌繁殖体，煮沸15分钟可将多数细菌芽孢杀灭。但对于某些热抗力极强的细菌芽孢需煮沸更长时间，如破伤风杆菌芽孢需煮沸1小时方可杀灭，肉毒杆菌芽孢则需煮沸3小时才将其杀灭。在水中加入碳酸氢钠至1%～2%浓度时，水的沸点可达105℃，能增强杀菌作用，还可去污防锈。在高原地区气压低、沸点低的情况下，要延长消毒时间。

煮沸消毒法的注意事项：

1）煮沸前，物品应刷洗干净，打开轴或盖子，将其全部浸入水中。

2）大小相同的碗、盆等均不能重叠，以确保物品各面与水接触。

3）锐利、细小、易损物品用纱布包裹，以免撞击或散落。

4）玻璃、搪瓷类物品放入冷水或温水中煮；金属、橡胶类物品则待水沸后放入。

5）消毒时间均从水沸后开始计时。若中途再加入物品，则重新计时。消毒后及时取出物品，保持其无菌状态。经煮沸灭菌的物品，"无菌"有效期不超过6小时。

6）水的沸点受气压影响，海拔高的地区气压低，水的沸点也低，需适当延长消毒时间。一般来说，海拔每增高300米，消毒时间需延长5分钟。

(2)高压蒸汽灭菌法。

高压蒸汽灭菌法就是利用高压和高热释放的潜热进行灭菌，为目前比较可靠且有效的灭菌方法。高压蒸汽灭菌器装置严密，蒸汽不外逸，温度随蒸汽压力增高而升高，当压力增至103～206kPa时，温度可达121.3℃～132℃。适用于耐高温、高压，不怕潮湿的物品的消毒灭菌，如敷料、手术器械、药品、细菌培养基等。

高压蒸汽灭菌法可分为下排气式和预真空式两大类。下排气式高压蒸汽灭菌法依靠蒸汽和空气的比重与温度的不同而置换的原理，由通入灭菌器内的蒸汽将冷空气从下端的排气管排出；预真空式蒸汽灭菌法利用真空泵预先将空气抽出，然后再通入蒸汽。现将各种灭菌器的操作方法分述如下：

1）手提式高压蒸汽灭菌器（见图3—1）的操作方法：在灭菌器中盛水3 000mL，将拟灭菌的物品随同盛装物品的桶放入灭菌器内，将盖子上的排气软管插于铝桶内壁的方管中；盖好盖子，拧紧元宝螺丝，保证不漏气；锅下加热，打开排气活门，放出冷空气（一般在水沸后排气10～15分钟）；关闭排气活门，使压力逐渐上升至103kPa，温度达121.3℃；维持20分钟后，排气至"0"时，慢慢打开盖子，如果突然开盖，冷空气大量进入，蒸汽凝成水滴，会使物品潮湿，且玻璃类物品易发生爆裂。

2）卧式高压蒸汽灭菌器（见图3—2）：其原理与手提式高压蒸汽灭菌器相同，因其体积大，一次可对大量物品进行消毒灭菌。操作人员必须经专业培训，合格后方能上岗。

操作方法：打开夹层进气阀，将蒸汽引入夹层预热至100℃，夹层内空气经下端夹层阻气器自动排出；将拟灭菌物品放入灭菌器柜室内，关闭柜门并扣紧；打开柜室进气阀，将蒸汽引入柜室，柜室内空气经下端柜室阻气器自动排出；待柜室内空气排净后，关闭排气阀，使柜室中蒸汽压力上升；达到规定压力后，控制进入蒸汽量，以保持压力恒定，直至规定时间；维持温度到规定时间后，对需干燥物品应将蒸汽控制阀转至"干燥"位置，抽出蒸汽、加速干燥，对液体类物品应待其自然或人工（喷淋式灭菌器）降温至60℃后再开门取物。

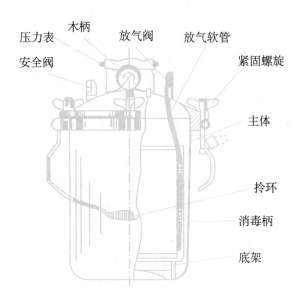

压力表　木柄　放气阀　放气软管

安全阀

紧固螺旋

主体

拎环

消毒柄

底架

图 3—1　手提式高压蒸汽灭菌器

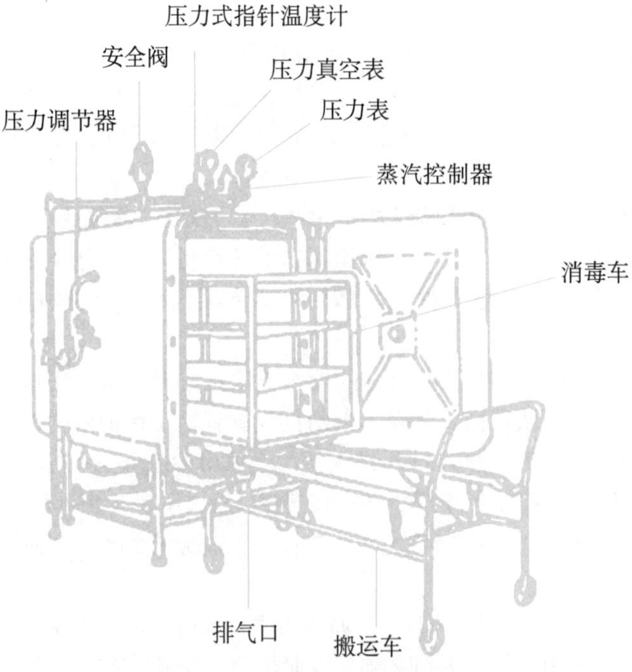

压力式指针温度计

安全阀　　压力真空表

压力调节器　　　压力表

蒸汽控制器

消毒车

排气口　搬运车

图 3—2　卧式高压蒸汽灭菌器

3）预真空式高压蒸汽灭菌器（见图 3—3）在通入蒸汽前有一个预处理阶段，即柜室内抽负压至 2.6kPa（空气排出约 98%），所以预真空式高压蒸汽灭菌器除有下排气式高压蒸汽灭菌器所具备的灭菌系统、蒸汽输送系统、控制系统、安全系统和仪表监测指示系统外，增加了抽负压系统和空气过滤系统。机器运转由电脑控制。

预真空式高压蒸汽灭菌器具有灭菌周期短、效率高的特点。其完成整个灭菌只需 25 分钟，节省人力、时间和能源；冷空气排出较彻底；对物品的包装要求较宽，而且真空状态下物品不易氧化损坏。但是其设备费、维修费较高，对柜体密封性要求较高，漏气量每分钟不得使负压升高值超过 0.13kPa，且可能存在小装量效应（即欲灭菌物品放得过少，灭菌效果反而较差）。小装量效应的发生主要由于物品体积愈小，在柜内残留的空气愈多，对蒸汽接触物品的阻隔作用愈大所致。瓶装液体不用此法灭菌。

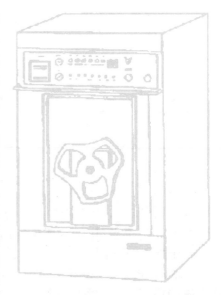

操作方法如下：打开蒸汽管道阀门，将柜室夹层和管道内的空气和积水排净，使夹层内达到预定压力和温度（104℃～167℃）；将待灭菌物品装入柜室，关紧柜门；柜室内抽负压至 2.6kPa，向柜室内输入蒸汽，将控制阀移至"消毒"的位置，随后机器按一定程序自动运行，如"恒温"、"排气"、"干燥"、"关闭"等；待恢复常压后打开柜门取出物品。

图 3—3　预真空式高压蒸汽灭菌器

高压蒸汽灭菌法的注意事项：

1）无菌包不宜过大，一般应小于 50cm×30cm×30cm；不宜过紧，各包裹间要有间隙，使蒸汽能对流，易渗透到包裹中央。消毒前，打开贮槽或盒的通气孔，有利于蒸汽流通，而且排气时能使蒸汽迅速排出，以保持物品干燥。消毒灭菌完毕，关闭贮槽或盒的通气孔，以保持物品的无菌状态。

2）布类物品应放在金属类物品上，否则蒸汽遇冷凝聚成水珠，会使包布受潮，从而阻碍蒸汽进入包裹中央，严重影响灭菌效果。

3）定期检查灭菌效果。经高压蒸汽灭菌的无菌包、无菌容器的有效期以 1 周为宜。

高压蒸汽灭菌效果的监测有以下三种方法：

第一种是工艺监测，又称程序监测。此法作为常规监测方法，每次灭菌均应进行。根据灭菌器上的量器、指示针、报警器等，指示灭菌器工作正常与否。通过这种方法能迅速获知灭菌器的故障，但不能确定待灭菌物品是否达到灭菌要求。

第二种是化学指示剂监测。利用化学指示剂在一定温度与作用时间条件下受热变色或变形的特点，以判断是否达到灭菌所需参数。常用的化学指示剂有以下两种：

自制测温管：将某些化学试剂的晶体密封于小玻璃管内（长 2cm，内径 1mm～2mm）制成。常用试剂有苯甲酸（熔点 121℃～123℃）等。灭菌时，当温度上升至试剂的熔点时，管内的晶体即熔化，之后需冷却再凝固，其外形仍可与未熔化的晶体相区别。但此法只能指示温度，不能指示热度持续时间是否已达标，因此是最低标准。

3M 压力灭菌指示胶带（见图 3—4）：此胶带上印有斜形白色指示线条图案，是一种贴在待灭菌的无菌包外的特制变色胶纸。其黏贴面可牢固地封闭敷料包、金属盒或玻璃物品，在 121℃经 20 分钟或 130℃经 4 分钟后，胶带 100% 变色（条纹图案即显现黑色斜条）。3M 胶带既可用于物品包装表面情况的监测，又可用于对包装中心情况的监测，还可以代替别针、夹子或带子使用。

第三种是生物指示剂监测。利用耐热的非致病性细菌芽孢作为指示菌，以测定热力灭菌的效果。灭菌后，取出生物指示剂，接种于溴甲酚紫葡萄糖蛋白胨水培养基中，置于 55℃～60℃温箱中

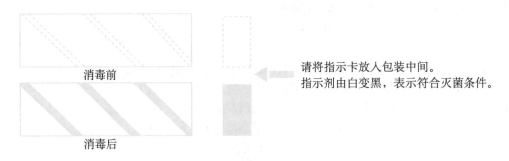

请将指示卡放入包装中间。
指示剂由白变黑，表示符合灭菌条件。

消毒前

消毒后

图3—4 3M压力灭菌指示胶带

培养 48 小时至 7 天，观察最终结果。若培养后颜色未变，澄清透明，说明芽孢已被杀灭，达到了灭菌要求；若变为黄色混浊，说明芽孢未被杀灭，灭菌失败。

2. 干热消毒灭菌法

干热是指相对湿度在 20％以下的高热。干热消毒灭菌由空气导热，传热效果较慢。一般繁殖体在干热 80℃～100℃中经 1 小时可以杀死，芽孢需 160℃～170℃经 2 小时方可杀死。

（1）烧灼法。

一些耐高温的器械（金属、搪瓷类），在急用或无条件用其他方法消毒时可采用此法。将器械放在火焰上烧灼 1～2 分钟。若为搪瓷容器，可在其中倒少量浓度为 95％的乙醇，慢慢转动容器，使乙醇分布均匀，点火燃烧至熄灭。采集作细菌培养的标本时，在留取标本前后（即启盖后、闭盖前）都应将试管（瓶）口和盖子置于火焰上烧灼，来回旋转 2～3 次。烧灼时要注意安全，须远离易燃易爆物品，如氧气、汽油、乙醚等。燃烧过程不得随意添加乙醇等，以免火焰上窜而致灼伤或火灾。为保护刀锋，锐利的刀、剪子等不宜采用烧灼法灭菌。

（2）焚烧。

某些特殊感染（如破伤风、气性坏疽、绿脓杆菌感染）的敷料，以及其他已污染且无保留价值的物品（如污纸、垃圾等），应放入焚烧炉内焚烧，使之炭化。

（四）紫外线消毒法

紫外线消毒利用紫外线照射，使菌体蛋白发生光解、变性，菌体内的氨基酸、核酸、酶遭到破坏而致细菌死亡，主要包括日照消毒法和紫外线灯管消毒法。紫外线通过空气时，可使空气中的氧气电离产生臭氧，加强了杀菌作用；但紫外线穿透性差，不能透过玻璃、尘埃、纸张和固体物质，透过液体的能力也很弱。

1. 日照消毒法

日照消毒对杆菌杀菌力强，对球菌较弱，对真菌、酵母菌更弱；对生长期细菌敏感，对芽孢敏感性差。日照消毒因受到地区、季节、环境的影响，效果有所差异，当温度低于 4℃、湿度超过 50％时，其杀菌能力减弱。因此消毒时，必须提高温度，延长消毒时间。日照清毒法多用于被褥、床垫、毛毯、书籍等物品的消毒。

2. 紫外线灯管消毒法

紫外线因其光谱位于紫色可见光之外，故名。紫外线灯管是一种人工制造的低压汞石英灯管，空气经 5～7 分钟紫外线照射后，才能使氧气电离产生臭氧。因此，消毒时间应从灯亮 5～7 分钟后开始计时。紫外线的杀菌能力与其波长密切相关，最佳杀菌波长为 253.7nm（细菌对紫外线吸收最快的波长）。

常用的紫外线灯管有 15W、20W、30W、40W 四种，可采用悬吊式、移动式灯架照射，或紫外线消毒箱内照射。紫外线灯配用抛光铝板做反向罩，可增强消毒效果。当用于物品消毒时，如选用30W 紫外线灯管，有效照射距离为 25～60cm，时间为 25～30 分钟（物品要摊开或挂起，扩大照射面）。当用于空气消毒时，室内每 10m² 应安装 30W 紫外线灯管 1 支，有效距离不超过 2m，照射时间为 30～60 分钟。照射前，应清扫尘埃；照射时，关闭门窗，禁止人员走动。

注意事项：

(1)注意对眼睛、皮肤的保护，照射时叮嘱老年人勿直视紫外线光源，可戴墨镜或用纱布遮盖双眼；可用被单遮盖肢体，以免引起眼炎或皮肤红斑。

(2) 紫外线灯管要保持清洁透亮，要轻拿轻放。关灯后应间隔 3～4 分钟才能再次开启，一次可连续使用 4 小时。

(3) 定期监测消毒效果。紫外线的杀菌力取决于紫外线输出量的大小，灯管的输出强度随使用时间的增加而减弱。故日常消毒多采用紫外线强度计或化学指示卡进行监测，新管（30W）的输出强度不低于 $100\mu W/cm^2$；使用中的旧管，其输出强度为 $50～70\mu W/cm^2$ 时，则需延长消毒时间；输出强度低于 $50\mu W/cm^2$ 的必须更换。

（五）臭氧灭菌灯（电子灭菌灯）消毒法

臭氧灭菌灯内装有 1～4 支臭氧发生管，在电场作用下，可将空气中的氧气转换成高纯臭氧。臭氧主要依靠其强大的氧化作用而杀菌。使用臭氧灭菌灯时，应关闭门窗，以确保消毒效果。当用于空气消毒时，人员须离开现场，消毒结束 20～30 分钟后方可进入。

（六）微波消毒灭菌法

微波灭菌主要是通过特殊热和非热效应杀菌。微波灭菌与常规热力杀菌相比，能在比较低的温度和较短的时间就能获得所期望的消毒杀菌效果，常用于餐具、医疗药品及耐热非金属材料器械的消毒灭菌。在使用中应注意：(1) 微波对人体有一定的伤害，应尽量避免长期小剂量接触或大剂量照射；(2) 必须关好微波器具的门后才能开始操作；(3) 需消毒的物品应为小件或不要太厚。

三、化学消毒灭菌法

化学消毒灭菌法利用化学药物渗透于细菌体内，使菌体蛋白凝固变性，干扰细菌酶的活性，抑制细菌代谢和生长或损害其细胞膜结构，改变其渗透性，破坏其生理功能，从而起到消毒灭菌作用。这种方法所用的药物称为化学消毒剂，有的化学药物杀灭微生物的能力较强，可以达到灭菌的效果，又称为灭菌剂。

凡不适于物理消毒灭菌而耐潮湿的物品，如锐利的刀、剪、缝针、光学仪器（胃镜、膀胱镜等）及皮肤、黏膜、分泌物、排泄物等均可采用此法。

（一）常用化学消毒灭菌剂的种类

(1)灭菌剂：可杀灭一切微生物（包括细菌芽孢），达到灭菌要求的制剂，如环氧乙烷、过氧乙酸、甲醛、戊二醛等。

（2）高水平消毒剂：可杀灭一切细菌繁殖体、病毒、真菌及其孢子等，对细菌芽孢也有显著灭菌作用的制剂，如含氯消毒剂（漂白粉、次氯酸钠、优氯净）、臭氧等。其特点是杀菌谱广、消毒方法多样，但性质不稳定，需现用现配。

（3）中等水平消毒剂：仅可杀灭分枝杆菌、真菌、病毒及细菌繁殖体等除细菌芽孢外的微生物，达到消毒要求的制剂。其特点是溶解度好、性质稳定、能长期贮存，但不能用作灭菌剂。常见的中等水平消毒剂有碘伏、碘酒、乙醇、煤酚皂、高锰酸钾等。

（4）低水平消毒剂：仅可杀灭细菌繁殖体、亲脂病毒和某些真菌，达到消毒要求的制剂。其特点是性质稳定、能长期贮存、无异味、无刺激性，但杀菌谱窄，对芽孢只有抑制作用。常见的低水平消毒剂有新洁尔灭、消毒净、洗必泰等。

（二）化学消毒灭菌剂的使用原则

（1）根据物品的性能及病原体的特性，选择合适的消毒灭菌剂。

（2）严格掌握消毒灭菌剂的有效浓度、作用时间和使用方法。

（3）需消毒灭菌的物品应洗净擦干，浸泡时打开轴节，将物品浸没于溶液里。

（4）消毒灭菌剂应定期更换。

（5）浸泡过的物品，使用前需用无菌等渗盐水冲洗，以免消毒灭菌剂刺激人体组织。

（三）常用的化学消毒灭菌方法

1. 浸泡法

选用杀菌谱广、腐蚀性弱、水溶性的消毒剂，将物品浸没于消毒剂内，在标准的浓度和时间内达到消毒灭菌目的。

2. 擦拭法

选用易溶于水、穿透性强的消毒剂擦拭物品表面，在标准的浓度和时间内达到消毒灭菌目的。

3. 熏蒸法

加热或加入氧化剂，使消毒剂呈气态，在标准的浓度和时间内达到消毒灭菌目的。适用于室内物品及空气消毒。此外，精密、贵重仪器和不能蒸、煮、浸泡的物品（血压计、听诊器及患传染病的老年人用过的票证等）均可用此法消毒。

（1）纯乳酸常用于手术室和病室空气消毒。每 $100m^2$ 空间用乳酸 12mL 加等量水，放入治疗碗内，密闭门窗，加热熏蒸，待蒸发完毕，移去热源，继续封闭 2 小时，随后开窗通风换气。

（2）因食醋含约 5% 的醋酸可改变细菌酸碱环境而有抑菌作用，对流感、流脑病室的空气可进行消毒。操作方法为：取食醋 5～10mL/m³，并加热水 1～2mL/m³，闭门加热熏蒸到食醋蒸发完为止。

4. 喷雾法

借助普通喷雾器或气溶胶喷雾器，使消毒剂产生微粒气雾弥散在空间，进行空气和物品表面的消毒。如 1% 漂白粉澄清液或 0.2% 过氧乙酸溶液可以作为空气喷雾。对被细菌芽孢污染的表面，每立方米喷 2% 过氧乙酸溶液 8mL 经 30 分钟（在 18℃ 以上的室温下），可以达到 99.9% 的杀灭率。

5. 环氧乙烷气体密闭消毒法

将环氧乙烷气体置于密闭容器内，在标准的浓度、湿度和时间内可以达到消毒灭菌目的。环氧乙烷是广谱气体杀菌剂，能杀灭细菌繁殖体及芽孢，以及真菌、病毒等。其穿透力强，对大多数物品无损害，消毒后可迅速挥发，特别适用于不耐高热和湿热的物品，如精密器械、电子仪器、光学仪器、心肺机、起搏器、书籍文件等。环氧乙烷的沸点为 10.8℃，只能灌装于耐压金属罐或特制安瓿中。应用环氧乙烷的常用灭菌法有柜室法和丁基橡胶袋法。

（四）常用化学消毒灭菌剂

常用化学消毒灭菌剂见表 3—1。

表 3—1 常用化学消毒灭菌剂

名称	消毒水平	作用原理	使用范围	注意事项
乙醇	中效	使菌体蛋白凝固变性，但对肝炎病毒及芽孢无效	1. 以 70%～75% 溶液作为消毒剂，多用于消毒皮肤 2. 95% 溶液可用于燃烧灭菌	1. 易挥发，需加盖保存并定期调整其浓度，浓度低于 70% 则消毒效果差 2. 因有刺激性，不宜用于黏膜及创面的消毒
碘酊	高效	使细菌蛋白氧化变性，能杀灭大部分细菌、真菌芽孢和原虫	1. 2% 溶液用于皮肤消毒，擦后 20 秒再用 75% 乙醇脱碘 2. 2.5% 溶液用于脐带断端的消毒，擦后 20 秒再用 75% 乙醇脱碘	1. 对皮肤有较强的刺激作用，高浓度的不能使用，更不能用于黏膜消毒，如会阴、肛门、阴囊及眼口鼻部的手术消毒，以免引起灼伤 2. 皮肤过敏者禁用
新洁尔灭	低效	能吸附带阴电的细菌，破坏细菌的细胞膜，最终导致菌体自溶死亡，也可使菌体蛋白变性而沉淀	1. 0.01%～0.05% 溶液用于黏膜消毒 2. 0.1%～0.2% 溶液用于皮肤消毒 3. 0.1%～0.2% 溶液用于消毒金属器械，浸泡 15～30 分钟（加入 0.5% 亚硝酸钠以防锈）	1. 对肥皂、碘、高锰酸钾等阴离子表面活性剂有拮抗作用 2. 有吸附作用，会降低药效，所以溶液内不可投入纱布、棉花等
洗必泰	低效	具有广谱抑菌、杀菌作用	1. 0.02% 溶液用于手的消毒，浸泡 3 分钟 2. 0.05% 溶液用于创面消毒 3. 0.1% 溶液用于物体表面消毒	同新洁尔灭
福尔马林（37%～40% 的甲醛溶液）	高效	使菌体蛋白变性，酶活性消失，能杀灭细菌、真菌芽孢和病毒	1. 空气消毒加热法：取福尔马林 12.5mL/m³ 加入等量水加热蒸发成气雾，待蒸发完毕断绝热源继续封闭 6 小时以上 2. 熏柜消毒加热法：取福尔马林 40～80mL/m³，柜内置电灯泡通电加热，密封熏蒸 3～24 小时。 3. 氧化法：取福尔马林 10mL 加高锰酸钾 5g/m³，密封熏蒸 6 小时以上	熏蒸穿透力弱，衣服最好挂起来消毒

续前表

名称	消毒水平	作用原理	使用范围	注意事项
环氧乙烷	高效	与菌体蛋白结合，使酶代谢受阻而导致死亡，能杀灭细菌、真菌、病毒立克次体和芽孢	1. 用于电子仪器和不耐高温物品（如皮革、皮毛、化纤织物、一次性高分子医疗器材等）的灭菌处理 2. 少量物品可装入塑料袋或丁基橡胶袋中消毒，大量物品则用环氧乙烷灭菌器加温密闭消毒。常用剂量为 0.12％～0.8％，温度为 20℃～37℃，时间为 6～24 小时 3. 投药量为 0.4～0.8kg/m³	1. 此药易燃、易爆且有一定毒性，必须熟悉使用方法并严格遵守安全操作程序 2. 放置于阴凉、通风、无火源、无电源开关处，严禁放入电冰箱 3. 贮存温度不可超过 40℃，以防爆炸 4. 灭菌后的物品清除环氧乙烷残留量后方可使用
过氧乙酸	高效	能产生新生态氧，将菌体蛋白质氧化，能杀灭细菌、真菌芽孢、病菌	1. 0.2％溶液用于手的消毒，浸泡 1～2 分钟 2. 0.2％～0.5％溶液用于物品表面的消毒，擦拭或浸泡 10 分钟 3. 0.5％溶液用于餐具消毒，浸泡 30～60 分钟 4. 1％～2％溶液用于室内空气消毒	1. 浓溶液有刺激性及腐蚀性，配制时要戴口罩和橡胶手套，须谨慎防止外溅 2. 因腐蚀性强，不宜用金属器皿盛装 3. 存于阴凉处，防高温 4. 易氧化分解，可降低浓度和杀菌力，故须现配现用
含氯消毒剂	中高效	在水溶液中放出有效氯，破坏细菌酶的活性而致死亡，能杀灭各种致病菌、病毒芽孢	1. 0.5％澄清液用于餐具消毒，浸泡 30 分钟 2. 1％～2％澄清液用于肝炎患者的餐具消毒，浸泡 1～2 小时 3. 1％～3％澄清液喷洒（100～300mL/m³）消毒 30 分钟后通风或擦拭病室物品及厕所	1. 配制的澄清液性质不稳定，密封保存时间不可超过 1 周 2. 有腐蚀及退色作用，不宜用于金属制品、有色衣物及油漆家具，布类消毒后应立即清洗，以防被腐蚀
戊二醛	高效	与菌体蛋白质反应，使之灭活，能杀灭细菌、真菌、病毒和芽孢	1. 2％溶液用于各种内窥镜消毒，浸泡 1 小时 2. 2％溶液用于不耐热手术器械、导管、注射器、口腔科器械、透析器械消毒，浸泡 10 小时	1. 消毒后的物品于使用前用无菌生理盐水冲洗 2. 内窥镜连续使用需间隔消毒 10 分钟，每天使用前后各消毒 30 分钟，消毒后用冷开水冲洗 3. 每周过滤 1 次，3 周更换消毒剂 1 次
达尔美净化剂	中高效	是碘与表面活性剂的不定型结合物，能杀灭细菌芽孢，还有清洁作用	1. 3％溶液用于体温计消毒，浸泡 30 分钟 2. 0.5％～1％碘伏液用于手术前皮肤消毒和手消毒	1. 体温计消毒前将唾液揩净浸泡 30 分钟后，用冷开水洗净揩干 2. 皮肤消毒后留有色素，可用水清洗

名称	消毒水平	作用原理	使用范围	注意事项
双氧水	高效	过氧化氢能破坏蛋白质的基础分子结构,从而具有抑菌与杀菌作用	1. 3%～6%溶液用于烯酸树脂制成的外科体内埋植物的消毒 2. 10%～25%溶液用于不耐热的塑料制品消毒	1. 使用前用无菌生理盐水冲洗 2. 易氧化分解而降低浓度,应存于阴凉处,不宜用金属器皿盛装
消毒灵	高效	同含氯消毒液	1. 0.5%溶液用于输液、输血器的消毒,浸泡1小时 2. 1%溶液用于胃管、肛管、导尿管等的消毒,浸泡1小时 3. 1%溶液用于体温计消毒,第一次浸泡5分钟,第二次浸泡30分钟	消毒后的物品使用前需用无菌生理盐水冲洗

注:高效可杀灭一切微生物;中效可杀灭细菌繁殖体、结核杆菌、病毒,不能杀灭芽孢;低效可杀灭细菌繁殖体、真菌,不能杀灭芽孢和病毒。

四、常用物品的消毒灭菌方法

(一)手部消毒灭菌法

洗手是生活中常用的清洁双手的方法,将双手涂满清洁剂,对手部表面按序进行强有力的短时揉搓,然后用流动水冲洗的过程就是洗手。有效的洗手基本可消除手上各种暂住菌,切断通过手传播感染的途径。

1. 洗手或手消毒应遵循的原则

(1)当手部有血液或者其他体液等肉眼可见的污物时,应用肥皂和流动水洗手。

(2)当手部没有肉眼可见的污染物时,宜使用速干手消毒剂消毒双手替代洗手。

2. 洗手或使用速干手消毒剂指征

(1)直接接触老年人前后,接触不同老年人之间,从同一老年人身体的污物部位移动到清洁部位时,接触特殊易感老年人前后。

(2)接触老年人黏膜、破损皮肤或者伤口前后,接触老年人的血液、体液、分泌物、排泄物、伤口敷料后。

(3)穿脱隔离衣前后,摘手套后。

(4)进行无菌操作前后,处理清洁、无菌物品之前,处理污物后。

(5)手有可见的污染物或者被老年人的血液、体液污染后。

(6)进入或离开房间前。

3. 洗手方法

先采用流动水使双手充分浸湿,再取适量的肥皂或者肥皂液均匀涂抹至整个手掌、手背、手指,然后采用6步洗手法(见图3—5)。

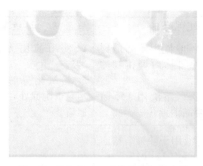

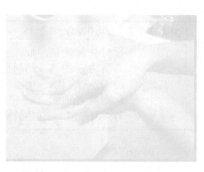

第1步：掌心相对，手指并拢相互摩擦　　　第2步：手心对手背沿指缝相互搓擦

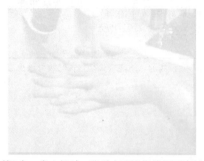

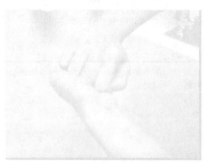

第3步：掌心相对，双手交叉沿指缝相互摩擦　　第4步：双手指交锁，指背在对侧掌心

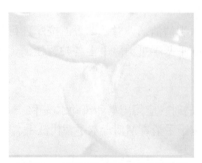

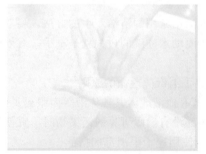

第5步：一手握另一手大拇指旋转搓擦　　　第6步：指尖在对侧掌心前后擦洗

图3—5　6步洗手法图解

4. 快速手消毒法

在普通洗手后用 2～5mL 消毒液涂擦双手及手腕至少 15 秒，并待双手自然风干。常用于手部消毒的消毒剂有：

（1）手消毒剂：用于手部皮肤消毒，以减少手部皮肤细菌的消毒剂。

（2）速干手消毒剂：含有醇类和护肤成分的手部消毒剂，包括水剂、凝胶和泡沫型。

（3）免冲洗手消毒剂：主要用于外科手部消毒，消毒后不需要用水冲洗，包括水剂、凝胶和泡沫型。

（二）日常用品化学消毒液浸泡消毒

餐具、便器、盆具等物品，可采用浸泡法消毒。将污物倒掉、冲净，用去污粉或稀盐酸刷洗、冲水后，倒入 0.5％ 漂白粉澄清液对其进行浸泡消毒。消毒时必须将盖子打开，使物品完全浸没在消毒液中 30 分钟。

漂白粉澄清液的配置方法：用含氯量 25％的漂白粉 10g 加少许水搅拌成糊状，然后加水至 100mL，得到 10％乳剂，加盖沉淀 24 小时后倒出澄清液 10mL，加水至 100mL，即成 1％漂白粉澄清液。

（三）日常用品化学消毒液擦拭消毒

桌椅等家具、地面，可采用擦拭法消毒。用蘸取化学消毒液的抹布将老年人使用过的床、桌椅、轮椅表面和老年人的日常用品（如热水瓶等）进行擦拭，抹布用后消毒。清扫床铺时，床刷外面罩上湿布套，以免灰尘污染。床铺清扫要做到一人一布套，用后将湿布进行浸泡消毒。

（四）日常用品煮沸消毒

餐具、水杯等物品通常采用煮沸法消毒。搪瓷、不锈钢饭碗等餐具用洗涤剂清洗或刷洗，去掉油渍和污垢后，再用清水彻底洗净，然后将餐具完全浸泡在冷水中进行煮沸消毒，水沸后计时 5～15 分钟。玻璃（水杯）类用洗涤剂清洗或刷洗后，应先用纱布包好，再将其完全浸在冷水中进行煮沸消毒。

（五）日常用品暴晒消毒

被褥等可采用日光暴晒法消毒，即直接将物品拿到阳光下暴晒 6～8 小时，每隔 2 小时翻动一次，然后清扫物品表面。

（六）居室空气消毒

居室空气可采用通风法。通风可净化室内空气，消除室内异味，并减少室内空气中细菌的数量，增加新鲜空气和室内的含氧量，调节室内的温度、湿度，有利于预防呼吸道感染。开窗通风时间不应少于 30 分钟，通风时应避免过堂风，同时注意老年人的保暖。

同 步 训 练

根据情境导入中的案例，为李奶奶的日常用品选择适宜的消毒方法。教师示教后，学生分组训练。日常用品化学消毒液浸泡消毒操作评分标准详见表 3—2。

表 3—2   日常用品化学消毒液浸泡消毒操作评分标准

项目	分值	操作要求	A	B	C	D	得分	备注
仪表	5	仪表端庄，服装整洁，戴口罩	5	4	3	2		
评估	5	消毒物品的性能及清洁度	3	2	1	0		
		环境、容器的清洁度	2	1	0	0		
操作前	10	洗手	2	0	0	0		
		整理环境	2	1	0	0		
		选择合适的消毒剂（根据待消毒物品的性能）	3	2	1	0		
		备齐用物，放置合理（消毒器皿置于宽敞、明亮、整洁的消毒区内）	3	2	1	0		

续前表

项目	分值	操作要求	评分等级				得分	备注
			A	B	C	D		
操作过程	63	配制消毒液浓度、剂量正确	8	6	4	2		
		配制消毒液方法正确	8	6	4	2		
		有轴、盖的物品打开轴、盖	4	3	2	1		
		有管腔的物品内注满消毒液	4	3	2	1		
		物品浸泡在第一个消毒器皿内	4	0	0	0		
		浸泡时间准确	5	4	3	2		
		取出物品清洗、擦干方法正确	4	3	2	1		
		物品再浸泡在第二个消毒器皿内	4	0	0	0		
		消毒液完全浸没物品	10	6	2	0		
		标签注明消毒情况（浸泡物品、时间）	6	4	2	0		
		消毒后及时取出	2	0	0	0		
		用洁净水冲洗物品，不污染	2	1	0	0		
		物品放置在消毒器皿中备用	2	1	0	0		
操作后	8	整理用物	2	1	0	0		
		清洁环境	2	1	0	0		
		清洗计量器具	2	1	0	0		
		洗手	2	0	0	0		
评价	9	操作熟练，程序正确	2	1	0	0		
		消毒中未造成污染	2	0	0	0		
		理论提问（根据操作情况随机提1～2个问题）	5	4	3	2		
总分	100							

任务二

无菌技术操作

李奶奶，73岁，长期卧床，日常生活不能自理。因李奶奶身体虚弱，插有鼻饲管、导尿管等管道，护士嘱咐照护人员在日常照护过程中注意遵循无菌技术操作原则，以免李奶奶发生各种感染。

根据上述情境，请在对李奶奶进行清洁照护时遵循无菌技术操作原则。

相关 知识

无菌技术（Aseptic Technique）是指在治疗、护理过程中，防止一切微生物侵入机体和保持无菌物品及无菌区域不被污染的操作技术和管理方法。在无菌技术操作过程中，任何一个环节都不得违反操作原则，否则就可能造成交叉感染，给老年人带来不应有的痛苦和危害。因此，必须加强无菌观念，准确熟练地掌握无菌技术操作方法，严格遵守无菌操作规程。

一、常见概念

无菌物品是指经过物理或化学方法灭菌后，未被污染的物品。
无菌区域是指经过灭菌处理后，未被污染的区域。
非无菌物品或区域是指未经灭菌或经灭菌后被污染的物品或区域。

二、无菌技术操作原则

(1)环境清洁。进行无菌技术操作前半小时，停止卫生处理，避免人员走动，以减少室内空气中的尘埃。治疗室每日用紫外线灯照射消毒一次。

(2)工作人员在操作前，衣帽穿戴整齐，口罩应遮住口鼻，修剪指甲并洗手。

(3)无菌物品必须存放于无菌包或无菌容器内，无菌包外注明物品名称，有效期以1周为宜，并按有效期先后顺序排放。无菌物品和非无菌物品应分别放置。无菌物品一经使用、过期或潮湿后应重新进行灭菌处理。

(4)取无菌物品时，操作者的身体距无菌区20cm，须用无菌持物钳（镊），不可触及无菌物品或跨越无菌区域，手臂应保持在腰部以上。无菌物品取出后，不可过久暴露；若未使用，也不可放回无菌包或无菌容器内。无菌物品疑有污染的，不得再使用。

(5)一套无菌物品只供一个老年人使用，以防交叉感染。

三、无菌技术操作

（一）工作帽的应用

戴工作帽可以防止头发上的灰尘及微生物落下而造成污染。特别是在护理患传染病的老年人时，戴工作帽也可保护自己。工作帽的大小要适宜，头发全部塞入帽内，不得外露。工作帽应每周更换两次，手术室或严密隔离单位，应每次更换。

（二）口罩的应用

戴口罩可防止飞沫污染无菌物品。口罩应盖住口鼻，系带松紧适宜，不可用污染的手触及。不用时不宜挂于胸前，应将清洁面向内折叠后，放入干净衣袋内。口罩一旦潮湿，则病菌易于侵入，应及时更换。

（三）洗手、刷手、消毒手

1. 洗手

照护老年人前后，执行无菌操作、取用清洁物品之前，接触污染物之后均应洗手。

方法：用肥皂搓洗手掌、手背、指间、手指及关节，以环形动作搓擦，之后用流动水将肥皂沫全部冲净，必要时可反复冲洗，最后用清洁小毛巾擦干双手。

2. 刷手

即利用机械及化学作用去除手上污物及微生物的方法。刷手是做好消毒隔离、预防交叉感染的重要措施。

方法：取无菌刷蘸肥皂乳（或肥皂块），先刷指尖，然后刷手、腕、前臂、肘部到上臂下 1/2 段，特别要刷净甲沟、指间、腕部，无遗漏地刷洗三遍，每遍 3 分钟。刷洗时，双手稍抬高。每遍刷完后，用流动水冲去肥皂沫，水由手、上臂至肘部淋下，手不能放在最低位，以免臂部的水返流到手。刷洗完毕，用无菌小毛巾依次拭干手、臂。手、臂等不可触碰其他物品，若被污染必须重新刷洗。

3. 消毒手

消毒液泡手能有效去除手上的微生物。常用的泡手的消毒液有 0.2% 过氧乙酸、碘伏、洗必泰等。

方法：刷洗后，双手及上臂下 1/3 处伸入盛有消毒液的桶内，用无菌小毛巾轻轻擦洗皮肤 5 分钟，手不可触及桶口。浸泡完毕，拧干小毛巾，揩去手、臂上的消毒液，晾干。

（四）无菌持物钳（镊）的类别和使用方法

1. 无菌持物钳（镊）的类别

常用的无菌持物钳（镊）有卵圆钳、三叉钳、长镊子、短镊子（见图 3—6）。

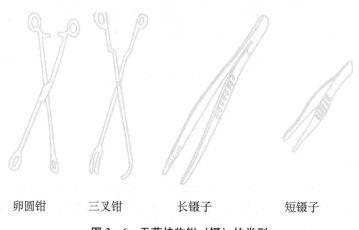

卵圆钳　　　三叉钳　　　长镊子　　　　短镊子

图 3—6　无菌持物钳（镊）的类别

(1)卵圆钳：钳的柄部有两环，使用时手指套入环内，钳的下端（持物端）有两个小环，可用于夹取刀、剪、钳、镊、治疗碗及弯盘等。由于两环平行紧贴，不能夹取重物。

(2)三叉钳：结构和卵圆钳相似，不同处是钳的下端为三叉类，呈弧形向内弯曲。可用于夹取盆、盒、瓶、罐等较重的物品。

(3)长、短镊子：镊的尖端细小，使用时灵巧方便。适用于夹取棉球、棉签、针头、注射器、缝针等小物品。

2. 无菌持物钳（镊）的使用方法

(1)无菌持物钳（镊）应浸泡在盛有消毒溶液的无菌广口容器内，液面需超过轴节以上 2～3cm 或镊子 1/2 处。容器底部应垫无菌纱布，容器口上加盖。每个容器内只能放一把无菌持物钳（镊）。

(2)取、放无菌持物钳（镊）时，尖端闭合，不可触及容器口缘及溶液面以上的容器内壁，手指不可触摸浸泡部位。使用时保持尖端向下，不可倒转向上（见图 3—7），以免消毒液倒流污染尖端。用后立即放回容器内，并将轴节打开。如需取远处无菌物品，应将无菌持物钳（镊）连同容器移至无菌物品旁使用。无菌持物钳（镊）使用时不能低于腰部。

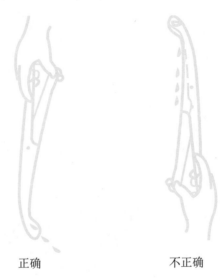

正确　　　　　　　　　　　不正确

图 3—7　无菌持物钳的使用

(3)无菌持物钳（镊）不能触碰未经灭菌的物品，也不可用于换药或消毒皮肤。如被污染或可疑污染时，应重新消毒灭菌。

(4)无菌持物钳（镊）及其浸泡的容器，每周应消毒灭菌 1 次，并更换消毒溶液及纱布。换药室或其他使用无菌持物钳（镊）较多的部门，应每日灭菌 1 次。

(5)无菌包内的干持物筒、持物钳的使用有效期≤4 小时。

(五)无菌溶液的倒取方法

(1)取无菌溶液瓶，擦净灰尘，核对标签，检查瓶盖有无松动，瓶壁有无裂痕，溶液有无沉淀、混浊、变色、絮状物。检查符合要求后，方可使用。

(2)揭去铝盖，常规消毒瓶塞。以瓶签侧面位置为起点旋转消毒后，用无菌持物钳将瓶塞边缘向上翻起，再次消毒。以无菌持物钳夹提瓶盖，用另一手食指和中指撑入橡胶塞盖内将其拉出。先倒少量溶液于弯盘内，以冲洗瓶口，再由原处倒出溶液于无菌容器中；倒溶液时瓶签朝上。无菌溶液一次未用完时，按常规消毒瓶塞并盖好，注明开瓶时间，有效期不超过 24 小时。

（六）无菌容器的使用方法

经灭菌处理的盛放无菌物品的器具称无菌容器，如无菌盒、贮槽、罐等。无菌容器应每周消毒灭菌一次。打开无菌容器时，应拿起盖子平移离开无菌容器，无菌面朝上，置于稳妥处，或内面向下拿在手中，不可触及容器的无菌面。从无菌容器内夹取无菌物品时，手不得触及容器边缘。用毕立即将容器盖移至容器口上，小心盖严，避免容器内的无菌物品在空气中暴露过久造成污染。无菌容器一经打开，使用时间最长不得超过 24 小时。从无菌容器内取出的无菌物品，虽未经使用，也不得再放回无菌容器内。无菌容器应定期消毒、灭菌，一般有效期为 7 天。

（七）无菌包的使用方法

无菌包是用质厚、致密、未脱脂的棉布制成的双层包布，其内可存放器械、敷料及各种技术操作用物，经灭菌处理后备用。

1. 无菌包的包扎法（见图 3—8）

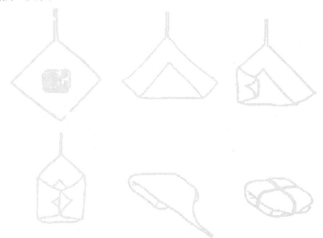

图 3—8　无菌包的包扎法

将物品置于包布中间，内角盖过物品，而后折盖左右两角（角尖端向外翻折），再盖上外角，系好带子，在包外注明物品名称和灭菌日期。

2. 无菌包的打开法

取无菌包时，先查看名称、灭菌日期，确认无菌包是否开启、干燥；然后将无菌包放在清洁、干燥的平面上，解开系带卷放于包布角下，依次揭左右角；最后揭开内角。注意：手不可触及包布内面。用无菌钳取出所需物品，放在已备好的无菌区域内。如果包内物品一次未用完，则按原折痕包好，注明开包时间，有效期为 24 小时。如果不慎污染包内物品或无菌包被浸湿，则需要重新灭菌。

（八）无菌盘的铺法

打开无菌包，用无菌持物钳取一块治疗巾放在治疗盘内。双手持治疗巾两开口外角，呈双层展开，由远端向近端，双折铺于治疗盘内。

（九）无菌手套的戴法及注意事项

1. 无菌手套的戴法（见图3—9）

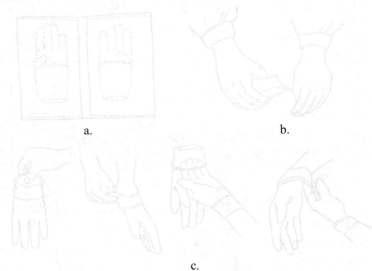

a.   b.

c.

图3—9　无菌手套的戴法

(1)洗净并擦干双手。

(2)核对手套号码及有效期。

(3)打开手套袋，取滑石粉涂抹双手，注意避开无菌区。

(4)一只手持手套翻折部分（手套内面）取出手套，另一只手五指对准戴上。

(5)将戴好手套的手指插入另一只手套的翻折面（手套外面），取出另一只手套戴好。

(6)将两只手套的翻折面套在工作服衣袖外面。

2. 注意事项

(1)手套外面为无菌区，应保持其无菌。

(2)手套戴好后，双手置胸前，以免被污染。

(3)戴手套时未戴手套的手不可触及手套的外面，戴手套的手不可触及未戴手套的手或另一只手套的里面。

(4)戴手套后如果发现有破洞，应立即更换。

(5)脱手套时，应先一手捏住另一只手套的外面自上而下翻转脱下，再将脱下手套的手插入另一只手套内翻转脱下，不可用力强拉手套边缘或手指部分。

(6)操作中，确保手套外面已污染部分不接触到皮肤。

同 步 训 练

根据情境导入中的案例，为李奶奶实施照护操作前均需按照无菌技术操作要求完成。教师示教后，学生分组训练。无菌技术操作评分标准详见表3—3。

表 3—3 无菌技术操作评分标准

项目		分值	操作要求	评分等级				得分	备注
				A	B	C	D		
仪表		5	着装整洁，戴口罩	5	4	3	2		
评估（本部分内容口述）		6	操作环境清洁、宽敞，操作前半小时应停止卫生清扫、减少人员走动	3	2	1	0		
			操作台干燥、平坦	3	2	1	0		
操作前		6	环境清洁	2	1	0	0		
			备齐物品，放置合理	2	1	0	0		
			洗手	2	1	0	0		
操作过程	无菌钳的使用	14	无菌持物钳持法正确	6	4	2	1		
			取放时，无菌持物钳钳端闭合，不触及容器口边缘及液面以上内壁，使用方法正确	8	6	4	2		
	无菌包的使用	12	检查无菌包	3	2	1	0		
			打开无菌包方法正确，无污染	5	4	3	1		
			取用无菌物品无污染	4	3	2	1		
	无菌容器的使用	16	核对标签，检查药液（口述检查内容）	4	3	2	1		
			打开容器方法正确，无污染	2	0	0	0		
			取、放物品方法正确，不跨越无菌区，不触及无菌容器边缘	6	4	3	2		
			容器盖子用毕盖严，方法正确，无污染	2	1	0	0		
			注明开启时间（口述：已打开的无菌溶液有效期为24小时）	2	0	0	0		
	无菌盘的准备	9	取无菌治疗巾包，查看灭菌日期及标识，确认有无潮湿、破损	2	1	0	0		
			用无菌持物钳取一块无菌治疗巾放在治疗盘内，按原折痕将未用完的无菌治疗巾包包好，注明开包日期、时间（口述：未用完的无菌治疗巾包有效期24小时）	2	1	0	0		
			取物、铺盘方法正确，无污染	3	2	1	0		
			注明铺好的无菌盘的日期、时间（口述：铺好的无菌盘有效期4小时）	2	1	0	0		
	无菌手套的使用	18	查看手套号码及灭菌日期	4	2	0	0		
			取、用滑石粉方法正确，无污染	2	0	0	0		
			取、戴手套方法正确，无污染	8	5	3	1		
			脱手套方法正确	2	1	0	0		
			脱下手套后的处理方法正确	2	1	0	0		
操作后		5	整理用品的方法正确	3	2	1	0		
			洗手，做好记录	2	0	0	0		
评价		9	操作熟练、连贯、规范、准确	2	1	0	0		
			遵守无菌原则，无污染	7	4	3	2		
总分		100							

任务三

隔离技术

情境导入

李奶奶，61 岁，被诊断为"细菌性痢疾"，收住入院。

任务描述

根据上述情境，请对李奶奶采取合适的隔离措施；照护人员在照护李奶奶前后正确穿脱隔离衣，为其发药时正确使用避污纸接取药杯。

相关 知识

隔离（Isolation）是指将患传染病的老年人及带菌者在传染期间安置在指定的地点与健康人群分开，以便于治疗和护理，便于污染物的消毒，缩小污染范围，降低传染病传播可能。

一、隔离概述

（一）隔离的目的

鉴于任何一种传染病都具有传染性及流行特征，因此，对患传染病的老年人进行隔离的意义在于管理传染源，切断传播途径，便于集中治疗，以最少的人力、物力控制传染病流行，提高治愈率，达到保护易感人群的目的。

（二）清洁区与污染区的划分

(1)清洁区：凡未被病原微生物污染的区域称为清洁区，如更衣室、值班室、配膳室及库房等。

(2)半污染区：有可能被病原微生物污染的区域称为半污染区，如办公室、治疗室、内走廊及卫生处置室等。

（3）污染区：凡被病原微生物污染或被患传染病的老年人直接接触和间接接触的区域称为污染区，如房间、厕所、浴室等。污染区内的物品未经消毒不准带出。

患传染病的老年人是病原携带者，能向体外排出病原体而成为传染源。所以，应根据不同传染病病原体的排出方式与传播途径，采用不同的隔离措施。

（一）严密隔离

严密隔离是对传染性强或传播途径不明的疾病所采取的隔离方法，如鼠疫、霍乱等烈性传染病。

要求：

（1）住单人房间（同病种可住一室），室内物品力求简单并耐消毒，门口挂有醒目标志，禁止探视；

（2）进入病室要戴口罩、手套，穿隔离衣、换鞋，不得随意开启门窗；

（3）物品一经进入病室即视为污染，均应严格消毒处理；

（4）室内空气每日消毒1次，地面及距地面2米以下的墙壁、家具用消毒液每日擦洗1次；

（5）患传染病的老年人出院或死亡后，房间及一切用品应严格消毒。

（二）呼吸道隔离

呼吸道隔离是对病原体经呼吸道传播的疾病所采取的隔离方法，如麻疹、白喉、百日咳、流行性脑脊髓膜炎等。

要求：

（1）同病种的老年人可住一室，但相互间不得借用物品或传阅书籍；

（2）接近老年人时应戴口罩、帽子，穿隔离衣；

（3）老年人到其他科室会诊或治疗时应戴口罩；

（4）老年人呼吸道分泌物经消毒后方可倒入专用下水道或焚烧；

（5）病室内空气每日消毒1次。

（三）消化道隔离

消化道隔离是对病原体通过被污染的食物、食具、手及水源，并经口传播的病症所给予的隔离方法，如病毒性肝炎、伤寒、细菌性痢疾等。

要求：

（1）不同病种的老年人应尽可能分室收住，若同住一室，两床相距不少于2米；

（2）接触老年人时应穿隔离衣，护理不同病种的老年人应更换隔离衣并消毒双手；

（3）老年人的食具、便器、呕吐物、排泄物须严密消毒；

（4）病室地面、家具每日用消毒液喷洒或擦拭；

（5）老年人之间不得接触或交换用物、书报等；

（6）病室应有完善的防蝇设施。

（四）接触隔离

接触隔离是对病原体经皮肤或黏膜进入体内的传染病所采取的隔离方法，如破伤风、炭疽、狂犬病等。

要求：

(1)不同病种的老年人分室收住，不得接触他人；

(2)进行治疗、护理时必须穿隔离衣，皮肤有破损者应避免换药及护理，必要时戴手套；

(3)已被污染的用具和敷料应严格消毒或焚烧。

（五）昆虫隔离

昆虫隔离是对病原体通过蚊、虱、蚤等昆虫传播的疾病采取的隔离方法，如流行性乙型脑炎、疟疾、斑疹伤寒等。

要求：

(1)病室应有严密的防蚊设备；

(2)通过虱传播的疾病，老年人要洗澡、更衣并经灭虱处理后方可进入病室。

（六）保护性隔离

保护性隔离亦称反向隔离，是对抵抗力低下或易感染的老年人（如大面积烧伤的老年人、患白血病及脏器移植的老年人等）所采取的保护性措施，避免由他人（包括医护人员）将病室外的致病菌带进病室内。

要求：

(1)老年人住单间病室，家具及地面每日用来苏水擦拭或用0.2%漂白粉澄清液作喷洒消毒；

(2)接触老年人前须洗手，戴口罩、帽子，换鞋并穿清洁的隔离衣；

(3)患有呼吸道疾病者或咽部带菌者应避免接触老年人；

(4)病室每日紫外线照射消毒2小时，通风换气时注意保暖，以免老年人受凉。

（七）血液、体液隔离

血液、体液隔离是对病原体通过血液、体液（引流物、分泌物）等传播的疾病采取的隔离方法，如肝炎。

要求：

(1)注射器、针头、输液器、侵入性导管等须严格按"一人一针一管一巾"的要求；

(2)若需回收用具，应在病室内进行消毒处理，然后送到供应室交换；

(3)标本应醒目注明，以引起重视。

三、隔离技术

（一）穿、脱隔离衣

为保护患病老年人和照护人员，防止病原微生物传播，避免交叉感染，在护理被隔离的老年人时，需按规定穿、脱隔离衣。隔离衣应干燥、清洁、无尘、无霉斑、裂孔、破洞等。

1. 准备工作

(1)自身准备：着装整齐，修剪指甲，取下手表，卷袖过肘，洗手，戴好口罩、帽子。

(2)环境准备：环境清洁、宽敞，符合操作要求。

(3)物品准备：隔离衣、挂衣架、手刷及消毒液、浸泡消毒设备、挂钟、污衣袋等。

2. 操作程序

(1)穿隔离衣（见图3—10）。

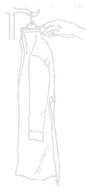 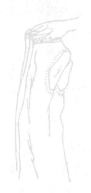 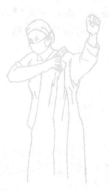

a.隔离衣吊挂法 　　　　　　b.取隔离衣法 　　　　　　c.穿上一袖

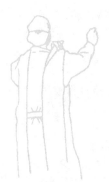 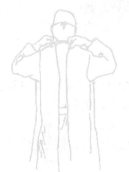 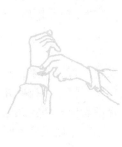 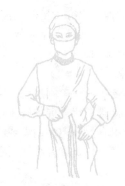

d.穿上另一袖 　　e.系领扣 　　f.扎袖扣 　　g.将一侧衣边拉到前面来捏住

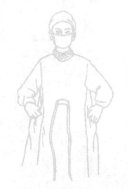 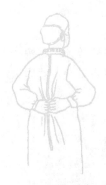 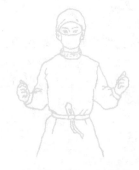

h.将另一侧衣边拉到前面来捏住 　　i.将两侧衣边对齐 　　j.扎起腰带在前面打结

图3—10　穿隔离衣

1）取衣：手持衣领取下隔离衣，将清洁面朝向自己，污染面向外，衣领两端向外折齐，对齐肩缝，露出肩袖内口。

2）穿衣袖：一手持衣领，另一手伸入一侧袖内，举起手臂，将衣袖穿好；依上法穿好另一袖。

3）系领扣：两手持衣领，由前向后理顺领边，由领子中央顺着边缘向后将领扣扣上。

4）扎袖口：扣好袖扣或系上袖带，需要时用橡皮圈束紧袖口。

5）系腰带：解开腰带活结，将隔离衣一边（约在腰下5cm处）逐渐向前拉，见到边缘则捏住；依同法捏住另一侧边缘。双手在背后将隔离衣边缘对齐，向一侧折叠；以一手按住折叠处，另一手将腰带拉至背后，压住折叠处，将腰带在背后交叉，回到前面打一活结系好。

（2）脱隔离衣（见图3—11）。

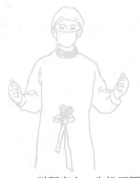
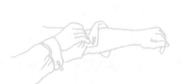
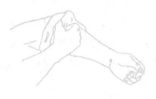

a.脱隔离衣，先松开腰带在前面打一活结　　b.将衣袖向上拉，塞在上臂衣袖内　　c.刷手后，先解开领口，再拉下衣袖（用清洁的手拉袖口内的清洁面）

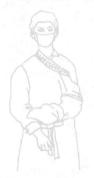
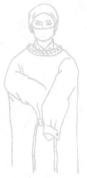
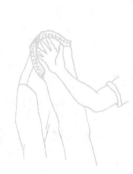
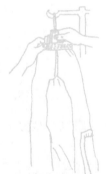

d.将一只手放在袖内拉另一袖的污染面　　e.解开腰带，脱隔离衣　　f.一手撑着清洁面，使衣领直立　　g.提起衣领，将隔离衣折起，然后挂好

图3—11 脱隔离衣

1）解开腰带，在前面打一活结。

2）解开袖口，在肘部将部分衣袖塞入袖内，消毒双手。

3）解开领口，一手伸入另一侧袖口内，拉下衣袖过手，用衣袖遮盖的手握住另一侧衣袖的外面，将袖子拉下，双手在袖内使袖子对齐，逐渐从袖管中退出至隔离衣肩部。

4）两手持领，将隔离衣两边对齐，挂在衣钩上。

挂在半污染区，隔离衣的清洁面应向外；挂在污染区，则清洁面向内。不再穿的隔离衣，脱下后清洁面向外，卷好后置于污衣袋中。隔离衣的处理原则为先灭菌、后清洗。

3. 注意事项

(1)隔离衣的长短应合适，须全部遮盖工作服。

(2)隔离衣应每日更换，如有潮湿或污染，应立即更换。

(3)穿隔离衣前，应备齐所用物品，确保各项操作集中进行。

(4)穿隔离衣过程中，应避免衣领和清洁面被污染，穿衣时后侧边缘必须对齐，折叠处不能松散。

(5)穿好隔离衣后，双臂应保持在腰部以上，只限在规定区域内活动，不可进入清洁区和接触清洁物品。

(6)手消毒时不能沾湿隔离衣，隔离衣也不可触及其他物品。

(二) 避污纸的使用

避污纸即为清洁的纸片。暂时接触污染物品或做简单的隔离操作时，使用避污纸可保护双手或用物不被污染，省略消毒、洗手程序，达到避免交叉感染的目的。

注意事项：

(1)手湿时，不要使用避污纸。

(2)一张避污纸只能使用一次。

(3)使用避污纸时，应从当前页抓取，不可掀页撕取（见图3—12）。

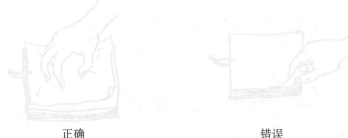

正确　　　　　　　　　　　　　错误

图3—12　取避污纸

(4)避污纸用后应放进污物桶内集中焚烧。

同步训练

根据情境导入中的案例，在照护李奶奶前后正确穿、脱隔离衣。教师示教后，学生分组训练。穿、脱隔离衣的操作评分标准详见表3—4。

表3—4　　　　　　　　　　　　穿、脱隔离衣的操作评分标准

项目	分值	操作要求	评分等级 A	B	C	D	得分	备注
仪表	5	仪表端庄，着装整洁，无长指甲	5	4	3	2		
评估	6	需隔离的环境条件（是否宽敞、整洁等）	2	1	0	0		
		物品设备齐全、合格	2	1	0	0		
		老年人需要隔离的类型	2	1	0	0		

续前表

项目		分值	操作要求	评分等级 A	B	C	D	得分	备注
操作前		10	戴口罩、帽子	2	1	0	0		
			取下手表，卷袖过肘	4	3	2	1		
			检查隔离衣（大小是否合适，挂放是否得当，是否破损、潮湿）	2	0	0	0		
			洗手	2	0	0	0		
操作过程	穿	38	手持衣领取下隔离衣，两手将衣领的两端向外折，使内面向着操作者，并露出袖子内口	4	3	2	1		
			将左臂入袖，用左手持衣领，同法穿右臂衣袖	10	8	6	4		
			两手持衣领中央，沿着领边向后将领扣扣好	8	6	4	2		
			扣袖扣	8	6	4	2		
			解开腰结，后襟对齐折叠	6	5	4	3		
			系腰结	2	1	0	0		
	脱	28	解腰带，在前面打一活结	3	2	1	0		
			解开两袖扣，在肘部将部分袖子塞入衣袖内，使两手露出	8	6	4	2		
			手消毒（口述范围、时间、方法）	8	6	4	2		
			解衣领	2	1	0	0		
			左手伸入右手袖口内拉下衣袖过手，再用衣袖遮住的右手在衣袖外面拉下左手衣袖过手，双手轮换捏住袖子，使手臂逐渐退出，最后双手退出	4	3	2	1		
			悬挂隔离衣	3	2	1	0		
操作后		6	整理用物	3	2	1	0		
			洗手，做好记录	3	2	1	0		
评价		7	动作熟练、准确，无污染	4	3	2	1		
			顺序正确，无颠倒	3	2	1	0		
总分		100							

知识 链接

随着年龄的增长，老年人各器官的功能逐渐衰退，其抵抗感染的能力也在下降，是发生感染的高发人群；尤其是那些本就患有心力衰竭、癌症、中风或慢性支气管炎的老年人，由于常年带病生存，易反复受到感染的侵扰。老年人发生感染后，不仅会增加老年人及其家庭的经济负担，还会给老年人带来痛苦，甚至危及生命。因此，为做好老年人感染的预防，在照护工作中必须知道老年人常见感染类型及易发因素，了解感染链及阻断感染发生的措施。

一、老年人常见感染类型

通常根据感染病原体的来源、感染发生的部位和感染病原体的种类对老年人感染进行分类。

根据感染病原体的来源不同分类，可将老年人感染分为内源性感染和外源性感染。

(1)内源性感染（Endogenous Infections）：又称自身感染（Autogenous Infections），是指各种原因导致老年人免疫机能低下，遭受由其自身固有病原体侵袭而引起的感染。病原体通常为寄居在老年人体内或体表的正常菌群（易生菌），一般情况下是不致病的，但当老年人的健康状况不佳、抵抗力下降或机体免疫功能受损时，则可能成为条件致病菌发生感染。

(2)外源性感染（Exogenous Infections）：又称交叉感染（Cross Infections），是指由各种原因导致的老年人遭受非自身固有病原体侵袭而引起的感染。外源性感染分为直接感染和间接感染。

1)直接感染：病原体来自老年人以外的个体，如家属、其他老年人、照护人员、工作人员、探视者等。

2)间接感染：病原体来自老年人接触过的物品（生活用品、照护用具及其他物品）或环境（空气、液体等）。例如，在家中接触受污染的毛巾、食品或垃圾等引起的消化道感染，在空气中的PM2.5严重超标的环境中活动诱发呼吸道感染等。

根据感染发生的部位分类，全身各个系统、各个部位都有可能发生感染，如呼吸系统感染、消化系统感染、泌尿系统感染、运动系统感染等。其中，肺部感染、尿路感染、伤口感染、皮肤及其他部位感染比较常见。

(1)肺部感染：老年人因气道屏障功能减退，机体细胞免疫及特异性抗体产生能力下降，且常有基础疾病存在，故易发生呼吸道感染。患有肺炎、癌症、白血病、慢性支气管性肺炎、慢性阻塞性肺病，或行气管切开术、安置气管导管的老年人，易发生肺部感染。肺部感染对危重老年人、免疫抑制状态老年人及免疫力低下老年人的威胁较大，病死率可达 30%～50%。

(2)尿路感染：尿路感染是老年人的常见病，在老年人感染性疾病中仅次于呼吸道感染而居第二位。老年人出现尿频、尿急、尿痛、排尿困难、发热等症状，尿培养有细菌生长，或虽无症状，但尿标本中的白细胞为10 个/mL 以上，细菌多于 105 个/mL，都可判断为尿路感染。尿路感染的发生率在养老机构院内感染中占 20%～32%，其中 65%～85% 的尿路感染的发生与导尿管的使用有关，尤其是留置导尿管。

(3)伤口感染：伤口感染常见于外科手术或外伤性事件中。判断伤口感染主要看伤口及附近组织有无炎性反应或出现脓液，更准确的是细菌培养。据统计，伤口感染发生率在养老机构院内感染中约占 25%。

(4)皮肤及其他部位感染：老年人易发生皮肤或皮下组织化脓、皮肤软组织损伤、各种皮炎、压疮感染、败血症、腹腔内感染等。

根据感染病原体的种类进行分类，可分为细菌感染、病毒感染、真菌感染、支原体感染、衣原体感染及原虫感染等，细菌感染最为常见。

二、老年人感染易发因素

老年人呼吸道的屏障功能和巨噬细胞吞噬功能均减弱，致使呼吸道抵抗力降低；同时，老年人肌力减退，易将胃内容物和口咽部的分泌物吸入气管内。这些因素使得老年人呼吸道感染的发病率升高。有些老年人长期卧床，容易发生组织损伤，当病原微生物入侵时容易发生感染，如压疮感染等。

导致老年人尿路感染高发的常见原因有：

(1)机体免疫功能减退。

(2)长期、大量使用广谱抗菌药物导致菌群失调。

(3)导尿管留置、各种造瘘术等使尿路局部抵抗力下降。

(4)慢性严重疾病导致体质极度虚弱。

(5)糖尿病。

(6)老年人存在的多种尿路感染危险因素，包括前列腺增生或膀胱颈梗阻和尿路结石、肿瘤等因素引起的尿路部分或完全梗阻以及存在膀胱脱垂、膀胱逼尿肌无力、尿潴留和尿失禁等，使细菌易于繁殖。

(7)老年女性雌激素水平下降不仅会改变阴道菌群、利于细菌定植，还可能增加细胞表面受体的密度和细胞黏附活性，使老年人尿道上皮细胞对细菌的黏附和敏感性增加。

养老机构内老年人易发感染的原因主要如下：

(1)养老机构对入住老年人采取集中管理，如居住、进食、娱乐等活动均集中进行。如果清洁消毒设备不健全或缺乏预防感染的相关规章制度，容易导致机构内老年人发生交叉感染。

(2)养老机构工作人员普遍存在学历较低、缺乏专业知识等问题，对养老机构内感染及其危害性认识不够，导致规章制度执行不力。

(3)对探视者未进行必要的限制，以致由探视者或陪护人员把病原体带入养老机构的可能性增加。

三、感染链及阻断措施

(一) 传染病的概念

传染病是由病原微生物（病毒、细菌、支原体、立克次体、螺旋体等）和寄生虫侵入机体引起的，并能在人与人之间或者人与动物之间传播的疾病，具有传染性和流行性等特点。传染病是感染性疾病的组成之一，即具有传染性的感染性疾病才称为传染病。

《中华人民共和国传染病防治法》根据传染病的危害程度和应采取的监督、监测、管理措施，将全国发病率较高、流行面较大、危害严重的39种急性和慢性传染病列为法定管理的传染病，并根据其传播方式、速度及对人类危害程度的不同，分为甲、乙、丙三类，实行分类管理。

(二) 传染病的流行过程

老年人免疫功能降低，对疾病的抵抗力较弱，容易受到病原微生物的感染，发生传染病。养老机构是老年人集体生活的机构，老年人在养老机构生活，朝夕相处，接触频繁且密切，一旦发生传染病，很容易流行。因此，传染病的预防和管理是养老机构保健工作的一项重要内容。

感染是由病原微生物经由一定的传播途径，进入易感宿主体内而引起的。因此，传染源（能排出病原体的人或动物）、传播途径（病原体传染他人的途径）及易感人群（对该种传染病无免疫力者）三要素就构成了感染病传播、流行的感染链。传染病若要传播和流行就必须具备这三个环节。当传染病流行时，只要阻断其中任何一个环节，流行即可终止。因此，阻断感染链对于预防及控制养老机构内感染显得非常重要，应采取综合性措施针对这三个环节进行阻断，即"控制传染源"、"切断传播途径"、"保护易感人群"。

1. 控制传染源

(1)严格控制传染源。

这是预防传染病的最有效方式。对于人类传染源的传染病，需要及时将老年人或病原携带者妥善地安排在指定的隔离区域，暂时与人群隔离，积极进行治疗、护理，并对具有传染性的分泌物、排泄物和用具等进行必要的消毒处理，防止病原体向外扩散。如果是未知传染源，特别是动物传染源，由于其确定需要流行病学的因果推断和实验室检测结果得到充分的证据，有时候并不是很容易，尤其是突发急性传染病发生时，想要短时间内锁定传染源更是困难。不过，一旦确定传染源，就需要及时采取高效的措施控制传染源，以保证传染源不会继续将病原体向易感人群播散。

(2)报告时限。

责任报告单位和责任疫情报告人发现甲类传染病和乙类传染病中的肺炭疽、传染性非典型肺炎、脊髓灰质炎、人感染高致病性禽流感的老年人或疑似老年人时，或者发现其他传染病和不明原因疾病暴发时，应于 2 小时内将传染病报告卡通过网络报告；未实行网络直报的责任报告单位应于 2 小时内以最快的通信方式（电话、传真）向当地县级疾病预防控制机构报告，并于 2 小时内寄送出传染病报告卡。

对其他乙、丙类传染病老年人、疑似老年人和规定报告的传染病病原携带者在诊断后，实行网络直报的责任报告单位应于 24 小时内进行网络报告；未实行网络直报的责任报告单位应于 24 小时内寄送出传染病报告卡。

县级疾病预防控制机构收到无网络直报条件责任报告单位报送的传染病报告卡后，应于 2 小时内通过网络直报。

其他符合突发公共卫生事件报告标准的传染病暴发疫情，按《突发公共卫生事件信息报告管理规范》的要求报告。

(3)针对传染源的措施。

1)老年人：应做到早发现、早诊断、早报告、早隔离、早治疗。老年人一经诊断为传染病或可疑传染病，就应按传染病防治法规定实行分级管理。只有尽快管理传染源，才能防止传染源在人群中传播蔓延。

甲类传染病老年人和乙类传染病中的非典、人感染高致病性禽流感、肺炭疽老年人必须实施隔离治疗，必要时可请公安部门协助。

乙类传染病老年人，根据病情可在医院或家中隔离，隔离通常应至老年人痊愈为止。

丙类传染病中的瘤型麻风老年人必须经过微生物学检查证实痊愈，才可恢复正常的生活、工作和学习。

传染病疑似老年人必须接受医学检查、随访和隔离措施，不得拒绝。甲类传染病疑似老年人必须在指定场所进行隔离观察、治疗。乙类传染病疑似老年人可在医疗机构的指导下治疗或隔离治疗。

2)病原携带者：对病原携带者应做好登记、管理和随访，直至其病原体检查2~3次阴性后。在饮食、托幼和服务行业工作的病原携带者须暂时离开工作岗位，久治不愈的伤寒或病毒性肝炎病原携带者不得从事威胁性职业。艾滋病、乙型和丙型病毒性肝炎、疟疾病原携带者严禁献血。

3)接触者：凡与传染源有过接触并有受感染可能者都应接受检疫。检疫期为最后接触日至该病的最长潜伏期。对接触者主要采用以下三种措施：

留验：即隔离观察。甲类传染病接触者应留验，即在指定场所进行观察，限制活动范围，实施诊察、检验和治疗。

医学观察：乙类和丙类传染病接触者可正常工作、学习，但需接受体检、测量体温、病原学检查和必要的卫生处理等医学观察。

应急接种和药物预防：对潜伏期较长的传染病（如麻疹），可对接触者施行预防接种。此外还可采用药物预防，如服用青霉素预防猩红热等。

4)动物传染源：对危害大且经济价值不大的动物传染源应予彻底消灭；对危害大的病畜或野生动物应予捕杀、焚烧或深埋；对危害不大且有经济价值的病畜可予以隔离治疗。此外，还要做好家畜和宠物的预防接种与检疫。

2. 切断传播途径

(1)传播途径的主要类型。

为了生存和繁衍，病原性的微生物必须具备可传染的性质，每一种传染性的病原通常都有特定的传播方式。例如，通过呼吸的路径，某些细菌或病毒可以引起宿主呼吸道表面黏膜层的形态变化，刺激神经反射而引起咳嗽或喷嚏等症状，借此重回空气等待下一个宿主吸入；也有部分微生物则是引起消化系统异常，如腹泻或呕吐，并随着排出物散布在各处。通过这些方式，复制的病原随患者的活动范围可大量散播。

1)空气传染。有些病原体在空气中可以自由散布，直径通常为5微米，能够长时间浮游于空气中做长距离的移动，主要借由呼吸系统感染。

2)飞沫传染。飞沫传染是许多感染原的主要传播途径，借由患者咳嗽、打喷嚏、说话时喷出的温暖而潮湿之液滴，病原附着其上，短时间、短距离地在风中漂浮，由下一位宿主因呼吸、张口或偶然碰触到眼睛表面时黏附，使新的宿主受到感染。如细菌性脑膜炎、水痘、普通感冒、流行性感冒、腮腺炎、结核、麻疹、百日咳等。

3)粪口传染。常见于发展中国家中一些卫生系统尚未健全、教育倡导不周的情况下。例如，将未经处理的废水或病原污染物直接排放于环境中，可能污损饮用水、食物或碰触口、鼻黏膜的器具。主要病原可为病毒、细菌、寄生虫，如霍乱、甲型肝炎、小儿麻痹、轮状病毒、弓形虫感染症。

4)接触传染。经由直接碰触（如共用牙刷、毛巾、刮胡刀、餐具、衣物等贴身用品）而传染的方式称为接触传染。

5)垂直传染。垂直传染专指胎儿由母体得到的疾病。通过此种传染方式感染胎儿之疾病病原体，以病毒和活动力高的小型寄生虫为主。该类疾病病原体可以经由血液输送，或是具备穿过组织、细胞的能力，因此可以透过胎盘在母体内传染，如AIDS和B型肝炎。细菌虽较罕见于垂直感染，但是梅毒可在分娩过程中，由于胎儿的黏膜部位或眼睛接触到母体阴道受感染之黏膜组织而染病；还有少数情况是在哺乳时透过乳汁分泌感染新生儿，这两种路径都属于垂直感染的范畴。

6)血液传染。通过血液、伤口的感染方式，将疾病传递至另一个个体的过程即血液传染。常见于医疗使用注射器材、输血技术之疏失，因此许多医院要求相关医疗程序的施行，必须经过多重、多人的确认，以免伤害患者。捐血、输血时，也针对捐赠者和接受者进一步检验相关生理状况，降低此类感染的风险。

(2)切断传播途径的措施。

对于通过消化道、血液和体液传播的传染病，切断传播途径是最为直接的预防方式。例如，对于被病原体污染了的食物或饮用水要丢弃或进行消毒处理，被病原体污染了的房间或用具要进行充分的消毒，一次性的医疗用品在使用后要及时进行消毒或焚烧等无害化处理。同时，对于高危人群的健康教育干预手段也是极为必要的，如对会发生高危性行为的人群进行安全套使用的宣传教育等。

3. 保护易感人群

易感人群（者）是指对某种传染病缺乏特异性免疫力，容易受感染的人。人群中某种传染病的易感者越多，则该传染病流行的可能性越大。其实，人体对某种病原体产生特异性抗体的防御能力，也会通过隐性感染、患传染病后或预防接种而获得。

　　保护易感人群也是传染病预防的重要组成部分，而且往往是较为容易实现的预防方法。对已经有预防性疫苗的传染病，给易感人群接种疫苗是最为保险的方法。例如，对传染科医生、护士、从事传染性疾病研究的科研人员和从事禽类养殖工作的人员等接种相应的疫苗。

　　另外，可以通过增强老年人体质、提高非特异性免疫能力的措施保护易感人群，降低传染性疾病发病率。人体的非特异性免疫力可以抵御各种病原体的侵袭。增强非特异性免疫力的主要措施有：适当的体育锻炼和户外活动，营养合理，规律的生活制度，良好的卫生习惯，改善居住环境，保持愉快的心情，培养良好的人际关系等。

　　老年人集中的养老机构，除上述措施外还应注意以下两点：养老机构内的所有工作人员应定期进行健康检查，若有不适或疑为传染性疾病，应立即报告，以便采取相应措施，并根据需要注射有关疫苗，必要时还可进行被动免疫或药物预防；照护人员要严格做好个人防护，既要防止将病原微生物传染给易感的老年人，也要防止传给自身或带出养老机构。

项目小结

　　"有感染的危险老年人照护"项目包括清洁、消毒、灭菌，无菌技术操作及隔离技术三个任务。本项目主要内容包括：老年人日常生活用品的消毒措施，老年人患传染性疾病后的隔离措施，物理和化学消毒灭菌法，无菌技术及隔离技术等。重点需要掌握日常用品的消毒灭菌方法及隔离衣的正确穿、脱方法。

教学做一体化训练

● **重要概念**

感染　清洁　消毒　灭菌　无菌技术　隔离

● **课后讨论**

1. 对于发生感染的老年人应该给予哪些消毒措施？
2. 对于患有传染性疾病的老年人应该给予怎样的隔离措施？
3. 无菌技术都包括哪些内容？其正确的操作方法是什么？

● **课后自测**

一、选择题

1. 在执行医疗和护理操作中，防止一切微生物侵入机体和保持无菌物品及无菌区域不被污染的操作与管理称为（　　）。

　　A. 灭菌　　　B. 消毒　　　C. 无菌技术　　　D. 无菌物品

2. 使用紫外线灯管做空气消毒时，有效距离不应超过（　　），照射时间为30～60分钟。

　　A. 1米　　　B. 2米　　　C. 3米　　　D. 4米

3. 无菌溶液打开后，在未污染的情况下可以保存（　　）。

　　　　A. 4小时　B. 8小时　　　C. 12小时　　　D. 24小时

4. 照护患细菌性痢疾的老年人应采取（　　）。

　　A. 呼吸道隔离　　　　　　　　B. 消化道隔离

　　C. 接触性隔离　　　　　　　　D. 昆虫隔离

5. 对换药中使用过的器械的处理方法是（　　）。

 A. 立即清洗后煮沸消毒

 B. 消毒剂浸泡后刷洗净再高压灭菌

 C. 消毒剂浸泡后直接高压消毒

 D. 洗净后用消毒剂浸泡 1 小时

6. 把有传染病的老年人或带有传染性病菌的老年人在传染期间安置在指定的隔离病房，使其暂时不与健康的老年人接触以防止病原体扩散的方法称为（　　）。

 A. 隔离   B. 消毒   C. 清洁   D. 灭菌

7. 紫外线灯管使用时间不应超过（　　）。

 A. 1 000 小时   B. 2 000 小时

 C. 3 000 小时   D. 4 000 小时

8. 取放无菌持物钳（镊）时头端要闭合，无菌持物钳（镊）不可夹取（　　）。

 A. 棉球   B. 面棍   C. 油纱布   D. 绷带

9. 煮沸消毒金属器械时，为了增强杀菌作用和去污防锈，可加入（　　）。

 A. 氯化钠   B. 硫酸镁   C. 亚硝酸钠   D. 碳酸氢钠

10. 在无菌操作中发现手套破损，应（　　）。

 A. 用无菌纱布将破损处包好   B. 立即更换

 C. 用乙醇棉球擦拭手套   D. 再加一副手套

11. 老年人的餐具消毒（　　）。

 A. 用含有效氯 0.5% 的消毒液作用 30 分钟

 B. 用含有效氯 0.05% 的消毒液作用 20 分钟

 C. 用含有效氯 0.1% 的消毒液作用 10 分钟

 D. 用含有效氯 0.2% 的消毒液作用 30 分钟

12. 照护人员为预防老年人感染的发生，在照护老年人前后应认真（　　）。

 A. 刷牙   B. 洗澡   C. 洗手   D. 理发

二、简答题

1. 同一温度条件下，为什么湿热灭菌较干热灭菌效果好？

2. 进行无菌操作时应遵守哪些原则？

3. 在划分传染病病区时，清洁区域有哪些？污染区域有哪些？

三、案例分析

 陈爷爷，67 岁，主诉发热、腹泻，测量腋下体温 39.4℃，神志清楚。医生诊断陈爷爷为消化道传染性疾病。

 请分析：

 (1) 为避免陈爷爷传染其他老年人，应采取何种措施？

 (2) 在日常照护中有哪些注意事项？

穿戴/修饰自理障碍及沐浴/卫生自理缺陷老年人照护

学习目标

知识目标

1. 能够复述老年人口腔健康的标准
2. 能够简述老年人保持口腔清洁的意义
3. 能够了解义齿的清洁和保养方法
4. 能够简述失能老年人皮肤照护的目的和作用
5. 能够复述卧床老年人床上擦浴的操作要点

能力目标

1. 能够根据老年人身体状况和需要选择和使用适宜的口腔清洁技术
2. 能够为失能老年人进行特殊口腔护理
3. 能够协助失能老年人进行头发清洁
4. 能够为失能老年人进行面部、会阴清洁和全身擦浴
5. 能够为卧床老年人穿脱衣服
6. 能够为卧床老年人更换被单

任务一

口腔清洁照护

情境导入 ▲

钱爷爷，98岁，入住养老机构非自理区，双上肢及左下肢功能障碍，日常生活不能自理。护嘱：特殊口腔护理3次/天。

任务描述

根据上述情境，请为钱爷爷进行适宜的特殊口腔护理。

相关 知识

世界卫生组织有关老年人口腔健康的"8020标准"是指80岁以上的老年人应保持有20颗以上牙齿，牙齿清洁，无龋齿，无疼痛感，牙龈色泽为正常的粉红色，无出血现象。成人的口腔结构见图4—1。

成人的口腔内存在一定量的细菌和微生物，当健康状况良好时，饮水、漱口、刷牙等活动对这些细菌和微生物可起到一定的清除与抑制作用。失能老年人饮水和进食减少，唾液分泌减少，机体抵抗力下降，对口腔内细菌和微生物的清除杀灭能力下降。进食后，食物残渣滞留口腔内，适宜的温度、湿度使细菌和微生物易于在口腔内大量繁殖，引起口腔内局部炎症、溃疡、口臭及其他并发症。因此，照护人员协助失能老年人进行口腔清洁很有必要。

上唇系带

硬腭

软腭
腭垂
腭舌弓

腭咽弓
舌根
舌体
舌尖

图4—1　口腔结构

(1)坚持每天早晚刷牙，饭后及时漱口。

1)照护人员协助老年人将牙刷沾湿，挤上牙膏，尽量让老年人用健侧手刷牙。

2)指导老年人使用正确的刷牙方法：应采用纵向刷洗法，分别将牙齿外侧面、内侧面和咬合面等各面刷洗3～4次，必要时由照护人员协助，每次刷牙不少于3分钟。

3)对于体弱、卧床、牙齿脱落但意识清楚的老年人，通过漱口可以达到清洁口腔的目的。老年人不能自行漱口时，照护人员可协助使用长嘴壶或吸管将温水注（吸）入老年人口腔之后让其吐出。

4)老年人应尽量选择刷毛硬度适中的牙刷，并定期（不超过3个月）更换。

(2)可以适当使用牙线（见图4—2）。牙线可以有效清除牙菌斑和牙垢。使用时切勿用力过大，以免损伤牙龈。

图4—2　牙线

(3)经常按摩牙龈。用洗干净的手指或戴指套在牙龈的外面和内面上按摩，按摩时按压和旋转运动相结合，重复10～20次。

(4)经常叩齿：叩齿能够运动下颌关节与面部肌肉，促进牙龈和牙周组织的血液循环，坚固牙齿。

(5)每半年或一年到专业医院检查口腔状况，发现不适要及时查明原因，对症治疗。

(6)佩戴义齿的老年人进食后和睡觉前应将义齿清洁干净。

(7)改掉危害口腔健康的不良习惯，如吸烟，用牙齿撕、咬硬物等。

(8)合理补充牙齿所需的钙、磷等，少吃含糖食品，少喝饮料，多吃新鲜蔬菜，增加牛奶与豆制品的摄入量。

(9)提高全身健康水平也可促进牙齿健康。

二、失能老年人口腔清洁照护

失能老年人不能自主地进行口腔清洁，需要照护人员协助。对患阿尔茨海默病等失能或失智的老年人，要关注其口腔卫生状况。可以选择在老年人情绪稳定时进行口腔护理操作，遇老年人拒绝开口时要耐心交流，不可强行打开口腔，以免损伤牙齿或软组织。用棉棒按摩老年人的口唇可缓解其紧张情绪，助其放松。

（一）口腔清洁的目的

(1)清除口腔异味，增加老年人的舒适感。

(2)促进老年人食欲，维持口腔咀嚼功能，减少局部感染的机会。

(3)观察口腔黏膜和舌苔的变化，若发现特殊的口腔气味，可提供健康状况变化的信息。

（二）特殊口腔护理

1. 准备工作

(1)自身准备：衣帽整洁，洗净并温暖双手，必要时戴口罩。

(2)老年人准备：协助老年人取侧卧位或半坐卧位。

(3)用物准备：大棉棒1包（或口腔护理包1个：弯盘内盛16～18个无菌棉球、弯血管钳、镊子、压舌板），漱口杯1个（内盛温漱口水，必要时备吸管1根），毛巾1条，污物碗或弯盘1个，手电筒1支，必要时备润唇膏。

要根据老年人的口腔情况，适当选择具有不同作用的漱口水：

1)生理盐水：可以清洁口腔、预防感染，通常为老年人口腔护理的首选溶液。

2)3%复方硼酸溶液或复方硼砂溶液：具有轻度抑菌作用，可以消除口臭，适用于接受放疗的老年人及口腔溃疡、口腔pH值碱性者。

3)1%～3%过氧化氢溶液（双氧水）：有抑菌防臭作用，适用于口腔感染有溃烂坏死组织者，以及有中度口腔炎的老年人。

4)0.2%灭滴灵：口臭者，常提示有厌氧菌感染，可给予0.2%的灭滴灵漱口。

5)0.25%碘伏：可以预防口腔溃疡、去除口臭，为危重老年人首选口腔护理液。

6)1%制霉菌素或1%～4%碳酸氢钠液：适用于有真菌感染的老年人。

7)0.1%柠檬液：可以增加唾液的分泌。

（4）环境准备：室内环境清洁，光线充足，温度、湿度适宜。

2. 操作程序

(1)携用物至床旁，核对老年人姓名并解释操作目的与配合要点，取得老年人的配合。

(2)调节护理床高度，使之便于照护人员操作。

(3)协助老年人将头偏向一侧（朝向照护人员）。毛巾铺在老年人颌下及胸前，污物碗置于床旁便于取用处。

(4)取棉棒蘸适量温水轻轻湿润老年人口唇，能漱口的老年人协助其用吸管吸水漱口（意识不清者忌漱口），吐于污物碗内。照护人员一手持手电筒，另一手用压舌板轻轻撑开老年人面颊部，评估老年人口腔情况，注意观察口腔黏膜是否有出血、溃疡等。如有义齿，应取下清洁。

(5)取棉棒蘸适量漱口水（或打开口腔护理包，用漱口水浸湿棉球后，右手持弯血管钳夹取棉球，左手持镊子拧干棉球）依次擦拭口腔内各部位。擦拭顺序为：按先左后右顺序纵向擦洗牙齿外侧面（由内而外纵向擦拭至门齿），再按上内侧面、上咬合面（环形擦拭）、下内侧面、下咬合面、颊部（弧形擦洗）的顺序擦洗，轻轻按压牙龈，同法擦洗另一侧，最后擦洗硬腭、舌面、舌下。嘱老年人再次张口，检查口腔是否擦拭干净，用毛巾擦净老年人嘴角水痕。

(6)根据老年人口唇黏膜情况，必要时涂擦润唇膏。

(7)撤去毛巾及其他用物，协助老年人取舒适体位。

(8)整理用物，洗手，做好记录。

3. 注意事项

(1)棉棒蘸漱口水不宜过多，以免水流入气道引起老年人呛咳。棉棒蘸水量应以轻压水杯壁不滴水为宜。

(2)一个棉棒只能使用一次，不可反复蘸取漱口水使用。如果使用口腔护理包，操作前后要清点棉球数，防止遗留在老年人口腔内堵塞呼吸道。

(3)擦拭上颚及舌面时，位置不可太靠近咽部并注意动作迅速、轻柔，以免引起老年人恶心、不适。

(4)操作过程中应与老年人进行有效沟通，随时询问其感受与要求，以便调整操作方法，满足老年人需求。

(5)操作动作要轻柔、敏捷、准确，注意节力。必要时，照护人员可使用一次性橡胶手套。

(三) 为老年人佩戴、摘取义齿

1. 准备工作

(1)自身准备：衣帽整洁，洗净并温暖双手，必要时戴口罩。

(2)老年人准备：协助老年人取卧位或坐位。

(3)用物准备：水杯1个（内盛清洁冷水），纱布数块。

(4)环境准备：室内环境清洁，光线充足，温度、湿度适宜。

2. 操作程序

(1)携用物至床旁，核对并向老年人解释操作目的，取得配合。

(2)佩戴义齿：照护人员将盛放义齿的水杯在流动自来水下冲洗后，放于老年人床头桌上备用。嘱老年人张口，一手垫纱布托住义齿，轻轻上推义齿基托将义齿戴上，让老年人上下齿轻轻咬合数次，使义齿与牙组织完全吻合。佩戴义齿时注意不要损伤牙龈，先戴上牙，后戴下牙。

(3)摘取义齿：照护人员嘱老年人张口，一手垫纱布轻轻拉动义齿基托将义齿取下。上牙轻轻向外下方拉动，下牙轻轻向外上方拉动。清洗义齿后将其置于清洁冷水杯中保存。取义齿时应先摘下牙，后摘上牙。

(4)操作完毕，协助老年人取舒适体位。

(5)撤去用物，洗手，做好记录。

3. 注意事项

(1)叮嘱佩戴义齿的老年人不宜咀嚼过硬或过黏的食物。

(2)摘、戴义齿时不可用力过大，以免损伤牙龈。摘取不下来时可轻推卡环。

(3)佩戴义齿时叮嘱老年人不要用力咬合，以防卡环变形或义齿折断。

(4)部分是义齿的，为避免金属挂钩损伤牙齿或牙龈，须确认挂钩挂牢后再放入。取出时拿住两边的弹簧，小心取出。

(5)操作过程中应与老年人进行有效沟通，询问其感受与要求，以便调整操作。

(6)动作要轻柔、敏捷、准确，注意节力。

4. 义齿的清洁与保养

(1)刷洗义齿：义齿应定期用专用清洁剂进行清洗。照护人员取下义齿后，左手垫纱布捏住义齿，右手持牙刷，蘸取清洁剂刷去义齿上的食物残渣并在流动水下冲洗干净。义齿的内侧污垢是引起牙龈炎的主要原因，刷洗时要特别注意。带金属挂钩和带弹簧的义齿，要仔细刷净义齿内侧。

（2）浸泡义齿：刷洗水杯后将义齿轻轻放入杯中，加入温水至液面完全浸没义齿。义齿禁止浸泡于酒精、热水中保存，以免义齿老化或变形。

（3）对于长期卧床不起的老年人，义齿会慢慢变得不适应其牙龈，要请牙医及时调整义齿。

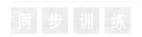

根据情境导入中的案例，为钱爷爷进行特殊口腔护理。教师示教后，学生分组训练。特殊口腔护理操作评分标准详见表4—1。

表4—1　　　　　　　　　　　　特殊口腔护理操作评分标准

项目	分值	操作要求	评分等级				得分	备注
			A	B	C	D		
仪表	5	仪表端庄，服装整洁，无长指甲	5	4	3	2		
评估	10	口腔及黏膜情况	4	3	2	1		
		自理能力，合作程度，心理状态	3	2	1	0		
		语言内容恰当，态度真诚	3	2	1	0		
操作前	6	环境准备：光线合适，温度、湿度适宜	1	0	0	0		
		物品准备齐全，放置合理	5	4	3	2		
操作过程	62	解释并取得配合	2	1	0	0		
		老年人体位正确	2	1	0	0		
		护理床高度适宜	2	1	0	0		
		嘱老年人如有不适需告诉照护人员	2	1	0	0		
		颌下铺毛巾，污物碗置于口角旁	3	2	1	0		
		湿润口唇	3	2	1	0		
		协助漱口（昏迷的老年人除外），不发生呛咳，不污染衣物	3	2	1	0		
		擦洗顺序正确：牙齿外侧面→内侧面→咬合面→两侧颊部→上颚→舌面→舌下	15	8	6	4		
		擦洗方法正确：由臼齿向门齿方向纵向擦洗	10	8	6	4		
		擦洗过程中随时问问老年人的感受	5	4	3	2		
		协助漱口，拭去口角水渍	5	1	0	0		
		观察口腔	5	4	3	2		
		撤去毛巾，佩戴义齿	5	4	3	2		
操作后	9	整理床位，安置舒适体位	4	3	2	1		
		用物处理符合要求	2	1	0	0		
		洗手，做好记录	3	2	1	0		
评价	8	动作熟练、轻、稳、准，口腔黏膜无损伤	2	1	0	0		
		老年人口腔清洁，感觉舒适，无异味	2	1	0	0		
		操作中不污染床单及老年人衣物	2	1	0	0		
		体现节力原则和对老年人的人文关怀	2	1	0	0		
总分	100							

任务二

头发清洁照护

情境导入

　　张奶奶，85岁，入住养老机构养护区，双下肢活动无耐力，日常生活需要照护人员照顾。今日下午，照护人员小王巡视房间时，张奶奶主诉头皮瘙痒，要求洗发。小王观察室温尚好，就及时报告护士，评估后认为适合进行床上洗发。

任务描述

　　根据上述情境，请采取适宜的方法为张奶奶进行床上洗发。

相关知识

　　大多数老年人可自行梳理、清洗头发，但失能老年人因疾病的影响，如长期卧床、关节活动受限、肌肉张力降低、耐力下降或共济失调等，导致生活自理能力下降，需照护人员协助完成对头发的清洁。

一、头发清洁的目的

　　(1)通过梳理头发，可以按摩头皮、加强局部血液循环，促进头发的生长与代谢。

　　(2)洗发可以去除污秽及脱落的头发、头屑，使头发清洁、有光泽、易梳理，让老年人感觉舒适。

　　(3)经常梳洗头发，可以预防头虱和头皮感染。

　　(4)清洁的头发与恰当的修饰，有助于维护老年人的自尊、自信。

　　通常情况下，失能老年人春秋季节2~3天洗发一次，夏季天气炎热时1~2天洗发一次，冬季可以每周洗发1~2次。身体衰弱的老年人可以酌情减少洗发的次数。每日晨晚间护理时，照护人员应协助老年人梳头。入住时间长者，还要定期理发。

（一）准备工作

（1）自身准备：衣帽整洁，修剪指甲，洗手，必要时戴口罩。

（2）老年人准备：按需给予老年人便器，协助老年人排便。

（3）用物准备：大橡胶单、毛巾2条、眼罩、热水适量（水温40℃～45℃）、污水桶、电吹风、干棉球2个、洗发液、梳子、别针等。必要时备屏风、便盆及便盆巾、小镜子、护肤品等。

（4）环境准备：室内环境清洁，光线充足，温度、湿度适宜。室温以24℃～26℃为宜。床上洗发时需关好门窗，必要时用屏风遮挡。

（二）操作程序

（1）携用物至床旁，核对老年人姓名并解释操作目的、方法、注意事项及配合要点，取得老年人配合。按老年人需要给予便盆。

（2）评估老年人。主要评估以下两方面情况：

1）一般情况：年龄，身体情况，头发清洁度，有无头虱或头蚤，皮脂分泌情况，头皮有无瘙痒、破损，自理能力。

2）认知情况：情绪状态，洗发的需要和习惯，对头发清洁的认识，合作程度。

（3）移开床旁桌15厘米，调节护理床高度，使之利于照护人员操作。

（4）松开老年人上衣衣领向内折，另取一条干毛巾折叠后围于老年人颈部，用棉球塞住双耳，眼罩遮盖双眼，以防污水流入。

（5）针对老年人不同的身体状况和养老机构的现有设备及环境条件，选择合适的头发清洗方法。

床上洗发方法主要有以下几种：

1）马蹄形垫法：可以用大浴巾卷成筒状，外包防水布并固定成马蹄形，自制马蹄形垫（见图4—3）。协助老年人取仰卧位，上半身斜向床边，将枕头垫于老年人肩下。置马蹄形垫于老年人后颈下，使老年人颈部枕于马蹄形垫突起处，头部置于水槽中。马蹄形垫下端置于脸盆或污水桶中。

2）扣杯法：协助老年人取仰卧位，枕头垫于老年人肩下。铺橡胶单和毛巾于老年人头部位置。取脸盆一只，盆底放一条毛巾，倒扣一个搪瓷杯于盆底，杯上垫折成四折并外裹防水薄膜的毛巾，将老年人头部枕于毛巾上（见图4—4）。脸盆内置一根橡胶管，盆内污水过多时，利用虹吸原理将橡胶管放在盆内灌满污水，用止血钳拉出一端放于污水桶内，污水即自动流至污水桶。

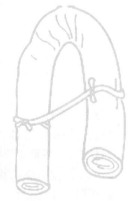

图4—3　马蹄形垫

3）床上洗发器法：用床上洗发器（见图4—5）最为便捷。将枕头下移至老年人肩背部，橡胶单及干毛巾铺于枕头上，协助老年人平卧，一手托住老年人的头部，另一手将床上洗发器垫于老年人头下（老年人的头枕于洗发器上），洗发器的排水管道下接污水桶。

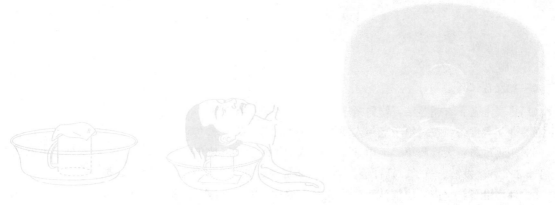

图4—4　扣杯法　　　　　　　　　　　　图4—5　床上洗发器

4)洗头车法：洗头车（见图4—6）是最专业的洗发用具。将热水盛于水箱内，污水管插入污水箱内，检查各连接管是否漏水，关闭水截门，插上电源，待水泵启动后，打开水截门即可使用。协助老年人取仰卧位，上半身斜向床边，头部枕于洗头车的头托上，将接水盘置于老年人头下。临时不用时只要关闭水截门，不必切断电源，并将喷头放在卡子上以防下滑。

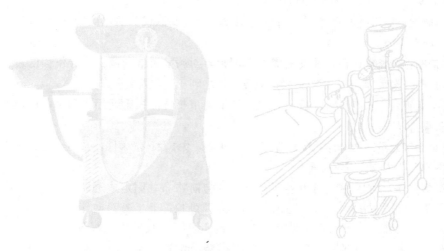

图4—6　洗头车

(6)洗发过程。

1)松开头发，用温水充分湿润头发。

2)取适量洗发液于掌心，均匀涂遍头发，由发际向头顶部反复揉搓，同时用指腹轻轻按摩头皮。

3)一手托起头部，另一手洗净脑后部头发。

4)用温水冲洗头发，直至冲净为止。

(7)解下颈部毛巾，擦去头发水分；取下眼部的眼罩和耳内的棉球；用毛巾包好头发，擦干面部。

(8)操作后处理。

1)撤去洗发用物。

2)将枕头移向床头，协助老年人取舒适体位。

3)解下包头毛巾，用浴巾擦干头发，用电吹风吹干头发，用梳子梳理成型。

4)协助老年人取舒适卧位，调节护理床高度，整理床位。

5)整理用物。

6)洗手。

7)记录执行时间及护理效果。

（三）注意事项

(1)照护人员在帮助老年人清洁头发时，应充分尊重老年人的习惯，尽量满足其需求。

(2)操作全程要避免水流入老年人的眼睛、耳朵，或打湿衣服和被褥。若已打湿，应及时更换。

(3)注意调节室温和水温，洗发完毕要及时擦干头发，防止老年人受凉。

(4)洗发过程中注意与老年人沟通，随时观察老年人的反应及身体情况，询问其感受，如水温是否适宜、揉搓是否恰当、有无不适等，根据老年人的需求调整。若老年人面色、脉搏、呼吸发生异常，应立即停止操作。

(5)为祛除瘙痒，可用指腹做头皮按摩，注意揉搓力度适中，动作轻柔，防止指甲抓伤老年人的头皮。

(6)避免空腹及饭后操作，以午餐后2小时左右为宜。操作动作要轻快，以减少老年人的不适。

(7)为避免操作过程中出现热水不足，应多准备一些热水。

(8)对于不能进行水洗的老年人，可用免洗洗发液或稀释后的酒精进行清洗。可根据老年人的身体状况及环境，与其商量后决定。特别衰弱的老年人不宜洗发。

三、灭头虱（虮）法

虱是一种吸血昆虫，常寄居于人体的主要有体虱、头虱和阴虱三种。虱的产生与卫生不良、环境污秽或与有虱的人接触有关。头虱生长于头发和头皮上，体虱常存在于衣物中，而阴虱则存在于阴毛处。头虱体积小，呈卵圆形，浅灰色。其卵（虮）很像头屑，以一种黏性物质紧紧附着在头发上，不易去掉。头虱可吸附在发根使局部皮肤瘙痒，抓伤皮肤可导致感染。虱寄生于人体，除了吸血、影响休息外，还是斑疹伤寒和回归热等传染性疾病的重要传播媒介。发现有虱（虮）时应立即采取措施消灭。

（一）目的

消灭头虱（虮），可以解除老年人的痛苦，预防老年人之间互相传染和预防疾病传播。对有头虱（虮）的男性老年人，可动员其剃去头发；女性老年人可在征得本人同意的情况下，将头发剪短后再行灭头虱（虮），剪下的头发用纸包好焚烧处理。

（二）准备工作

(1)自身准备：穿好隔离衣，修剪指甲，洗手，戴口罩、手套。

(2)老年人准备：协助老年人取侧卧位或半坐卧位。

(3)用物准备：洗发用品、治疗巾（2～3条）、治疗碗内盛灭虱（虮）药液、篦子（齿间嵌少许棉花）、一次性浴帽、防水眼罩、纸袋、布口袋（或枕套）、隔离衣及清洁的衣裤、被套、枕套、大单。

(4)环境准备：室内环境清洁，光线充足，关好门窗，调节好室温。

（三）操作程序

(1)携用物至床旁，核对老年人姓名并解释操作目的、方法、注意事项及配合要点，取得老年人配合。

(2)评估老年人身体情况、头发清洁度、有无头虱或头虮、皮脂分泌情况、头皮有无瘙痒或破损、自理能力及是否需要协助大小便。

(3)调节护理床高度，使之便于照护人员操作。

(4)涂抹药液。按洗发法做好准备，将头发分成若干小股，用纱布蘸灭虱（虮）药液，按顺序擦遍头发，并反复搓揉10分钟，使之浸透全部头发。戴帽子包住所有头发。

常用药物有：

1)30％含酸百部酊剂：取百部30克放入瓶中，加50％乙醇100mL（或65％白酒100mL），再加入乙酸1mL，盖严，48小时后方可使用。

2)30％百部含酸煎剂：取百部30克，加水500mL煎煮30分钟，以双层纱布过滤，挤出药液。将2次的药液合并浓缩至100mL，冷却后加入乙酸1mL，即制得30％百部含酸煎剂。如无乙酸，可用食醋代替，乙酸1mL相当于市售食醋30mL。

(5)24小时后取下帽子，用篦子篦去死虱和虮卵，并清洗头发。

(6)消毒处理：灭虱（虮）完毕，更换老年人的衣裤和被服，将脏衣裤和脏被服放入布口袋内，扎好袋口。整理床位，清理用品。用过的布类物品和隔离衣也应放入污衣袋内，扎紧袋口，用压力蒸汽灭菌处理。除去篦子上的棉花，用火焚烧，将梳子和篦子用30％百部酊浸泡消毒后用刷子刷净。

(7)洗手，做好记录。

（四）注意事项

(1)操作中照护人员穿隔离衣并扎紧袖口，戴手套，避免虱（虮）传播。

(2)使用百部酊时，防止药液沾污老年人的面部及眼部，如有意外，立即用大量清水冲洗。

(3)涂抹药液后注意观察老年人的局部及全身反应情况。

(4)如果老年人的身体情况允许，灭虱（虮）应在单独的房间内进行，或使用屏风遮挡，以保护老年人的自尊。

同 步 训 练

根据情境导入中的案例，为张奶奶进行头发清洁照料。教师示教后，学生分组训练。卧床老年人床上洗发操作评分标准详见表4—2。

表 4—2　　　　　　　　　　　　　　　　卧床老年人床上洗发操作评分标准

项目	分值	操作要求	评分等级				得分	备注
			A	B	C	D		
仪表	5	仪表端庄，着装整洁，无长指甲	5	4	3	2		
评估	8	健康状况，头发清洁程度，意识，自理能力，合作程度	5	4	3	2		
		语言内容恰当，态度真诚	3	2	1	0		
操作前	7	物品齐全，放置合理	2	1	0	0		
		环境安排合理（关闭门窗，调节室温）	2	1	0	0		
		解释操作的目的、方法、注意事项及配合要点	3	2	1	0		
操作过程	62	按需给予便器	2	1	0	0		
		移开桌椅，调解护理床高度，放平床头	4	3	2	1		
		协助老年人取舒适体位	4	3	2	1		
		将毛巾围在老年人颈部并固定	5	4	2	0		
		铺橡胶单、大毛巾于枕头上，将枕头置于老年人肩颈部	5	4	2	0		
		头部枕于床上洗发器的头托上	3	2	1	0		
		洗发器装置放置正确	3	2	1	0		
		用棉球塞住双耳，眼罩或纱布遮住双眼	5	4	2	0		
		确定水温合适后，充分湿润头发，倒洗发液于手掌，涂遍头发并搓揉头发和按摩头皮，力度适中，由发际到发顶搓揉	9	7	5	3		
		用温水冲洗头发，直至冲净为止	6	4	2	1		
		完毕后，撤去双耳的棉球和眼罩或纱布，用围在颈部的毛巾包裹头发，撤去用物，擦干头发，必要时用电吹风吹干头发	6	5	4	2		
		协助老年人取舒适的卧位	5	4	2	0		
		洗发过程中，注意观察老年人的身体情况	5	4	2	0		
操作后	8	整理床铺	3	2	1	0		
		整理用物	2	1	0	0		
		洗手，做好记录	3	2	1	0		
评价	10	操作过程中安全、节力，无意外事件发生	3	2	1	0		
		老年人感觉舒适	4	3	2	1		
		体现出对老年人的人文关怀	3	2	1	0		
总分	100							

任务三

皮肤清洁照护

李奶奶，90岁，2年前脑卒中后左侧肢体偏瘫，生活不能自理，入住养老院非自理区。目前基本生活需要照护人员小纪帮助。护嘱：床上擦浴每周1～2次，必要时进行床上更换被单。

任务描述

根据上述情境，请给李奶奶做皮肤清洁照护。

相关知识

皮肤是指覆于身体表面的组织，由表皮、真皮和皮下组织组成。一般成人皮肤总面积为1.5～2平方米。完整的皮肤具有天然屏障作用，它使体内各种组织和器官免受物理性、机械性、化学性和病原微生物性的侵袭，具有保护机体、调节体温、吸收、分泌、排泄和感觉冷热与压力等多项重要生理功能。

一、老年人的皮肤特点

(1)萎缩：具体表现为皮肤光泽度下降、变软、变薄、弹性减少、干燥起皱。真皮萎缩对真皮血管有很大影响，皮肤容易破损、出血，磕碰后容易出现紫癜（出血斑点），皮肤发凉等。

(2)敏感：老年人皮肤容易发痒且受到外界因素刺激后反应比较强烈，会引起疼痛或者起疱疹等过敏反应，对病原体反应较敏感。

(3)增生：老年人皮肤上会有老年斑产生，还有一些皮脂腺的增生造成老年疣和血管硬化。

(4)反应减退：对冷热的感觉能力较差。

(1)祛除皮肤污垢，缓解疲劳，使老年人心情舒畅，维护老年人的自尊。

(2)有利于检查老年人的身体健康状况，也能使照护人员和老年人有更多的接触与沟通。

(3)增强老年人的皮肤免疫力，减轻外界因素对局部皮肤的刺激，有利于老年人身体健康和疾病的康复。

(4)有助于维持身体的完整性，减少卧床老年人压疮等并发症的发生率。

(5)促进老年人皮肤的血液循环，加强新陈代谢，增加皮肤的排泄功能。

常用的皮肤清洁护理方法包括淋浴法、盆浴法、床上擦浴法和压疮的预防措施。前两种方法适用于可以自理的老年人，后两种方法适用于长期卧床的失能老年人。

（一）面部清洁

1. 准备工作

(1)自身准备：衣帽整洁，洗手。

(2)用物准备：温水适量、中性洁面乳、面部润肤油、水温计1支、面部清洗专用盆1个、毛巾2条。水温以40℃为宜，照护人员要先测试毛巾温度是否合适，再给老年人擦洗局部。

(3)环境准备：关闭门窗，室温以24℃～26℃为宜。

2. 操作程序

(1)携用物至床旁，核对并向老年人解释操作目的、方法、配合要点，取得老年人的配合。

(2)把水温计放入水中，检测水温是否合适。

(3)将小毛巾浸湿后拧干，对折成四层（见图4—7）；用小毛巾的四个角擦洗双眼，由内眦擦向外眦（见图4—8）。洗净小毛巾，将小毛巾包裹在手上（见图4—9），分别用洁面乳、清水擦拭额部（由中间向左右擦洗）、鼻子（由上向下擦洗）、脸颊（由鼻唇、下巴向左右面颊擦洗）、耳后、颈部（由中间向左右擦洗）（见图4—10），注意清洗眼周围的分泌物、口鼻周围的污垢，擦拭动作要轻柔。

图4—7　折叠小毛巾　　　　　　　　　图4—8　擦拭双眼

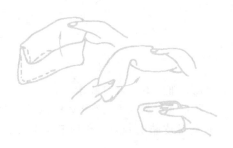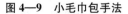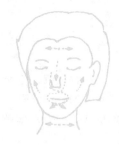

图4—9　小毛巾包手法　　　　　　　图4—10　面部擦拭顺序

（4）用清洁湿毛巾擦净面部至没有乳液泡沫为止，可根据情况清洗多遍。再用清洁干毛巾拭干面部水滴，为老年人涂抹润肤油。

（5）撤去用物，妥善安置老年人于舒适体位，整理床位。

（6）洗手，做好记录。

3.注意事项

（1）检查好水温之后，一定要先用少量的水让老年人感觉水温是否适宜。

（2）清洗时注意水温变化，随时调节水温。

（3）随时与老年人保持有效沟通，在保证安全的前提下尽量满足老年人的需求。

（4）随时观察老年人的身体和情绪变化情况，如有异常，立即停止操作。

（二）会阴部清洁

1.准备工作

（1）自身准备：衣帽整洁，洗手，戴口罩和手套。

（2）用物准备：清洗液、水温计1支、会阴清洗专用盆1个（水盆内盛42℃左右温水）、专业小毛巾或纱布数块、手套1双、尿垫1张、屏风，必要时可备皮肤干燥剂。

清洗液可以依据老年人身体情况或依据护嘱选择清水、新洁尔灭、生理盐水、酸化水等，在使用前需加热到适合老年人使用的温度。

（3）环境准备：关闭门窗，室温以24℃～26℃为宜，尽量在单独的房间内进行，或用屏风遮挡。

2.操作程序

（1）携用物至床旁，核对姓名，向老年人解释操作目的、方法、配合要点并取得其配合。

（2）把水温计放入水中，检查水温是否合适。

（3）让老年人暴露会阴部位，垫尿垫于臀部下，其余部位用被子遮盖。

（4）照护人员戴手套，取纱布一块，缠绕在四指上。

（5）先将会阴部皮肤浸湿，再在纱布上涂抹清洗液，按照从上到下（从尿道口到肛门）、由中心至外周的原则，从尿道口→两侧小阴唇→两侧大阴唇→阴阜两侧→腹股沟→肛门依次清洗。

（6）用干毛巾擦洗干净。

（7）安置老年人于舒适体位。

（8）整理用物和床位。

（9）洗手，做好记录。

3.注意事项

（1）清洁会阴部时尽可能鼓励老年人自己进行，需要帮助时，不能直接用手清洁，要用专门的纱布或毛巾清洗。

(2)操作前务必关闭门窗，注意保护老年人的隐私。

(3)大小便失禁的老年人每次排泄后，要先用柔软的纸巾擦净污物，再用干净毛巾擦拭会阴部以保持清洁。

(4)检查好水温之后一定要用少量的水让老年人感觉水温是否适宜。清洗时随时注意水温变化，随时进行水温调整。

(5)随时观察老年人的身体和情绪变化情况，如有异常，立即停止操作。

(6)全程操作动作要轻柔，每擦洗完一个部位要更换毛巾或纱布，以防感染。

四、失能老年人全身皮肤清洁

由于皮肤新陈代谢迅速，排泄的废物易黏附于皮肤表面，对皮肤形成刺激使其抵抗力下降，以致破坏其屏蔽作用，造成各种感染。沐浴是最让人感觉舒适的身体清洁方法，当老年人因各种原因不能沐浴时，可以进行全身擦浴。为保持皮肤清洁，擦浴后还需酌情更换衣裤或更换被单。

(一) 卧床老年人床上擦浴

1. 擦浴的目的

(1)清洁全身皮肤，去除污垢，增进老年人的舒适度，维护老年人的自尊和自我形象，满足老年人的生理和心理需要。

(2)刺激皮肤，促进全身血液循环，预防压疮及皮肤感染等并发症的发生。

(3)观察老年人全身皮肤情况，开展有针对性的照护服务。

(4)活动肢体，防止老年人肌肉萎缩和关节僵硬。

(5)增进与卧床老年人之间的沟通。

2. 准备工作

(1)自身准备：服装整洁，洗净并温暖双手，必要时戴手套。

(2)老年人准备：协助老年人取仰卧位。

(3)用物准备：水盆，水桶2个（一桶盛有40℃～45℃的温水，另一桶放污水），小毛巾，浴巾，浴皂，润肤霜，梳子，清洁的衣裤等。

(4)环境准备：室内环境清洁，光线充足，调节室温至24℃～26℃，关闭门窗。

3. 操作程序

(1)携用物至床旁，核对老年人姓名并解释操作目的、方法、注意事项与配合要点，取得老年人的配合。

(2)评估老年人的身体状况、自理能力、四肢活动情况及配合能力，询问是否需要协助使用便盆（给予便盆的方法见图4—11）。

(3)调节护理床高度，使之便于照护人员操作。

(4)全身各部位擦浴。

1)按照面部清洁的方法擦洗面部。

2)手臂清洁：脱去老年人一侧衣袖，暴露手臂，浴巾铺于手臂下，小毛巾浸湿后包裹在手上，分别用浴液、清水由老年人前臂向上臂擦拭，擦洗完毕用浴巾擦干，同法擦拭另一侧，然后清洁老年人双手。

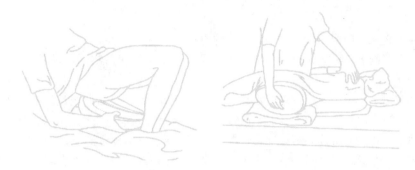

图 4—11 给予便盆的方法

3)胸部清洁：将被子向下折叠，暴露老年人胸部，用浴巾遮盖胸部，小毛巾浸湿后包裹在手上，分别用浴液、清水由老年人颈部向下擦拭胸部及两侧，擦净皮肤皱褶处（如腋下、乳房下垂部位），擦洗中随时掀开与遮盖浴巾。

4)腹部清洁：将被子向下折至大腿上部，用浴巾遮盖胸腹部，浸湿的小毛巾包裹在手上，分别用浴液、清水由老年人上腹部向下腹部擦拭，擦净肚脐皱褶处，擦洗中随时掀开与遮盖浴巾。

胸腹部擦洗方向见图 4—12。

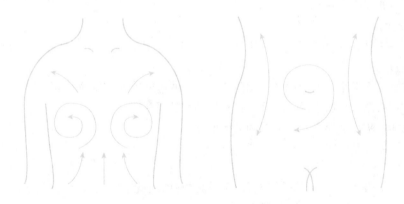

图 4—12 胸腹部擦洗方向

5)背、臀清洁：协助老年人翻身侧卧，使其背部朝向照护人员，暴露背部及臀部，浴巾铺于背、臀下，浸湿小毛巾包裹在手上，分别用浴液、清水由老年人腰骶部螺旋形向上至肩部擦洗全背，再擦洗臀部，然后用浴巾擦干，更换清洁上衣。

6)下肢清洁：协助老年人取平卧位，暴露双腿，浴巾遮盖一侧下肢，另一侧下肢屈膝。照护人员一手包裹浸湿的小毛巾，另一手扶住老年人屈膝下肢的踝部（呈固定状），分别用浴液、清水由小腿向大腿方向擦洗，再用浴巾擦干。同法擦洗对侧下肢。

7)足部清洁：将被尾向上折，取一软枕垫在老年人膝下，将橡胶单和浴巾铺于足下，水盆放在浴巾上，将一只脚浸于水中，用小毛巾清洗各部位（注意脚趾缝），洗后放在浴巾上，同法清洗另一侧，撤去水盆，用浴巾擦干双足。更换清洁裤子。

8)按照会阴清洁的方法清洁会阴部位。

(5)安置老年人于舒适卧位，整理床位。

(6)整理用物，洗手，做好记录。

4. 注意事项

(1)操作时，动作要轻柔、敏捷，注意节力并保护老年人隐私。

(2)要注意及时用浴巾遮盖老年人身体，注意保暖。

(3)尽量减少对老年人的翻动；注意床旁保护，防止老年人坠床。

(4)手能动的老年人，可以让其自行擦拭可擦到的部位。

(5)避免在老年人空腹和进食后立即进行擦拭。

(6)操作过程中注意与老年人保持有效交流。如果擦拭过程中老年人出现寒战、面色苍白等情况，要立即停止擦浴，让老年人休息并注意保暖。

(7)及时调整水温，更换热水。

(8)清洗会阴部的水盆和毛巾要单独使用。

(二)洗澡机洗浴

对于有条件的养老机构，可以选择使用洗澡机(见图4—13)，由照护人员为老年人进行清洁卫生护理，在清除体表污垢的同时又可护肤杀菌。目前市场上的洗澡机外观多样，有卧式、半卧式、立式等。多数机器由机壳体、门、蒸气发生器、循环水泵、臭氧发生器、超声换能器、装有微电脑控制电路的控制盒、按摩喷水嘴、喷雾嘴、溢流阀、排水嘴、回水嘴、冷热水开关、进水口、水力调节钮、空气开关等部件组成，在主体、上部、正面、门等处设置多处淋浴喷头。洗澡机可以自动调节人体姿势，防止老年人在洗浴过程中因保持一个姿势而造成腰痛，与传统的洁身方式有较大区别。

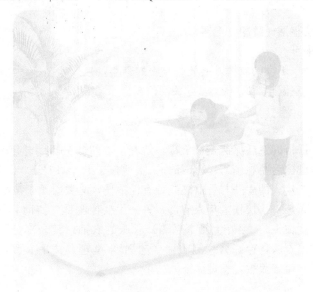

图4—13　洗澡机

1. 洗澡机的优点

(1)可以实现从脚尖到肩膀的全身各处保温。

(2)洗浴完毕后的保温效果更好。

(3)多数机器为电脑程序控制，操作相对简单。

(4)对水温的控制比较精准。

(5)节约洗浴时间，降低照护人员的劳动强度。

2.准备工作

使用洗澡机的准备工作与传统洗浴方法相同。

3.操作程序

(1)评估老年人的身体状况及合作程度，调整洗澡机的各项参数，协助老年人进入洗澡机，调整好舒适体位后开始洗浴。

(2)洗浴过程中观察老年人的反应并随时调整参数，以保证老年人安全。

(3)洗浴结束，协助老年人离开洗澡机，安置老年人于舒适体位。

(4)整理用物，洗手，做好记录。

(三)卧床老年人床上更换衣裤

卧床老年人因身体功能障碍造成自理能力下降或丧失，需要照护人员协助穿脱衣裤。为卧床老年人更换清洁的衣裤，可以保持其身体清洁，增强老年人的舒适度。协助卧床老年人选择服装，要符合舒适、便于穿脱、整洁、美观等原则，以保证老年人的健康和安全。同时也要考虑老年人的着装习惯，在操作前征询老年人的意见，在保证安全的前提下，尽量选择老年人喜欢的衣裤。

随着功能障碍辅助器具的不断出现，老年人也可根据自身肢体功能障碍情况，在专业人员的指导下，选择适当的工具协助穿脱衣裤。常见的有穿衣辅具、穿鞋辅具、拉链辅具、系扣辅具和穿袜辅具等。

1.准备工作

(1)自身准备：着装整洁，洗净并温暖双手。

(2)老年人准备：平卧。

(3)物品准备：洁净、干燥的衣裤，盛放脏衣服的容器。

(4)环境准备：调节室温至22℃～26℃，关闭门窗。

2.操作程序

(1)更换开襟衣服。

1)向老年人解释并征得同意后掀起盖被上部，解开上衣纽扣，协助老年人脱去近侧衣袖（遇单侧肢体不灵活时，先脱健侧后脱患侧），其余部分平整地掖于老年人身下，从身体另一侧拉出衣服，脱下另一侧衣袖。检查老年人的皮肤与骨骼隆起处有无损伤，必要时给予按摩。

2)取清洁的开襟上衣，一手扶住老年人肩部，另一手扶住髋部，协助其翻身侧卧（遇单侧肢体不灵活时，侧卧应使患侧在上），穿好上侧（患侧）衣服的衣袖，其余部分平整地掖在身下，协助老年人平卧，从身下拉出衣服，穿好另一侧衣袖（健侧），整理、拉平衣服，扣好纽扣。确保身下衣服无褶皱，整理衣领。盖好盖被，整理床铺。

(2)更换套头上衣。

1)向老年人解释并征得其同意后掀起盖被上部，照护人员将老年人套头衣的下端向上拉至胸部，一手托起老年人头颈部，另一手从背后向前脱下衣身部分；然后一手扶住老年人肩部，另一手拉住近侧袖口，脱下一侧衣袖，同法脱下另一侧衣袖。单侧肢体不灵活时，先脱健侧，再脱头部，最后脱患侧。

2)辨别套头衫前后面，照护人员一手从衣袖口处伸入至衣身开口处，握住老年人手腕，将衣袖套入老年人手臂（单侧肢体不灵活时，应先穿患侧、后穿健侧），同法穿好另一侧。一手托起老年人头部，另一手握住衣身背部的下开口至领口部分，套入老年人头部，拉平整理衣服。

(3)更换裤子。

1)向老年人解释并征得同意后协助老年人取平卧位。松开裤带、裤扣，一手托起腰骶部，另一手将裤腰向下褪至臀部以下，双手分别拉住两裤管口向下将裤子完全脱下。

2)取清洁的裤子，左手臂从裤管口向上套入，轻握老年人脚踝，右手将裤管向大腿方向提拉，同法穿好另一裤管，向上提拉裤腰至臀部，协助老年人侧卧，将裤腰拉至腰部，再协助老年人平卧，系好裤扣、裤带（裤子选择松紧带的为宜）。也可将两裤腿从裤脚呈"8"字形套于照护员一侧手臂上，套裤腿的手托起老年人足部，另一手分别将两裤腿穿好，双手再将裤子向上穿至老年人腰部并系好腰带，见图4—14。整理平整老年人的衣裤，盖好盖被，将老年人的脏衣服送洗衣房。

图4—14 更换裤子

3.注意事项

(1)要为老年人选择质地柔软、透气性好的衣裤，以棉制服装为宜，尽量选择开襟上衣和有松紧带的裤子。

(2)让老年人尽可能力所能及地参与穿脱衣活动。对肢体功能障碍的老年人，照护人员可以指导老年人将一个复杂动作分解成若干个单一的简单动作，循序渐进，缓慢进行。

(3)操作中要动作轻缓，经常询问老年人有无不适，避免过多翻动和长时间暴露老年人的身体，必要时使用屏风遮挡。

(4)操作过程中始终注意保护老年人隐私，脱衣后注意观察老年人的皮肤状况。

(5)在操作过程中，要对老年人的配合及时给予鼓励，以增强老年人的自信心。

（四）床上更换被单

1.准备工作

(1)自身准备：着装整洁，洗净并温暖双手，戴口罩。

(2)物品准备：清洁的床单、被套、枕套、床刷、床刷套（消毒液浸泡后拧至半干）、护理车、污衣袋。

(3)老年人准备：解释操作目的、程序，必要时协助老年人床上使用便器。

(4)环境准备：环境清洁，光线适宜，室温保持在22℃～26℃，关闭门窗。

2.操作程序

(1)携用物至老年人床旁，将备好的用物放置在椅上或护理车上（上层床单，中层被套，下层枕套）。询问老年人是否需要排便，如果需要先协助老年人排便后再更换。

(2)挪开床头柜，松开老年人床尾的盖被，一手托起老年人头部，另一手将枕头移动至照护人员对侧，协助老年人翻身侧卧，面向照护人员对侧，拉起对侧床挡。从床头至床尾松开近侧床单，将床单污面向内卷起，掖至老年人身下。

(3)从脸盆中取床刷套套在床刷上，靠近床中线清扫褥垫上的渣屑，从床头至床尾逐层递进扫净，避免遗漏。

（4）取清洁的床单，床单的中缝对齐床中线，展开近侧床单平整铺于床褥上，余下的一半卷塞至老年人身下，铺好近侧床单。

（5）将枕头移动至近侧，协助老年人翻转身体侧卧于清洁的床单上，盖好被子，拉起近侧床挡。

（6）照护人员转至床对侧，从床头至床尾松开床单，将污床单向上内卷，再将压在老年人身下的污床单拉出，床头、床尾向中间卷起放在污衣袋内，清扫褥垫上的渣屑。

（7）拉出老年人身下的清洁床单，平整地铺于床褥上，方法同前。协助老年人取平卧位，盖好被子。

（8）更换被套。松开被套并展平，一手伸入被套内将棉胎左右向中间折叠后取出，"S"型折叠后放于一旁。将新被套平铺于污被套上。一手将"S"形折叠的棉胎送入被套的顶端，对好两侧上角，依次打开折叠处与被套两边平齐，另一手伸入被下拿出污被套放入污衣袋中，将棉被两侧内折成被筒，被尾向下折叠平整。

（9）更换枕套。照护人员一手托起老年人头部，另一手撤出枕头，将老年人头部轻轻放下。将枕芯从枕套中取出，将污枕套放在污衣袋内。在床尾处，将枕套内面反转，使其内面朝外，双手伸进枕套内撑开揪住两内角，抓住枕芯两角，反转枕套，套好。将枕头放置于老年人头下适宜位置。枕套开口应背面。

（10）整理用物，开窗通风，洗手后做好记录。

3. 注意事项

（1）按照操作规范进行，注意节力原则，保障老年人的安全。

（2）操作动作要轻、稳，防止老年人皮肤受损。

（3）不要过多翻转或暴露老年人的身体，注意保暖及保护老年人隐私。

（4）床单平整，棉胎填充饱满。

同 步 训 练

【训练1】

根据情境导入中的案例，为李奶奶进行床上擦浴。教师示教后，学生分组训练。卧床老年人床上擦浴操作评分标准详见表4—3。

表4—3　　　　　　　　　卧床老年人床上擦浴操作评分标准

项目	分值	操作要求	评分等级				得分	备注
			A	B	C	D		
仪表	5	仪表端庄，服装整洁，无长指甲，洗手	5	4	3	2		
评估	8	老年人身体状况及自理能力	3	2	1	0		
		老年人四肢活动情况及配合能力	3	2	1	0		
		语言内容恰当，态度真诚	2	1	0	0		
操作前	11	物品齐全，放置合理	2	1	0	0		
		环境安排合理（关闭门窗，屏风遮挡，温度适宜）	3	2	1	0		
		解释操作的目的、方法、注意事项及配合要点	4	2	1	0		
		询问老年人是否需要便器	2	1	0	0		

项目	分值	操作要求	评分等级				得分	备注
			A	B	C	D		
操作过程	62	老年人体位舒适、安全	3	2	1	0		
		注意保暖，不过度暴露老年人	3	2	1	0		
		擦洗眼睛方法正确（毛巾四角擦拭）	5	3	1	0		
		擦洗额部、鼻、脸颊、耳后、颈部顺序及方法正确	5	3	1	0		
		擦洗手臂顺序及方法正确	5	4	3	1		
		擦洗胸部顺序及方法正确	5	4	3	1		
		擦洗腹部顺序及方法正确	5	4	3	1		
		擦洗背、臀部顺序及方法正确	5	4	3	1		
		擦洗下肢顺序及方法正确	5	4	3	1		
		擦洗足部顺序及方法正确	5	4	3	1		
		擦洗会阴顺序及方法正确	5	4	3	1		
		注意皮肤褶皱处清洁	2	1	0	0		
		水温适宜，适时换水	3	2	1	0		
		穿、脱衣裤方法正确	3	2	1	0		
		操作中随时询问老年人的感受	3	2	1	0		
操作后	5	协助取舒适卧位，整理床铺	2	1	0	0		
		整理用物	1	0	0	0		
		洗手，做好记录	2	1	0	0		
评价	9	动作准确、节力	3	2	1	0		
		操作中不打湿床单、衣被，床位整洁	3	2	1	0		
		密切观察老年人全身情况，注意老年人的清洁、舒适、安全	3	2	1	0		
总分	100							

【训练 2】

根据情境导入中的案例，为卧床的李奶奶更换被单。教师示教后，学生分组训练。卧床老年人更换被单操作评分标准详见表 4—4。

表 4—4 卧床老年人更换被单操作评分标准

项目	分值	操作要求	评分等级				得分	备注
			A	B	C	D		
仪表	5	仪表端庄，服装整洁，无长指甲	5	4	3	2		
评估	8	老年人身体状况及自理能力	3	2	1	0		
		老年人四肢活动情况及配合能力	3	2	1	0		
		语言内容恰当，态度真诚	2	1	0	0		
操作前	10	物品齐全，放置合理	2	1	0	0		
		环境安排合理（关闭门窗，屏风遮挡，温度适宜）	3	2	1	0		
		解释操作的目的、方法、注意事项及配合要点	3	2	1	0		
		询问老年人是否需要便器	2	1	0	0		

续前表

项目	分值	操作要求	A	B	C	D	得分	备注
操作过程	65	老年人体位舒适	3	2	0	0		
		翻身时注意保证老年人的安全、保暖	4	2	1	0		
		松开被尾	4	3	2	0		
		翻身移动老年人方法正确	6	4	2	0		
		逐层松单，清扫床褥方法正确	6	5	3	1		
		铺床单平整，中线正	6	5	3	1		
		污单取出方法及放置合理	2	1	0	0		
		更换被套方法正确，内外无皱褶	6	3	2	0		
		被头无虚边	4	3	2	0		
		被筒对称，两侧齐床沿，中线正。	5	3	2	1		
		被尾整齐，外观平整、美观	5	3	2	1		
		取污被套方法正确	2	1	0	0		
		枕套更换方法正确，四角充实，外观美观	3	2	1	0		
		枕头开口背面放置	3	2	1	0		
		关心老年人，注意保暖	3	2	1	0		
		随时观察并询问老年人的感受	3	2	1	0		
操作后	5	桌椅回位，开窗通风	2	1	0	0		
		污被服放置及处理正确	1	0	0	0		
		洗手，做好记录	2	1	0	0		
评价	7	老年人体位舒适、安全	4	2	1	0		
		动作准确、熟练、节力	3	2	1	0		
总分	100							

知识 链接

穿戴/修饰自理障碍及沐浴/卫生自理缺陷是指个体处于自我完成穿戴/修饰、沐浴/卫生的能力受损状态，表现为不能独立完成穿戴/修饰及沐浴/卫生活动，常与老年人活动无耐力、体力或耐受力下降，疼痛、不适，感知或认知受损，神经肌肉受损，抑郁或严重焦虑等有关。

失能老年人是指丧失生活自理能力，必须依赖他人照料的老年人。失能老年人需要照护人员在穿戴/修饰及沐浴/卫生等方面提供必要的协助和照护。为失能老年人进行清洁照料，要达到"六清洁"的标准，即面部清洁、头发清洁、手足清洁、口腔清洁、会阴部清洁、床位清洁，这样才能满足老年人的基本清洁需求，保证生活质量。

项目小结

　　"穿戴/修饰自理障碍及沐浴/卫生自理缺陷老年人照护"项目包括口腔清洁照护、头发清洁照护、皮肤清洁照护三个任务。本项目主要内容有失能老年人特殊口腔护理，卧床老年人床上洗发，失能老年人面部清洁、会阴清洁、全身擦浴、被单更换等。重点需要掌握特殊口腔护理操作、卧床老年人床上擦浴与头发清洁及卧床老年人更换被单操作。

● **重要概念**

穿衣/修饰自理障碍及沐浴/卫生自理缺陷

● **课后讨论**

1. 有哪些照护措施能保持失能老年人口腔清洁？

2. 如何为卧床老年人进行头发清洁？

3. 如何为卧床老年人进行皮肤清洁？

● **课后自测**

一、选择题

1. 擦洗牙齿外侧面时，应按照（　　）顺序擦洗。

　　A. 由外向内纵向擦拭至臼齿　　　　B. 由内向外横向擦拭至门齿

　　C. 由内而外纵向擦拭至门齿　　　　D. 由外向内横向擦拭至臼齿

2. 老年人的义齿摘下后，应置于（　　）内保存。

　　A. 80℃热水　　　　B. 冷水　　　　C. 75%酒精　　　D. 干燥密闭的水杯

3. 在为老年人进行灭头虱、头虮的操作中，以下说法正确的是（　　）。

　　A. 灭虱（虮）药液擦遍头发用手反复搓揉5分钟

　　B. 12小时后取下包裹头发的帽子

　　C. 更换老年人的衣裤被服，送压力蒸汽灭菌处理

　　D. 动员老年人剃去头发

4. 30%含酸百部酊剂按比例配置好后需将盖子盖严放置（　　）方可使用。

　　A. 6小时　　　　　B. 12小时　　　C. 24小时　　　　D. 48小时

5. 配置百部酊溶液时所需的乙醇浓度是（　　）。

　　A. 30%　　　　　　B. 50%　　　　C. 70%　　　　　D. 85%

6. 为老年人更换衣裤的操作过程，不妥的一项是（　　）。

　　A. 操作前应先评估环境是否适宜操作

　　B. 接触老年人身体前，应先洗净并温暖双手

　　C. 为节约操作时间，可以先将上衣和裤子一并脱下

　　D. 操作全程要注意保持与老年人的持续有效沟通

7. 为老年人进行头发清洁照料的目的是（　　）。

    A. 加强头部血液循环，促进代谢　　B. 维护老年人的自尊和自信

    C. 去除污垢和脱落的头发、头屑　　D. 以上全是

8. 以下各项不会直接影响老年人头发清洁的是（　　）。

    A. 自理能力下降　　　　　　　　　　B. 关节活动受限

    C. 肌肉张力降低　　　　　　　　　　D. 内分泌失调

9. 为老年人进行头发清洁照料，以下描述不恰当的是（　　）。

    A. 调解水温时，应该先由照护人员用手试水温

    B. 为满足老年人的需求，应尽量使用老年人喜爱的洗发液

    C. 为节约用水量，可以适当减少冲洗头发的次数

    D. 操作过程中，随时注意观察老年人的身体状况变化

10. 在给老年人进行头发清洁时，以下操作错误的是（　　）。

    A. 为去除瘙痒，用指肚给头皮按摩并洗净

    B. 洗发过程中注意与老年人沟通，随时观察老年人的身体情况

    C. 老年人空腹时给其洗发

    D. 在给老年人冲洗头部前，照护人员用手再次确认水温

11. 在用马蹄形垫洗发法给老年人进行头发清洁时，以下操作正确的是（　　）。

    A. 老年人取俯卧位，头靠近床边，将橡胶单和浴巾铺于枕上，将枕置于老年人肩下

    B. 用大橡胶单包裹马蹄形垫置于老年人头下，开口朝里，将大橡胶单的下端放于水桶内，使其中间形成水槽，便于污水流入桶内

    C. 操作前用棉球塞住两耳，纱布或眼罩遮盖双眼，以防污水流入

    D. 清洗头发时，避免按摩头皮

12. 为卧床老年人进行床上擦浴时，错误的做法是（　　）。

    A. 室温调节至20℃左右

    B. 注意遮挡老年人，保护老年人隐私

    C. 擦拭全身各处，注意擦净皮肤褶皱处

    D. 动作轻柔，尽量减少翻动次数和暴露身体

13. 床上擦浴的目的不包括（　　）。

    A. 预防坠积性肺炎

    B. 促进血液循环，增强皮肤排泄功能

    C. 保持皮肤清洁，令老年人感觉舒适

    D. 观察身体情况

14. 为女性老年人擦洗会阴时，要特别注意（　　）。

    A. 动作轻柔，注意保护隐私

    B. 随时保持与老年人的有效沟通

    C. 随时询问老年人的感受，如有不适，立即停止操作

D. 以上都对

15. 王爷爷，68岁，在照护人员小谢为其进行床上擦浴过程中突然心慌、气促、面色苍白、出冷汗，此时正确的处理方法是（　　　）。

    A. 立即更换热水和清洁的毛巾

    B. 为王爷爷加盖一条更厚的毛毯

    C. 立即停止擦浴，吸氧，报告医生，对症处理

    D. 立即给王爷爷口服降压药物

16. 李奶奶，72岁，左上肢骨折且上臂有一个3厘米×4厘米大小的开放性伤口，为其更换上衣的正确方法是（　　　）。

    A. 先脱左侧，先穿左侧　　　　　　B. 先脱右侧，先穿左侧

    C. 任意顺序穿，先脱左侧　　　　　D. 任意顺序脱，先穿左侧

17. 适宜为老年人进行擦浴操作的室内温度为（　　　）。

    A. 16℃～18℃　　　　　　　　　　B. 24℃～26℃

    C. 26℃～29℃　　　　　　　　　　D. 18℃～20℃

18. 下列有关擦浴过程中的注意事项的表述正确的是（　　　）。

    A. 操作过程中应嘱咐老年人保持两腿并拢

    B. 严禁擦洗腹股沟和肚脐部

    C. 先擦下肢，后擦上肢和头部

    D. 如果老年人出现寒战、面色苍白等情况，立即停止擦浴

19. 为老年人实施床上擦浴时，以下操作错误的是（　　　）。

    A. 饭后不能马上擦浴

    B. 脱衣时应先脱患侧衣袖

    C. 为保证擦洗干净，要用力反复擦洗

    D. 擦眼睛的时候应从内眦向外眦擦

20. 为卧床老年人更换床单的目的不包括（　　　）。

    A. 使床铺平整无褶皱，预防压疮

    B. 使老年人房间整洁美观

    C. 保持床单清洁，使老年人感觉舒适

    D. 防止老年人从床上坠落

21. 为老年人做会阴部擦洗时，不正确的是（　　　）。

    A. 操作前应洗手、戴口罩

    B. 应使用会阴清洁专用盆

    C. 清洗液应事先加热至适宜的温度

    D. 应先擦洗肛门部再擦洗尿道口

二、简答题

1. 为失能老年人进行特殊口腔护理操作有哪些注意事项？

2. 使用床上洗发器为卧床老年人进行床上洗发时，有哪些需要注意的事项？

教学做一体化训练

3. 照护人员在床上擦浴过程中，应该如何防止老年人受凉？

4. 为什么要定期帮助生活不能自理的老年人进行会阴清洁？

5. 为卧床老年人更换被单时，如何保证老年人的安全？

三、案例分析

1. 李奶奶，89岁，脑卒中后左侧肢体偏瘫10个月。今日入住养老公寓非自理区。入住评估时发现，李奶奶身体清洁度较差，皮肤及头发污垢较多，有异味。

请分析：

（1）照护人员应该采用何种方式为李奶奶进行皮肤及头发清洁？

（2）在操作中照护人员应该注意哪些事项？

2. 祁奶奶，85岁，左上肢骨折后卧床，生活不能自理。需要照护人员协助其保持口腔清洁。

请分析：

（1）为祁奶奶进行口腔护理时的擦洗顺序是怎样的？

（2）在操作过程中，照护人员需要注意哪些事项？

吞咽障碍老年人照护

学 习
目 标

1. 能够说出基本饮食的种类和适用对象
2. 能够说明哪种饮食适合有吞咽障碍的老年人

能力目标

1. 能够判断老年人是否有吞咽障碍
2. 能够根据老年人的病情和需要，正确选择饮食种类
3. 能够根据老年人的病情和需要，正确协助有吞咽障碍的老年人进食
4. 能够根据老年人的病情和需要，正确完成胃管喂食

饮食种类认知

情境导入

李奶奶，78岁，刚入住某养老机构。照护人员在检查中发现李奶奶有数颗牙齿缺失，喝水时容易发生呛咳，汇报医生后，医嘱给予李奶奶半流质饮食。

任务描述

根据上述情境，请为李奶奶准备适宜的食物。

相关 知识

饮食可分为三大类：基本饮食、治疗饮食和试验饮食，分别适用于不同情况的老年人。照护人员应根据医嘱、老年人的病情及老年人对食物的耐受力，为老年人准备适宜的饮食以满足营养需要。在此，仅介绍基本饮食和治疗饮食。

一、基本饮食

基本饮食的种类主要包括普通饮食、软质饮食、半流质饮食和流质饮食。

（一）普通饮食

1. 特点

普通饮食包含各种基本食物，营养均衡，美观可口，容易消化，无刺激，品种丰富。

2. 适用对象

普通饮食适用于咀嚼功能、消化功能良好，病情较轻或处于疾病恢复期，体温正常，能下地活动或卧床，不需要饮食治疗的老年人。

3. 用法和要求

每日三餐，主食、副食（蔬菜、水果、肉食）、汤类均衡搭配，总热量恰当。但不宜多吃油炸、易胀气的食物。

（二）软质饮食

1. 特点

软质饮食所含的营养素平衡，食物碎、烂、软，容易咀嚼和消化。例如：软的米饭、面条，煮烂或切碎的菜，剁碎的肉、鱼等。

2. 适用对象

软质饮食适用于处于疾病急性期和恢复期之间，咀嚼和消化能力较差的老年人。

3. 用法和要求

每日三餐，每两餐之间适当加餐，如软的米饭、面条（片）等，做到饮食纤维少、无刺激性。

（三）半流质饮食

1. 特点

半流质饮食呈泥糊状、冻状，介于软质饮食与流质饮食之间，如米粥、蛋羹、藕粉、果冻、豆腐脑等。半流质饮食无刺激性，纤维素含量少，易于吞咽、消化和吸收。

2. 适用对象

半流质饮食适用于身体虚弱，咀嚼和消化功能较差，口腔有疾患、消化道有疾病或发热的老年人。

3. 用法和要求

少食多餐，每日 5～6 餐，每次餐量视老年人的病情需要而定。

（四）流质饮食

1. 特点

流质饮食呈流动的液体状态，水分含量较多，老年人可直接吞咽，容易消化和吸收，如乳类、豆浆、米汤、肉汁、菜汁、果汁等。由于流质饮食所含的热量和营养素不足，故不能长期食用，仅在老年人进食有困难或采用胃管喂食时短期食用。

2. 适用对象

流质饮食的适用对象：进食有困难、高热、大手术后的老年人；消化道有疾病或病情危重的老年人；全身衰竭的老年人；使用胃管喂食的老年人。

3. 用法和要求

每日 6～7 餐，2～3 小时一次，每次 200mL。

二、治疗饮食

治疗饮食是指在基本饮食的基础上，适当调节热能和营养素，以达到治疗或辅助治疗的目的的饮食。治疗饮食主要有以下几类。

（一）高热量饮食

1. 特点

在基本饮食的基础上加餐 2 次。

2. 适用对象

高热量饮食适用于热能消耗较高的老年人，如患甲状腺功能亢进症、结核病或体重过轻、大面积烧伤的老年人。

3. 用法和用量

每日三餐中可加餐 2 次，多进食牛奶、豆浆、鸡蛋、巧克力、藕粉、蛋糕及甜食等。

（二）高蛋白饮食

1. 特点

在基本饮食的基础上，增加含蛋白质丰富的食品，如瘦肉、鱼类、蛋类、乳类、豆类等。

2. 适用对象

高蛋白饮食适用于患有高代谢性疾病、消耗性疾病的老年人，如贫血、恶性肿瘤、结核病、烧伤、甲状腺功能亢进症、肾病综合征、低蛋白血症等。

（三）低蛋白饮食

1. 特点

在基本饮食中进食含蛋白质少的食物，以蔬菜和含糖高的食物为主。

2. 适用对象

低蛋白饮食适用于限制蛋白质摄入者，如患急性肾炎、慢性肾衰竭的老年人。

（四）高纤维素饮食

1. 特点

在基本饮食中选择富含纤维素的食物，如韭菜、芹菜、卷心菜、粗粮、豆类等。

2. 适用对象

高纤维素饮食适用患有便秘、肥胖症、高脂血症、糖尿病的老年人。

（五）低纤维素饮食

1. 特点

在基本饮食中选用含较少纤维的食物，同时不进食刺激性强的调味品，以及坚硬的食物。

2. 适用对象

低纤维素饮食适用于患有肠道疾病的老年人，如伤寒、肠炎、腹泻、痢疾，以及咽喉部、消化道手术或肝硬化、食管胃底静脉曲张。

（六）低脂肪饮食

1. 特点

在基本饮食中少食肥肉、蛋黄、动物脑等。

2. 适用对象

低脂肪饮食适用于患有肝脏疾病、胰腺疾病、胆道疾病、肥胖、高脂血症、冠心病、动脉硬化、高血压、脑血管病的老年人。

3. 用法和用量

每日饮食中脂肪含量少于 50g，患消化系统疾病的老年人，每日饮食中脂肪含量应少于 40g。

（七）低胆固醇饮食

1. 特点

在基本饮食中，选择不含或少含胆固醇的食物。

2. 适用对象

低胆固醇饮食适用于患有高胆固醇症、动脉硬化、高血压、冠心病、脑血管疾病的老年人。

3. 用法和用量

每日进食的总胆固醇含量应少于300mg。

（八）低盐饮食

1. 特点

每日基本饮食中所含的食盐不超过2g（不包括自然食物中所含的氯化钠）。

2. 适用对象

低盐饮食适用于患有心脏病、急性肾炎和慢性肾炎、肝硬化及水肿较轻的高血压老年人。

3. 用法和用量

每日饮食中不进食腌制食品，如各种咸菜、咸肉等。

（九）无盐低钠饮食

1. 特点

每日基本饮食中不加食盐烹调。此外，还应禁食含钠食物和药物，如发酵粉（油条、挂面）、汽水（含小苏打）和碳酸氢钠药物等。

2. 适用对象

无盐低钠饮食适用于因心功能不全、尿毒症而水肿严重的老年人。

3. 用法和用量

每日所摄入食物的总含钠量为0.5～0.7g。

同 步 训 练

根据情境导入中的案例，为李奶奶准备适宜的半流质食物并喂食。教师示教后，学生分组训练。喂食半流质食物操作评分标准详见表5—1。

表5—1　　　　　　　　　喂食半流质食物操作评分标准

项目	分值	操作要求	评分等级				得分	备注
			A	B	C	D		
仪表	5	仪表端庄，服装整洁	5	4	3	2		
评估	10	病情，意识情况	4	3	2	1		
		合作程度，心理状态	3	2	1	0		
		语言内容恰当，态度真诚	3	2	1	0		

续前表

项目	分值	操作要求	评分等级				得分	备注
			A	B	C	D		
操作前	15	根据营养配餐的目的进行配餐，然后把食物打碎成半流质状	10	8	6	4		
		解释操作的目的、方法、注意事项及配合要点	5	4	3	2		
操作过程	45	老年人进食体位合理	5	3	1	0		
		食物温度适宜，以免烫伤老年人口腔黏膜	10	8	6	4		
		喂食速度适宜，方法正确	15	10	5	0		
		及时、正确观察老年人的反应	10	8	6	4		
		随时询问老年人的感受	5	3	2	1		
操作后	13	协助老年人取舒适卧位	4	2	0	0		
		整理床位	3	2	0	0		
		整理餐具并集中清洗消毒	6	3	1	0		
评价	12	老年人体位舒适	3	2	1	0		
		床单整洁，衣服平整	3	2	1	0		
		关心老年人，随时观察老年人的反应	6	4	2	1		
总分	100							

任务二

鼻饲饮食照护

情境导入

王奶奶，88岁，3个月前因脑血栓导致左侧瘫痪和轻微感觉性失语症。王奶奶在吃饭、喝水时出现频繁呛咳，食物甚至从口鼻处喷出。医嘱：鼻饲饮食。

任务描述

根据上述情境，请为王奶奶进行鼻饲饮食。

对于不能或不愿经口进食的老年人，将胃管经鼻腔插入胃内，从管内灌入流质食物、水和药物，以满足老年人营养和治疗需要的方法，即为鼻饲饮食。

常用的鼻饲饮食包括混合奶、匀浆饮食和要素饮食。混合奶是以牛奶为主要原料的流质食物。匀浆饮食的可用食物包括米饭、粥、面条、馒头、鸡蛋、虾、鸡肉、瘦肉、猪肝、蔬菜、油、盐等。自行制备的匀浆膳中糖类、蛋白质、脂肪及液体的量可任意规定，其营养含量取决于食物的种类、数量，但易有微生物污染；固体成分易于沉降且黏度高，需用大孔径喂食管。商品匀浆膳是无菌的，营养成分明确，可通过细孔径喂食管且使用方便。要素饮食是以氨基酸混合物或蛋白水解物为氮源，以易于消化的糖类为能源，混以矿物质、维生素及少量含有必需脂肪酸的植物油的一种完全膳食。它是一种营养素齐全，不需消化或很少消化的无渣膳食。鼻饲老年人需要一个适应过程，开始时鼻饲量应少一些，以后逐渐增多。昏迷或较长时间未进食者，第1～2天以混合奶为主，每次50～100mL，4小时喂1次；如无不适，从第3天开始即可进食匀浆饮食。

（一）准备工作

（1）自身准备：衣帽整洁，修剪指甲，洗手，戴口罩。

（2）物品准备：鼻饲饮食（温度38℃～40℃）、温开水适量（也可取老年人饮水壶内的水，温度38℃～40℃）、水杯、纱布、压舌板、清洁的注射器或注食器（容量为50～100mL）、治疗巾或毛巾、手电筒、夹子、别针、听诊器、弯盘。

（3）环境准备：保持环境清洁、无异味。

（二）操作程序

（1）携用物至老年人床边，核对信息并做好解释工作。有义齿者协助取下义齿。

（2）能配合者取半坐位或坐位，协助老年人抬高头胸部30°～50°；无法坐起者取右侧卧位。将毛巾围于老年人的颌下。

（3）打开胃管末端，连接灌食器，检查胃管是否在胃中。

（4）确定胃管在胃内后，用灌食器抽吸约20mL的温开水，先将温开水注入胃内，观察通畅后再缓慢分次注入鼻饲饮食200mL，喂食完成后再次注入少量温开水。注入流食过程中注意观察老年人的反应。

（5）将胃管末端反折，用清洁的纱布包好，再用夹子夹住胃管，固定在老年人枕旁。

（6）协助老年人保持体位20～30分钟。

（7）清洁灌食用物并整理其他用物，洗手，记录喂食量、时间等。

停止鼻饲或长期鼻饲需要更换胃管时，置弯盘于老年人颌下，夹紧胃管末端，轻轻揭去固定的胶布，用纱布包裹近鼻孔处的胃管，嘱老年人深呼吸，在老年人呼气时拔管，边拔边用纱布擦胃管，到咽喉处快速拔出。

（三）注意事项

(1)喂食前必须将老年人的头胸部抬高，喂食后使其保持体位20～30分钟，再恢复原体位，以免喂食后胃内容物反流发生吸入性呼吸道疾患。

(2)每次鼻饲前应确认胃管在胃内且通畅，可用少量温水冲管后再进行喂食。

证实胃管在胃内的方法（见图5—1）如下：

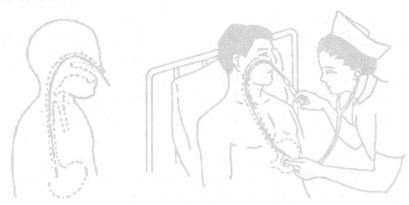

图5—1 证实胃管在胃内的方法

1)胃管末端接注射器或灌食器抽吸，有胃液被抽出。

2)用注射器向胃内注入10mL空气，同时用听诊器置于胃部，能听到气过水声。

(3)每次准备的鼻饲饮食以一餐为准，温度38℃～40℃，不可用明火加热，可将鼻饲饮食置于热水中加温。鼻饲量每次不超过200mL（约一中碗），每日6～8次，剩余鼻饲饮食不可留到下次使用。

(4)已配制好的鼻饲饮食应放在4℃以下的冰箱内保存，保证24小时内用完，防止放置时间过长而变质。

(5)注入鼻饲饮食的速度不宜过快或过慢，以免引起老年人的不适。200mL鼻饲饮食以15～20分钟为宜。

(6)配置鼻饲饮食时，新鲜果汁与奶液应分别注入，防止产生凝块；药片应研碎溶解后注入。

(7)喂食中如果发现老年人的胃液呈深棕色、胃管的位置不正确，或老年人有异常的情况应停止喂食，报告医生或护士。

(8)长期鼻饲者应每日进行口腔护理2次，并由护士定期更换胃管（晚间末次喂食后拔出，次晨再从另一侧鼻孔插入）。

同 步 训 练

根据情境导入中的案例，为有吞咽障碍的王奶奶进行胃管喂食。教师示教后，学生分组训练。胃管喂食操作评分标准详见表5—2。

表 5—2 　　　　　　　　　　　　**胃管喂食操作评分标准**

项目	分值	操作要求	评分等级				得分	备注
			A	B	C	D		
仪表	5	仪表端庄，服装整洁，无长指甲，戴口罩	5	4	3	2		
评估	10	鼻饲管的状态	4	2	1	0		
		合作程度，心理状态	3	1	0	0		
		语言内容恰当，态度真诚	3	2	1	0		
操作前	7	备齐鼻饲用物、流食，放置合理	3	2	1	0		
		解释操作的目的、方法、注意事项及配合要点	4	2	1	0		
操作过程	61	老年人体位舒适、安全	3	2	1	0		
		携物品至床旁向老年人解释	2	1	0	0		
		协助老年人取半坐位	5	4	3	2		
		颌下铺毛巾或纸巾	2	0	0	0		
		取下包裹胃管口的纱布，不污染管口	5	4	3	2		
		检查胃管是否在胃内，方法正确	10	8	6	4		
		向胃管内注入少量温开水，方法正确	3	2	1	0		
		注入流食或药液的方法正确、速度适宜	10	8	6	4		
		食量、温度适宜	3	2	1	0		
		再注入少许温开水	2	1	0	0		
		胃管末端反折约3cm	5	4	3	2		
		用纱布包裹胃管并夹闭，方法正确	6	4	2	1		
		胃管安放妥当	2	1	0	0		
		向老年人讲解注意事项	3	2	1	0		
操作后	8	整理床位	2	1	0	0		
		用物处理正确	2	1	0	0		
		记录及时、正确	2	1	0	0		
		洗手	2	0	0	0		
评价	9	老年人体位正确、舒适	3	2	1	0		
		动作轻稳、准确、安全、节力	3	2	1	0		
		关心老年人，随时观察老年人的反应	3	2	1	0		
总分	100							

知识 链接

　　吞咽障碍是由于下颌、双唇、舌、软腭、咽喉、食道括约肌或食道功能受损，不能安全、有效地把食物由口送到胃内以取得足够营养和水分的进食困难，表现为在进食后即刻或8～10秒内在咽部、胸骨后或剑突后的黏着、停滞感，严重时甚至不能咽下食物。

一、吞咽功能评定

　　吞咽功能可通过观察坐位时饮30mL温水的状态及时间进行评定。

1 分：可一口喝完水，且时间不超过 5 秒，无呛咳、停顿。

2 分：可一口喝完水，但时间超过 5 秒；或是分两次喝完，无呛咳、停顿。

3 分：能一次喝完水，但有呛咳。

4 分：分两次以上喝完水，且有呛咳。

5 分：常发生呛咳，难以把全部水喝完。

1 分为正常；2 分为可疑有吞咽障碍；3 分及 3 分以上则确定有吞咽障碍。

二、吞咽障碍的分类

吞咽障碍可分为两类：器质性吞咽障碍和功能性吞咽障碍。器质性吞咽障碍是由于进食通道出现异常引起的，主要包括头颈部癌症（如口腔癌、喉癌、食道癌等）手术切除；喉部及气管切开；化学物质烧灼伤等。功能性吞咽障碍主要由神经性疾病、痴呆、重症肌无力所致。即进食通道完整或基本完整，但参与进食活动的肌肉失去了神经控制，肌肉、骨骼运动不协调。

三、老年人常见吞咽障碍的相关因素

（一）神经系统疾病

1. 脑卒中

吞咽功能障碍是脑卒中老年人的常见并发症之一，其发生率高达16.0％～60.4％。

2. 失智

失智的老年人多伴有吞咽障碍。意识损害程度越重，吞咽障碍发生率越高。同样，认知功能越差，吞咽障碍的发生越多。

3. 帕金森病

研究显示，有52％的帕金森病老年人存在吞咽障碍。伴有吞咽障碍的帕金森病老年人生活质量会明显降低，主要表现为流涎、进食困难和呛咳。

（二）年龄

随着年龄的增长，老年人的生理功能会相应地减退。牙齿缺失、口腔敏感性减退、味觉和嗅觉改变、视力减退、目光注视与手的协调动作减退、独自进食、情绪抑郁等都可能引起吞咽障碍。

（三）食物形态

老年人是否发生吞咽障碍还与吞咽物的质地、黏度有关。摄入稀薄液体食物比黏稠的液体和均匀的膏状食物更容易引起吞咽障碍。

（四）体位

体位也是导致吞咽障碍的常见因素之一。平卧位时，胃内容物容易反流至口咽部经气管入肺。90°坐姿（即躯干垂直、头正中、颈轻度向前屈曲）对于有吞咽障碍的老年人来说是最佳的进食体位。侧卧位采用健侧卧位，利用重力的作用使食物主要集中在健侧口腔，减少了食物在偏瘫侧的残留。

四、吞咽障碍的照护

有吞咽障碍的老年人由于食物误吸进入气管导致继发性肺炎，反复出现肺部感染，严重者可发生呼吸衰竭或急性呼吸窘迫综合征，最终导致死亡；或者直接由于大块不易分解食物吸入气管造成机械性窒息，继而出现心跳、呼吸停止。此外，老年人可因食物摄入不足，造成水和电解质紊乱及其他营养成分缺乏而严重消瘦。吞咽障碍还可导致肌肉萎缩，进一步加重吞咽障碍的程度，构成一种不良循环。

（一）进食体位

体位因人、因病情而异。进食时应选择既有代偿作用又安全的体位。不能取坐位的老年人，取头部抬高30°仰卧位，头部前屈，偏瘫者需健侧肢体在下（见图5—2），该体位食物不易从口中漏出，有利于食物向舌根运送，从而减少鼻腔逆流及误吸的危险。颈部前屈也可预防误咽。

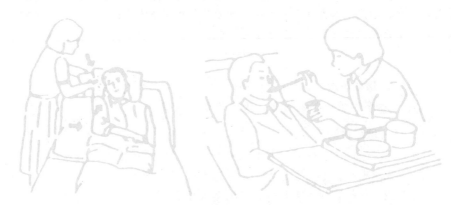

图5—2　右侧偏瘫老年人喂食正确体位

（二）食物入口位置

进食时，应将食物放在口腔中对食物最敏感且最适宜食物在口腔中保持及输送的位置。对偏瘫老年人来说，最佳位置是健侧舌后部或健侧颊部。此位置适用于部分或全部舌、颊、口、面部有感觉障碍的老年人及所有面、舌肌力量减弱的老年人。

（三）食物性质

食物的形态应根据吞咽障碍的程度及阶段来选择，遵循先易后难的原则。容易吞咽的食物特点是密度均匀、黏性适当、不易松散、通过咽喉与食道时易变形且很少残留于黏膜上。

（四）进食一口量和速度

一口量即最适于吞咽的每次摄入口量，正常人约为20mL。协助老年人进食时，一口量过多会从口中漏出或引起咽喉部残留导致误咽；过少则会因刺激强度不足，难以诱发吞咽反射。一般先从少量开始（3～4mL），然后酌情增加。为防止吞咽时食物被误吸入气管，在进食时，先嘱老年人吸足气，吞咽前及吞咽时憋气，这样可使声带闭合封闭咽喉部再吞咽，吞咽后咳嗽一下，将肺中气体排出，以喷出残留在咽喉部的食物残渣。每口进食量为20mL左右，每次间隔30秒左右，等前一口食物吞咽完全后再喂下一口，避免两次食物重叠入口的现象。

（五）重建进食习惯

尽量养成进食定时、定量的习惯。进食时，照护人员应叮嘱老年人集中注意力，细嚼慢咽，保持吞咽反射协调进行，避免呛咳。若出现呛咳现象，照护人员应立即停止喂食，协助老年人取侧卧位，鼓励其咳嗽并协助轻叩胸背部将食物颗粒咳出。

（六）心理康复

吞咽甚至障碍者多同时伴有不同程度的肢体偏瘫、失语或语言不清等，易出现烦躁、易怒和抑郁情绪，有的甚至拒绝进食。所以，在进行饮食训练时应针对不同老年人的性格特点、文化程度和社会阅历等进行有的放矢的心理疏导，做好老年人及其家属的思想工作，使他们理解吞咽机理，掌握训练方法，积极主动地配合训练。

项目小结

"吞咽障碍老年人照护"项目包括饮食种类认知、鼻饲饮食照护两个任务，说明了吞咽功能的评定、吞咽障碍的分类及老年人发生吞咽障碍的相关因素。其中，在饮食种类认知中，重点介绍了基本饮食、治疗饮食的种类、特点、适用对象和使用方法；在鼻饲饮食照护中，说明了鼻管喂食的照护措施及注意事项。重点需要掌握鼻饲饮食的照护。

● **重要概念**

吞咽障碍　基本饮食　治疗饮食　鼻饲

● **课后讨论**

1. 对有吞咽障碍的老年人应采取怎样的照护方法？
2. 基本饮食有哪几类？分别适用于哪些老年人？
3. 为老年人采用鼻饲的前提条件是什么？

● **课后自测**

一、选择题

1. 老年人常见吞咽障碍的相关因素不包括（　　）。

　　A. 神经系统疾病　　B. 性别　　　　　C. 年龄　　　　　D. 体位

2. 不能坐起的老年人进食时，应将上半身抬高（　　），以防误咽。

　　A. 20°～30°　　　　　　　　　　　　B. 30°～50°

　　C. 10°～30°　　　　　　　　　　　　D. 20°～50°

3. 下列不属于半流质饮食特点的是（　　）。

　　A. 刺激性小　　　　　　　　　　　　B. 纤维素含量少

　　C. 易于吞咽　　　　　　　　　　　　D. 易于消化和吸收

4. 不能长期单独采用流质饮食的原因是（　　）。

　　A. 影响老年人的消化、吸收　　　　　B. 影响老年人的食欲

　　C. 次数太多　　　　　　　　　　　　D. 所含热量及营养不足

5. 流质饮食适用于（　　）。

　　A. 高热、口腔疾患老年人

　　B. 急性胃肠炎患者，食道狭窄患者。

　　C. 咀嚼不便者

　　D. 术后恢复期老年人

6. 胃管喂食量每次不超过200mL，间隔时间不少于（　　）。

　　A. 1小时　　　　　　B. 2小时　　　　　C. 3小时　　　　　D. 4小时

7. 胃管喂食前后注入温开水的目的是预防（　　）。

　　A. 感冒咳嗽

　　B. 鼻饲饮食在管内积存变质，造成胃肠炎或堵塞管腔

C. 老年人口渴

D. 冷水刺激胃肠道

8. 鼻饲时适宜的温度是（   ）。

A. 33℃～35℃　　　　　　　B. 41℃～42℃

C. 38℃～40℃　　　　　　　D. 43℃～44℃

9. 每次鼻饲前应用（   ）温开水冲洗管道。

A. 20mL　　　　B. 50mL　　　　C. 10mL　　　　D. 40mL

10. 鼻饲时，下列操作不妥当的是（   ）。

A. 应检查胃管是否通畅

B. 需检查胃管是否在胃内时，可向管内注入少量温开水

C. 每次鼻饲量不超过200mL

D. 灌入药物时，应先将药物研碎溶解

二、简答题

1. 简述基本饮食和治疗饮食的种类。

2. 流质饮食的适用人群有哪些?

3. 进行鼻饲饮食的目的是什么?

三、案例分析

徐爷爷，68岁，因车祸导致全身瘫痪，他心里很难受，拒绝进食。家人及工作人员开导均无效。

请分析：

(1) 照护人员最适合采用何种方法满足徐爷爷的营养和治疗需要?

(2) 采用这种操作方法时应注意什么?

教学做一体化训练

排便异常老年人照护

知识目标

1. 能够说出常见排便异常的类型
2. 能够复述导致便秘的原因、症状及便秘老年人的照护措施
3. 能够简述导致大便失禁的原因、症状及排便失禁老年人的照护措施
4. 能够简述结肠造瘘老年人的照护措施

能力目标

1. 能够正确照护便秘老年人
2. 能够正确照护排便失禁老年人

便秘老年人照护

李爷爷，78岁，有近30年的高血压病史，6年前因脑梗死住院治疗，出院后生活尚能自理，长期服用降压药，近期自理状况欠佳，卧床一月余。今日上午照护人员小李为李爷爷做晨间照护时，已经四天没有排便的李爷爷说有排便感觉，小李协助李爷爷到卫生间，但历时20分钟，未能成功排便。小李测量李爷爷生命体征：脉搏86次/分钟、呼吸16次/分钟、血压168/96mmHg，观察其精神状态尚好。小李通知医生对李爷爷进行检查，医嘱：腹部按压协助排便，如果不成功，必要时给予开塞露直肠给药，以软化粪便、润滑肠壁、刺激肠蠕动，促进排便。

任务描述

根据上述情境，请给予李爷爷适宜的照护。

相关知识

便秘（Constipation）是老年人常见的复杂症状，主要是指排便次数减少、粪便量减少、粪便干结、排便不畅或困难。照护人员必须结合老年人平时的排便习惯、粪便的性状、排便有无困难等情况做出有无便秘的判断。若便秘持续时间超过6个月即为慢性便秘。

便秘在60岁以上老年人群中的发生率高达28%～50%，老年人因为便秘到医院就诊的比例不高，多数老年人根据排便是否有疼痛感、粪便是否干硬、排便是否困难等来判断便秘。便秘常表现为：便意少，大便排出困难，排出时间和排便间隔时间延长；大便干结，排便有不净感；伴有腹痛或腹部不适。部分老年人还伴有失眠、烦躁、多梦、抑郁、焦虑等精神心理障碍。由于粪质干燥，排便费力导致肛裂、出血，日久可引起痔疮。

便秘从病因上可分为器质性和功能性两类。

（一）器质性便秘

(1)肠管器质性病变：肿瘤、炎症或其他原因引起的肠腔狭窄或梗阻。

(2)内分泌或代谢性疾病：糖尿病、甲状腺功能低下、甲状旁腺疾病等。

(3)神经系统疾病：中枢性脑部疾患、脑卒中、多发性硬化、脊髓损伤及周围神经病变等。

(4)系统性疾病：硬皮病、红斑狼疮等。

(5)肠管平滑肌、结肠神经肌肉病变：假性肠梗阻、先天性巨结肠、巨直肠等。

(6)药物性因素：铁剂、阿片类药物、抗抑郁药、抗帕金森病药、钙通道拮抗剂、利尿剂、抗组胺药等。

（二）功能性便秘

功能性便秘成因尚不明确，其发生与多种因素有关。

(1)因进食量少、食物缺乏纤维素、水分不足等，对结肠运动的刺激减少。

(2)排便习惯的影响。

(3)因工作紧张、生活节奏过快、精神因素等干扰了正常的排便习惯。

(4)结肠运动功能紊乱所致，常见于肠易激综合征，系由结肠及乙状结肠痉挛引起，除便秘外同时有腹痛或腹胀情况，部分老年人可表现为便秘与腹泻交替。

(5)腹肌及盆腔肌张力不足，排便推动力不足，难以将粪便排出体外。

(6)滥用泻药，形成药物依赖，造成便秘。

（一）健康教育

照护人员应帮助老年人正确认识维持正常排便的意义，获得有关排便的知识和技巧。

（二）养成良好的排便习惯

照护人员应指导老年人选择适合自身的排便时间和姿势。理想的排便时间是饭后，以早餐后排便为最佳。每天固定在此时间排便，不随意使用缓泻剂及灌肠等方法来缓解便秘。排便时，照护人员应叮嘱老年人要注意力集中，不能边看书报边排便。

（三）合理安排膳食

照护人员应建议老年人平时多饮水，多摄取可促进排便的食物和饮料，如多食用蔬菜、水果、粗粮等高纤维食物及有润肠作用的蜂蜜、香蕉等。

（四）适当的体力活动

照护人员应根据老年人的实际情况拟订规律的活动计划，如散步、做操、打太极拳等。卧床老年人可进行床上活动，指导其进行增强腹肌和盆底部肌肉张力的运动，以增强肠道蠕动，促进排便。

（五）可采用腹部按摩法

详见本任务第三部分"腹部按摩法"。

（六）药物辅助

对于严重便秘的老年人，照护人员可遵医嘱给予口服缓泻药物或采用开塞露、甘油栓、肥皂栓进行简易通便、人工取便，或者协助护士采取灌肠法解除便秘。

三、腹部按摩法

腹部按摩法可预防老年人发生便秘，帮助轻度便秘老年人顺利排便。消化道由口腔、咽、食道、胃、小肠、大肠（末端通肛门）组成。整个大肠围绕在小肠周围，即由右下腹的盲肠起始，向上行叫升结肠直升到右上腹，然后转向左侧，经肚脐的上方横贯上腹称横结肠，到达左上腹后再转向下称降结肠直到左下腹，再成乙字状，故称乙状结肠（可存储粪便），再接续结肠的末端叫直肠，其终段是肛管、肛门，最后通向体表。故按大肠走向，围着肚脐自右下腹开始做大圈的顺时针按摩即可通便。

（一）准备工作

(1)自身准备：着装整洁，戴好口罩，洗净并温暖双手。

(2)环境准备：温暖、安全、舒适，关闭门窗。

(3)老年人准备：做好解释、沟通工作。

（二）操作程序

(1)向老年人介绍腹部按摩促进排便的方法。

(2)协助老年人仰卧。

(3)将食指、中指、无名指放于老年人腹部左侧与肚脐平行处。

(4)由上向下按顺时针（见图6—1）做螺旋形按摩5～10分钟（促使降结肠内的粪便向下移动至直肠，便于排出粪便）。

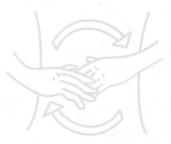

图6—1　腹部按摩方向

(5)洗手，做好记录。

（三）注意事项

(1)操作前后要认真洗净并温暖双手，以使老年人感觉舒适。

(2)腹部按摩要采取顺时针方向，需要一定力度，以老年人能够耐受为宜。

四、开塞露通便

（一）准备工作

(1)自身准备：洗净双手，戴口罩，准备物品。

(2)环境准备：温暖、安全、舒适，关闭门窗。

(3)物品准备：根据情况准备 20mL 开塞露 1 支，指套或橡胶手套，卫生纸等。

（二）操作程序

(1)携开塞露至床前，向老年人解释开塞露通便的目的和过程，征得老年人的同意。

(2)取下开塞露的瓶帽，无瓶帽者可将封口端剪去，先挤出少许药液于卫生纸上，滑润开口处。

(3)协助老年人取左侧卧位，脱裤于臀下，一手分开老年人臀裂暴露肛门，另一手将开塞露的细端全部轻轻插入肛门内，然后挤压开塞露将药液全部挤入直肠内，退出开塞露药瓶，为老年人擦净肛门处，嘱老年人尽量保留 5～10 分钟，以刺激肠道蠕动、软化粪便，达到通便目的。见图 6—2。

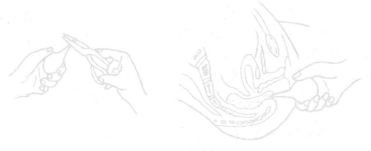

图 6—2 开塞露通便法

(4)操作后整理用物，洗净双手，必要时协助老年人排便，记录用药情况和老年人用药后的排便情况。

（三）注意事项

(1)在冬季，使用开塞露前保证其温度在 36℃左右。

(2)开塞露药液挤入直肠后，应避免其随即漏出，以免影响效果。

五、人工取便法

对于身体虚弱、腹部肌肉无力，发生顽固性便秘或粪便嵌顿的老年人，在使用各种通便方法无效时，可采用人工取便法。

（一）准备工作

（1）自身准备：洗净双手，戴口罩，准备物品。

（2）环境准备：温暖、安全、舒适，关闭门窗。

（3）物品准备：指套或橡胶手套、滑润油、卫生纸、便盆、尿垫等。

（二）操作程序

（1）向老年人解释人工取便的目的和过程，取得老年人的配合。

（2）协助老年人取左侧卧位，脱下裤子至大腿部，暴露肛门，臀下垫尿垫。

（3）一手戴好橡胶手套（或指套），将食指用滑润油涂抹后，按压老年人肛门边缘，嘱老年人深呼吸以放松腹肌，待肛门松弛时，手指轻柔地插入肛门内，触及到干硬的粪块后，机械地破碎粪块，沿直肠内壁一侧轻轻地抠出，由浅入深地取出嵌顿的粪便。

（4）取便后，脱下手套，用温水为老年人洗净肛门，可热敷肛门周围20～30分钟。

（5）整理用物，洗净双手，必要时记录取便的情况。

（三）注意事项

（1）心脏病患者、脊椎受损者用人工取便易刺激其迷走神经，须特别留意。操作时，如果老年人出现面色苍白、心悸、头昏、出汗等不适，应立即停止操作。

（2）操作时动作要轻柔，避免损伤直肠黏膜。

（3）取便后应为老年人洗净肛门处，局部热敷20～30分钟，以促进肛门括约肌的回缩。

同 步 训 练

根据情境导入中的案例，给予李爷爷开塞露通便。教师示教后，学生分组训练。开塞露通便操作评分标准详见表6—1。

表6—1 开塞露通便操作评分标准

项目	分值	操作要求	评分等级				得分	备注
			A	B	C	D		
仪表	5	仪表端庄，服装整洁，无长指甲	5	4	3	2		
评估	10	自理能力，合作程度	3	2	1	0		
		便秘情况	4	3	2	1		
		语言内容恰当，态度和蔼	3	2	1	0		
操作前	5	按需要备齐用物，放置合理	2	1	0	0		
		解释操作的目的、方法、注意事项及配合要点	3	2	1	0		
操作过程	62	老年人体位舒适、安全	4	3	2	1		
		关闭门窗	2	0	0	0		
		核对药品（开塞露）	2	0	0	0		
		协助老年人左侧卧位	4	0	0	0		
		脱裤于臀下	2	1	0	0		

续前表

项目	分值	操作要求	评分等级				得分	备注
			A	B	C	D		
		取下开塞露瓶帽	2	0	0	0		
		挤出少量药液润滑瓶颈端（不污染）	4	3	2	1		
		一手分开臀裂，方法正确	4	3	2	1		
		瓶端插入肛门内，方法正确（若造成损伤则不及格）	12	10	8	6		
		插入深度适宜	6	3	0	0		
		将全部药液挤压入肛门内（有漏药液者为D）	6	4	2	0		
		退出开塞露瓶	2	0	0	0		
		为老年人擦净肛门处	3	0	0	0		
		协助老年人穿好裤子	3	0	0	0		
		指导老年人休息片刻后再排便	6	3	0	0		
操作后	9	协助老年人取舒适卧位	4	2	0	0		
		整理床位	2	1	0	0		
		洗手，记录老年人的排便情况	3	1	0	0		
评价	9	动作轻稳、准确、安全、节力	3	2	1	0		
		床单整洁，衣服平整	3	2	1	0		
		关心老年人，随时观察老年人的反应	3	2	1	0		
总分	100							

任务二

腹泻及排便失禁老年人照护

情境导入

王爷爷，75岁，有近30年的高血压病史，6年前因脑梗死住院治疗，出院后生活尚能自理。近期自理状况欠佳，入住某养老机构。照护人员小李发现王爷爷经常出现因不由自主地排便而弄脏内衣裤的现象。

根据上述情境，请给予王爷爷适宜的照护措施。

相关 知识

腹泻（Diarrhea）是一种常见症状，俗称"拉肚子"，是指排便次数明显变多，粪质稀薄，水分增加，每日排便量超过 200g，或含未消化食物、脓血、黏液等。腹泻常伴有排便急迫感、肛门不适、失禁等症状。腹泻分急性和慢性两类。急性腹泻发病急剧，病程为 2～3 周。慢性腹泻指病程在 2 个月以上或间歇期为 2～4 周的复发性腹泻。

排便失禁（Bowel Incontinence）是指每天至少 2 次或 2 次以上不可控制的排便和排气，这是一种由各种原因引起的具有多种病理、生理基础的症状。老年人的发生率约为 1%，通常发生于机体较虚弱的状态下，同时常存在小便失禁，一般女性多于男性。

一、腹泻老年人的照护措施

腹泻表现为粪便松散或呈液体状，伴有腹痛、肠痉挛、疲乏、恶心、呕吐、肠鸣等症状，患者有急于排便的需要和难以控制的感觉。饮食不当或使用泻剂不当、情绪紧张、胃肠道疾患、某些内分泌疾病（如甲亢等）均可导致肠蠕动增加，发生腹泻。

（一）密切观察

照护人员应注意观察老年人排便的次数，排出粪便的颜色及有无脓血、黏液、寄生虫等，必要时留取标本送检。若老年人有口渴、尿少等脱水的表现，照护人员应及时报告护士或医生；若疑为肠道传染病，应注意尽早隔离。

（二）遵医嘱协助服药

医生对老年人的情况做出明确诊断后，照护人员应协助老年人按医嘱进行药物治疗。

（三）注意休息

老年人腹泻时常体力较弱，照护人员应叮嘱老年人注意休息，减少活动，必要时卧床。在生活方面需给予周到的照顾，如厕时应根据老年人的需要提供必要的帮助，如搀扶、清洁局部等；对不能下床的老年人应协助其床上排便，以减轻体力的消耗。

（四）膳食调理

腹泻期间，肠黏膜充血，肠蠕动加快，消化、吸收紊乱。此时，老年人宜食用无油少渣、易消化的流食，如米粉、细面条等，应少食多餐，勿食用油腻、辛辣、生冷、坚硬、富含粗纤维的食物，禁食油炸食品；暂停饮用牛奶、豆浆等，以免引起腹胀。对于腹泻较严重的老年人，鼓励其适当多饮水，采用多次少量的方法，防止脱水。严重腹泻时可暂禁食。

（五）皮肤清洁护理

照护人员应注意保持老年人皮肤的清洁与干燥，老年人每次便后要及时清洗会阴及臀部，更换脏衣物，以免排泄物刺激局部皮肤，必要时可在肛周涂油膏以保护局部皮肤。

（六）保暖

老年人腹泻期间，照护人员应注意其腹部的保暖，这有利于老年人恢复健康。

（七）健康教育

照护人员应向老年人讲解有关腹泻的知识，指导老年人注意饮食卫生，养成良好的卫生习惯。

二、排便失禁老年人的照护措施

排便失禁可表现为不同程度的排便和排气失控，轻症排便失禁老年人对排气和液体性粪便的控制能力丧失，其内裤偶尔被弄脏；重症排便失禁老年人对固体性粪便也无控制能力，表现为肛门频繁地排出粪便，如果老年人能够迅速找到厕所，则可以避免弄脏衣裤。排便失禁老年人常因肛门、会阴区长期潮湿不洁，污染衣裤、床单等而影响生活质量和身心健康。大便性状的改变、肠容量或顺应性异常、直肠感觉异常、括约肌或盆底功能异常均可导致排便失禁。

（一）心理支持与安慰

老年人会因排便失禁而感到自卑、羞愧或感觉抑郁等。照护人员要充分尊重并理解老年人，用全面周到的照顾、关心体贴的语言、熟练的照护技巧，帮助其树立康复的信心。

（二）皮肤护理

排便失禁对老年人肛周皮肤刺激较大，易导致局部皮肤破损，如皮疹、压疮等。故老年人每次排便后，照护人员应及时用温水洗净其肛门周围及臀部皮肤，并用柔软的干毛巾轻轻擦干，保持肛门周围皮肤的清洁和干燥，必要时可局部涂鞣酸软膏以保护皮肤，避免破损感染；随时更换被弄脏的衣裤和被单。

（三）帮助重建控制排便的能力

照护人员应了解老年人的排便时间、规律，定时给予便器，促使老年人按时排便；教会老年人进行肛门括约肌及盆底部肌肉收缩锻炼。照护人员可指导老年人取立、坐或卧位，试做排便动作，先慢慢收缩肌肉，再慢慢放松，每次10秒钟，连续10次，每日数次，以老年人感觉不疲乏为宜。

（四）室内经常通风

老年人居住的室内应经常通风，以保持空气清新，通风的时间可根据室内外温差的大小、室外风力的大小及室内空气污染的程度进行调节。

同 步 训 练

根据情境导入中的案例，给予排便失禁的王爷爷适宜的照护措施。学生分组讨论。

任务三

结肠造瘘老年人照护

情境导入

林爷爷，73岁，3年前因直肠癌进行手术治疗，有结肠造瘘口，林爷爷生活自理状况较好时可自行更换便袋。近期，林爷爷自理能力下降，其家人聘请居家养老照护人员小李照护林爷爷。

任务描述

根据上述情境，请帮助林爷爷更换结肠造瘘口便袋。

相关 知识

结肠造瘘是指由于结肠病变，经外科手术切除病变组织后，将近端结肠固定于腹壁外，粪便由此排出体外，又称人工肛门或假肛。结肠造瘘持续时间一般较长，甚至终生，故为此类老年人提供精心、周到的护理尤为重要。

一、结肠造瘘老年人的照护措施

（1）选择合适的造口袋，及时更换结肠造瘘口的便袋，使老年人舒适。除使用一次性造口袋外，造口袋平时要勤倒、勤洗。当便袋内的粪便超过1/3时，照护人员应及时取下便袋倾倒，并更换清洁便袋。取下的污便袋清洗干净后，可用1.5%氯己定溶液浸泡30分钟后洗净备用。

（2）腹部的护肤片应每2周更换一次，若脱落或被粪便污染时，照护人员应及时报告医护人员并更换。

（3）老年人应膳食均衡，定时进餐，进食容易消化的食物，避免生冷、辛辣等刺激性食物，少吃粗纤维或容易胀气的食物，如洋葱、韭菜、黄豆等；养成定时排便的习惯；注意饮食卫生，避免腹泻。

(4)老年人宜选择宽松、舒适、柔软的衣裤,以免衣裤过紧压迫、摩擦造瘘口引起出血。

(5)指导老年人进行日常活动时,避免过于用力的动作,以免形成造口旁疝或造口脱垂。

(6)注意观察老年人的排便情况,若发现排便困难、造瘘口狭窄等情况,照护人员应及时报告护士或医生。

二、更换结肠造瘘口便袋

更换清洁的结肠造瘘口便袋,可使老年人感觉舒适并预防并发症。

(一)准备工作

(1)自身准备:衣帽整洁,洗净并温暖双手,戴口罩。

(2)环境准备:温暖、安全、舒适,关闭门窗。

(3)物品准备:一次性便袋或清洁的造口袋、温水、毛巾、卫生纸、橡胶单、治疗巾或尿布、便盆等。

(二)操作程序

(1)向老年人解释更换结肠造瘘口便袋的目的和方法,征得老年人同意。

(2)暴露造瘘口部位,铺橡胶单、治疗巾(或尿布)于造瘘口侧下方。

(3)打开便袋与腹部护肤环连接处的扣环,取下便袋放于便盆里。

(4)用柔软的卫生纸擦净人工肛门周围的皮肤,再用温水清洗局部皮肤并擦干,观察造瘘口周围的皮肤情况。

(5)将清洁的便袋与腹部护肤环连接,扣紧扣环后用手向下牵拉便袋,确认便袋固定牢固,再用弹性腰带将便袋系于腰间。

(6)协助老年人整理衣物。

(7)正确处理污物。洗手,做好记录。

(三)注意事项

(1)便袋内粪便超过1/3时应及时取下便袋倾倒,更换清洁便袋。

(2)清洁造瘘口周围皮肤后一般不必使用护肤品,以免影响护肤片的黏性。

(3)操作动作要轻、稳,避免污染床单和周围环境。

同步训练

根据情境导入中的案例,帮助林爷爷更换结肠造瘘口便袋。教师示教后,学生分组训练。更换结肠造瘘口便袋操作评分标准详见表6—2。

表6—2　　　　　　　　　　更换结肠造瘘口便袋操作评分标准

项目	分值	操作要求	评分等级				得分	备注
			A	B	C	D		
仪表	5	仪表端庄,服装整洁,无长指甲,戴口罩	5	4	3	2		
评估	10	老年人的病情及结肠造瘘口与便袋情况	3	2	1	0		

续前表

项目	分值	操作要求	评分等级				得分	备注
			A	B	C	D		
		解释操作方法	4	3	2	1		
		语言内容恰当，态度和蔼	3	2	1	0		
操作前	7	洗手	2	0	0	0		
		按需要备齐用物，放置合理	3	2	1	0		
		整理环境，关闭门窗	2	1	0	0		
操作过程	61	保持环境清洁、舒适	2	1	0	0		
		注意老年人的安全，认真核对应更换便袋的大小	4	3	2	1		
		老年人体位舒适（坐位或仰卧位）	4	3	2	1		
		解开衣裤，暴露造瘘口处	2	1	0	0		
		将橡胶单、治疗巾铺于造瘘口处身下	2	0	0	0		
		分离便袋与护肤环	6	4	2	1		
		擦洗造瘘口周围污渍	6	4	2	1		
		更换清洁便袋，并与腹部护肤环连接	12	8	6	2		
		扣紧扣环	4	3	2	1		
		牵拉便袋确认连接牢固	6	5	4	3		
		随时询问老年人的感受	5	3	1	0		
		擦净更换处皮肤	2	1	0	0		
		固定便袋于腹部	4	3	2	1		
		穿好衣裤（操作中不得污染床单、衣裤）	2	1	0	0		
操作后	8	协助老年人取舒适体位，整理床单	4	3	2	1		
		整理用物，洗手，做好记录	4	3	2	1		
评价	9	动作轻稳、准确、节力	2	1	0	0		
		老年人结肠造瘘口处皮肤清洁、无异味	2	1	0	0		
		随时观察老年人的反应，使老年人体位安全、舒适	5	4	3	2		
总分	100							

知识 链接

排便是人体基本的生理需要，排便次数因人而异。一般成人每天排便1～3次，若排便超过3次/天或每周少于3次，应视为排便异常。正常大便颜色多呈黄褐色或棕黄色，柔软成形，有少量黏液，平均量为100～300g/天，其内容物主要为食物残渣、脱落的大量肠上皮细胞、细菌及机体代谢后的废物。粪便的颜色和量与摄入食物的种类和量有关，有时会受到药物的影响。粪便气味因膳食种类而异，强度主要由腐败菌的活动性及动物蛋白质摄入的量所决定。

项目小结

"排便异常老年人照护"项目包括便秘老年人照护、腹泻及排便失禁老年人照护、结肠造瘘老年人照护三个任务。本项目主要内容包括老年人常见各种排便异常的原因、表现、照护措施等。重点需要掌握各种排便异常的照护措施。

教学做一体化训练

● **重要概念**

便秘　腹泻　排便失禁

● **课后讨论**

1. 对于便秘的老年人应给予哪些照护措施?

2. 对于腹泻的老年人应给予哪些照护措施?

3. 对于排便失禁的老年人应给予哪些照护措施?

4. 如何照护结肠造瘘的老年人?

● **课后自测**

一、选择题

1. 一般成人每天排便（　　　）次。

    A. 0~1　　　　　B. 0~2　　　　　C. 1~3　　　　　D. 2~5

2. 排便超过（　　　）次/天应视为排便异常。

    A. 1　　　　　　B. 2　　　　　　C. 3　　　　　　D. 4

3. 排便每周少于（　　　）次，应视为排便异常。

    A. 1　　　　　　B. 2　　　　　　C. 3　　　　　　D. 4

4. 便秘超过（　　　）个月即为慢性便秘。

    A. 3　　　　　　B. 4　　　　　　C. 5　　　　　　D. 6

5. 关于腹部按摩法，以下说法不正确的是（　　　）。

    A. 顺时针按摩　　　　　　　　　B. 逆时针按摩

    C. 做螺旋形按摩　　　　　　　　D. 按摩5~10分钟

6. 关于开塞露通便，以下说法不正确的是（　　　）。

    A. 协助老年人取左侧卧位

    B. 协助老年人取右侧卧位

    C. 叮嘱老年人尽量保留5~10分钟

    D. 挤出少许药液于卫生纸上，润滑开塞露开口处

7. 关于帮助排便失禁老年人重建控制排便的能力，以下说法不正确的是（　　　）。

    A. 了解老年人的排便时间、规律，定时给予便器，促使老年人按时排便

    B. 指导老年人进行肛门括约肌及盆底部肌肉收缩锻炼

C. 指导老年人取立、坐或卧位，试做排便动作，先慢慢收缩肌肉，再慢慢放松

D. 肛门括约肌及盆底部肌肉收缩锻炼的次数越多越好

8. 关于结肠造瘘老年人照护，以下说法不正确的是（　　）。

A. 当便袋内的粪便超过 1/3 时，应及时取下便袋倾倒，并更换清洁便袋

B. 老年人进行日常活动时，避免过于用力的动作

C. 腹部的护肤片应每 4 周更换一次

D. 老年人应少吃粗纤维或容易胀气的食物

二、简答题

1. 对便秘老年人最常用的非药物照护措施是什么？

2. 照护腹泻老年人时有哪些注意事项？

3. 照护结肠造瘘老年人时有哪些注意事项？

4. 如何正确地为结肠造瘘老年人更换便袋？

三、案例分析

　　赵爷爷，76 岁，主诉 5 天未排便，腹部疼痛，经查体发现赵爷爷左下腹有肠形。医嘱给予开塞露通便。

　　请分析：

　　(1) 应如何遵医嘱使用开塞露为赵爷爷通便？有哪些注意事项？

　　(2) 对于便秘的老年人，照护人员应给予哪些照护措施？

教学做一体化训练

项 目 七

排尿异常老年人照护

学 习
目 标

知识目标

1. 能够说出尿失禁的原因、症状
2. 能够简述尿失禁老年人的照护措施
3. 能够说出尿潴留的原因、症状
4. 能够简述尿潴留老年人的照护措施
5. 能够简述留置导尿老年人的照护措施

能力目标

1. 能够给予尿失禁老年人适宜的照护措施
2. 能够给予尿潴留老年人适宜的照护措施

尿失禁老年人照护

　　江爷爷，86岁，日常生活不能自理。今日上午照护人员小李为江爷爷做晨间照护时，发现江爷爷不由自主地排尿，弄湿了内裤。

任务描述

根据上述情境，请判断江爷爷可能出现了什么情况，并给予其适宜的照护。

相关 知识

尿失禁（Urinary Incontinence）是指排尿失去控制，使尿液不自主地经尿道流出。

一、尿失禁的原因及类型

　　尿失禁可发生于各年龄组的老年人，以高龄老年人更为常见，女性发生率高于男性。由于老年人尿失禁较多见，使得人们误以为尿失禁是衰老过程中不可避免的自然后果。事实上，老年人尿失禁的原因很多，其中有许多原因是可控制或可避免的。尿失禁不是衰老的正常表现，也不是不可逆的，应寻找原因，采取合理的治疗方法，减轻或改善尿失禁症状。

　　（一）真性尿失禁

　　真性尿失禁老年人失去控制尿液的能力，无任何预感，尿液自动从尿道口流出，而膀胱无尿积存。真性尿失禁多见于昏迷、截瘫的老年人，或者因外伤、手术等原因使膀胱、尿道括约肌损伤或支配括约肌的神经损伤而导致括约肌失去功能。

　　（二）假性尿失禁

　　假性尿失禁又称为充溢性尿失禁，是指膀胱内积有大量尿液，膀胱内压力大于尿道括约肌的阻力，从而导致尿液从尿道口不断流出或滴出。当膀胱压力减轻时，排尿即停止，而膀胱仍呈涨满状态。其原因是脊髓初级排尿中枢活动受抑制，膀胱充满尿液，内压增高，迫使少量尿液流出。

（三）压力性尿失禁

压力性尿失禁是指由于尿道括约肌功能不全，在一般情况下尚能控制尿液，当腹压增高超过尿道括约肌的阻力时，如咳嗽、大笑、打喷嚏或搬动重物使腹肌收缩、腹内压升高，导致少量尿液不自主地排出。压力性尿失禁多见于中老年女性，主要由膀胱括约肌张力减小、骨盆底部肌肉及韧带松弛、肥胖等引起。

二、尿失禁老年人的照护措施

（一）心理安慰与支持

无论何种原因引起的尿失禁，均会给老年人的心理造成很大的负面影响，如感到困窘、恐惧，甚至产生自卑或自我厌恶等反应；同时，尿失禁也给老年人的生活带来许多不便。因此，照护人员在照顾老年人的过程中，要充分尊重、理解和关心老年人，给予安慰、开导和鼓励，帮助老年人树立信心，促进康复。

（二）保持皮肤的清洁与干燥

尿失禁常因尿液的浸渍而致臀部及会阴部皮肤发生皮疹、溃疡或感染，若不及时处理可导致严重并发症。保持皮肤清洁的首选方法是及时用温水洗净会阴部和臀部，并用柔软的毛巾轻轻擦干；同时勤换衣裤、床单、尿垫等，以保持局部皮肤清洁干燥，减少异味。

对长期卧床的老年人，要选择合适的尿垫，尿垫以吸湿性强、透气良好、柔软的棉织品为宜。另外，可以依据老年人的特点选择一次性纸尿垫、尿垫短裤或纸尿裤等，这些护理用品具有吸水性强、对皮肤刺激性小、不限制活动、耐久性好的特点，但纸制品透气性较差，不宜长期使用。

（三）外部引流

必要时，应用接尿装置引流尿液（见图 7—1、图 7—2）。女性可用女式尿壶紧贴外阴部接取尿液；男性可用尿壶接尿，也可用阴茎套连接集尿袋接取尿液，但此法不宜长时间使用，每天要定时取下阴茎套和尿壶，清洗会阴部和阴茎，并将局部暴露于空气中。

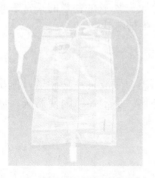
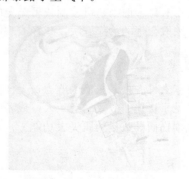

图 7—1　男用集尿袋　　　　**图 7—2　女用集尿袋**

（四）重建正常的排尿功能

排尿功能的训练是尿失禁老年人重要的康复措施。训练时要制订合理的计划，并持之以恒。照护人员要协助老年人养成规律的排尿习惯，合理安排排尿时间，无论是有尿还是无尿，刚开始时白天每隔 1～2 小时排尿一次，夜间每隔 4 小时排尿一次。排尿后用手按压下腹部，以排空膀胱残余尿液，但注意用力要适度。坚持一段时间后，可逐渐延长排尿间隔时间，进一步促进老年人正常排尿功能的恢复。

（五）摄入适量的液体

如果老年人病情允许（肾衰竭、心肺疾患除外），照护人员可鼓励老年人多饮水，以增加对膀胱的刺激，促进排尿反射的恢复，预防泌尿系统感染。液体的摄入量一般控制在白天 1 500～2 000mL，老年人入睡前应适当限制饮水，以免夜间尿量增多，影响睡眠。

（六）肌肉力量的锻炼

照护人员可指导老年人进行骨盆底部肌肉的锻炼，以增强控制排尿的能力。具体方法是老年人取立、坐或卧位，试做排尿或排便动作，先慢慢收紧盆底肌肉，再缓缓放松，每次 10 秒左右，连续 10 遍，每日进行数次，以不觉疲乏为宜。在病情许可的情况下，可做抬腿运动或下床走动，增强腹部肌肉的力量。

（七）导尿术留置导尿

对长期尿失禁的老年人，可行导尿术留置导尿，避免尿液浸渍刺激皮肤，发生皮肤破溃。应定时排放尿液以锻炼膀胱壁肌肉张力，恢复膀胱的正常生理功能。

三、留置导尿老年人的照护

留置导尿是在导尿后，将导尿管留在膀胱内，引流出尿液的方法。留置导尿常用于长期昏迷、瘫痪或前列腺增生、排尿困难的老年人，由医护人员插入导尿管。

（一）留置导尿老年人的照护措施

(1)保持引流管通畅。留置导尿管应放置妥当，避免受压、扭曲、堵塞等造成的引流不畅以致泌尿系感染。照护人员为老年人翻身、活动身体时，应注意导尿管固定的部位不要松脱。

(2)妥善固定引流管和集尿袋。引流管的长度要适宜，以老年人能自如翻身但引流管尾端不会浸入尿液为度。集尿袋固定时不得超过膀胱高度并避免受压，防止尿液反流导致感染。老年人离床活动时，用胶布将导尿管远端固定在大腿上，以防导尿管脱出；集尿袋应妥善固定，见图 7—3。当老年人卧床时，集尿袋可固定在床旁易于检查但又较为隐蔽的适当位置，见图 7—4。

(3)保持会阴部的清洁。每日用温水擦拭会阴部，必要时用消毒棉球擦拭尿道口及周围皮肤，以防感染。

(4)鼓励老年人多饮水和进行适当的活动，以预防泌尿系统感染和结石的形成。

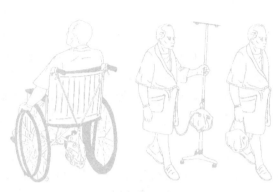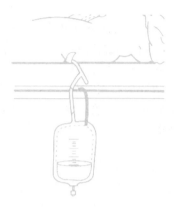

图7—3 站立时妥善固定引流管及集尿袋　　　图7—4 卧床时妥善固定集尿袋

（5）训练膀胱反射功能。定时夹闭或开放引流管，一般每4小时开放一次，使膀胱定时充盈和排空，促进膀胱功能的恢复。

（6）及时排空并每日定时更换集尿袋，记录尿量。更换集尿袋时，引流管应始终低于老年人会阴部，不可将引流管末端抬高，防止尿液反流。橡胶导尿管需每周更换1次，硅胶导尿管可酌情延长更换周期。

（7）注意倾听老年人的主诉并观察尿液情况。照护人员发现尿液混浊、沉淀、有结晶时，应及时报告护士或医生，必要时每周进行1次尿常规检查。

（二）更换集尿袋技术

1. 准备工作

（1）自身准备：衣帽整洁，洗净并温暖双手，戴口罩。

（2）环境准备：温暖、舒适、无对流风，关闭门窗。

（3）物品准备：一次性无菌集尿袋1个、棉签、消毒液、清洁纸巾、血管钳等。

2. 操作程序

（1）携物品至床前，向老年人解释更换集尿袋的目的和方法并征得其同意。

（2）掀开被褥暴露导尿管与集尿袋连接处，在连接处下铺纸巾（或一次性集尿袋包装）。

（3）用血管钳夹闭导尿管，一只手持导尿管，另一只手将集尿袋的引流管轻、稳地拔下，分开导尿管与集尿袋。

（4）用棉签蘸取消毒液消毒导尿管口及周围2次。

（5）打开备用的集尿袋，取出护帽，将集尿袋的引流管插入导尿管中，手不可触及导管口。

（6）松开血管钳，观察尿液引流情况，确认引流通畅后将集尿袋和引流管妥善固定于床旁。

（7）协助老年人取舒适卧位，整理床位。

（8）倾倒集尿袋中的尿液，妥善处理用物，洗手，记录尿量。

3. 注意事项

（1）每日定时更换集尿袋，及时倾倒集尿袋中的尿液。

（2）更换集尿袋时，集尿袋与引流管的位置不可高于膀胱，以免尿液倒流。

（3）鼓励老年人多饮水，并协助老年人经常更换卧位。

（4）发现尿液浑浊、沉淀时，应及时报告护士或医生，必要时采集尿标本送检化验。

(5)若老年人能离床活动，应注意妥善安置导尿管和集尿袋。

同步训练

根据情境导入中的案例，给予尿失禁的江爷爷适宜的照护措施。教师示教后，学生分组训练。更换集尿袋操作评分标准详见表7—1。

表7—1 　　　　　　　　　　　　更换集尿袋操作评分标准

项目		分值	操作要求	评分等级				得分	备注
				A	B	C	D		
仪表		5	仪表端庄，服装整洁，无长指甲	5	4	3	2		
评估		10	老年人的病情及留置导尿时间	5	3	1	0		
			老年人的意识、合作程度	3	2	1	0		
			语言内容恰当，态度和蔼	2	1	0	0		
操作前		8	洗手，戴口罩	1	0	0	0		
			备齐用物，放置合理	3	2	1	0		
			检查集尿袋的消毒日期及外包装完整性	4	3	2	1		
操作过程	安全舒适	6	环境温暖、舒适	3	2	1	0		
			老年人体位舒适、安全	3	2	1	0		
	更换集尿袋	51	核对后，暴露导尿管与集尿袋连接处	4	2	1	0		
			连接处下铺纸巾	2	0	0	0		
			夹管	3	1	0	0		
			分离导尿管与集尿袋方法正确	4	3	2	1		
			导尿管连接处消毒范围及方法正确	9	7	5	3		
			更换集尿袋方法正确、无污染	9	7	5	3		
			松开止血钳，开放导尿管	4	3	2	1		
			观察导尿管是否通畅	4	2	0	0		
			固定集尿袋，长度与高度合适	4	3	2	1		
			倒掉原有尿液，按需记录尿量	4	3	2	1		
			向老年人交代注意事项	4	3	2	1		
操作后		10	协助老年人取舒适卧位，整理床位	2	1	0	0		
			妥善处理用物，洗手，需要时记录尿量、颜色	8	6	4	2		
评价		10	操作方法正确、熟练，动作轻稳、安全	3	2	1	0		
			老年人感觉舒适	2	1	0	0		
			无菌操作观念强	5	4	3	2		
总分		100							

任务二

尿潴留老年人照护

黄爷爷，66岁，6个月前因脑卒中住院，经治疗后病情稳定，左侧肢体偏瘫。出院后，居家照护人员小秦负责黄爷爷的照护工作。某日早上，黄爷爷主诉下腹部胀痛，有尿意，但排尿困难，用手触摸可见下腹部膨隆，有囊样包块，叩诊呈实音，有压痛。

任务描述

根据上述情境，请判断黄爷爷可能出现了什么情况，并给予其适宜的照护措施。

相关知识

尿潴留（Urinary Retention）是指大量尿液存留在膀胱内不能自主排出，常表现为下腹部胀痛，不能排出尿液，用手触摸可见下腹部膨隆，有囊样包块，叩诊呈实音，有压痛。

一、尿潴留的常见原因

(1)机械性梗阻：膀胱颈部或尿道有梗阻性病变，如前列腺增生或肿瘤压迫尿道使排尿受阻。

(2)动力性梗阻：由排尿功能障碍引起，而膀胱、尿道并无器质性梗阻病变，如外伤、手术或使用麻醉剂致脊髓初级排尿中枢活动障碍或抑制，不能形成排尿反射。

(3)其他原因：如不习惯卧床排尿，不能用力排尿，焦虑、窘迫使得排尿不能及时进行等。

二、尿潴留老年人的照护措施

(1)及时报告：照护人员发现老年人有尿潴留时，要及时报告医护人员，并针对老年人的心理状态给予解释和安慰，以缓解其窘迫及焦虑不安。

（2）提供隐蔽的排尿环境：关闭门窗，请无关人员回避，使老年人安心排尿。

（3）调整体位和姿势：取适当体位，病情许可应协助老年人以其习惯的姿势排尿，如扶老年人坐着或抬高上身。

（4）诱导排尿：给予暗示诱导排尿，如听流水声或用温水冲洗会阴；亦可采用艾灸关元、中极穴等方法，刺激排尿。

（5）热敷、按摩：热敷、按摩可放松肌肉，促进排尿。如果老年人病情允许，照护人员可用热水袋热敷或用手轻轻按摩老年人下腹部，但注意按摩时切不可按压过度，以防膀胱破裂。

（6）健康教育：指导老年人养成定时排尿的习惯。

（7）若上述处理仍不能解除尿潴留，应积极配合医护人员采取适宜的治疗措施，如导尿术。

同 步 训 练

根据情境导入中的案例，给予尿潴留的黄爷爷适宜的照护措施。学生分组讨论。

知识 链接

排尿异常（Altered Urinary Elimination）是指个体经受的排尿紊乱状态，老年人常见的排尿异常包括尿失禁和尿潴留两种类型。正常的泌尿功能对维持健康至关重要，它可以确保人体不断地将体内的代谢产物排出体外，以维持机体内环境的稳定。当排尿异常时，个体的身心健康会受到不同程度的影响。因此，照护人员在工作中应了解老年人的身心需要，提供适宜的护理措施，协助老年人解决排尿问题，促进其健康。

一、影响排尿的因素

排尿受生理、心理及社会等多方面因素的影响。照护排尿异常的老年人，首先应评估可能影响其排尿的因素。

（一）年龄和性别

老年人因膀胱肌肉张力减弱，易出现尿频。老年男性易发生前列腺增生而出现滴尿或排尿困难。老年女性则因会阴部肌肉张力下降及更年期后激素水平降低，易出现尿失禁。

（二）排尿习惯

排尿与个人习惯有关，如多数人习惯于起床和睡前排尿。另外，排尿的姿势、环境是否合适以及时间是否充裕等均会影响排尿活动的正常进行。

（三）社会、文化因素

现代社会，在隐蔽的场所排尿已成为一种社会规范，当缺乏隐蔽的环境时，老年人就会产生许多压力，进而影响其正常排尿。

（四）心理因素

心理因素对排尿影响较大，当老年人感觉紧张、焦虑、恐惧时，会出现尿频、尿急，有时也会抑制排尿反射而出现尿潴留。影响排尿最重要的心理因素是个体所受的暗示，排尿可以因为任何听觉、视觉或其他身体感觉的刺激而触发。例如，有些人听到水流声就会想排尿。

（五）饮食和气候

尿量的多少与液体的摄入量直接相关。大量饮水和摄入含水分多的食物，则尿量增多；某些饮料，如咖啡、茶、可可、酒精性饮料等有利尿作用；饮用含盐较高的饮料会造成钠水潴留，使尿量减少。夏天出汗多，体内水分减少，血浆晶体渗透压升高，引起抗利尿激素分泌增多，促进肾脏的重吸收功能，导致尿液浓缩和尿量减少；冬天较冷，外周血管收缩，循环血量增加，体内水分也相对增加，反射性地抑制抗利尿激素的分泌而使尿量增加。

（六）疾病

老年人神经系统的损伤或病变，可使排尿反射的神经传导和排尿的意识控制出现障碍，引起尿失禁；泌尿系统疾病，如结石、肿瘤可导致排尿受阻，出现尿潴留；肾脏病变，可使尿液生成障碍而出现少尿、无尿。

（七）治疗和药物

手术或外伤均可导致失液、失血，体液不足会使尿量减少。有些药物会直接影响排尿，如利尿剂可阻碍肾小管对钠盐的重吸收，增加排尿量；止痛剂和镇静剂会抑制中枢神经系统，降低神经反射的作用而干扰排尿。

二、协助老年人正常排尿的照护措施

（一）维持正常的排尿习惯

遵从老年人原有的排尿习惯，如排尿时间、姿势及对环境的要求等。

（二）摄入液体

液体摄入量增加则尿液生成增加，从而刺激排尿反射。正常成人平均每日液体需要量为1 200～1 500mL。但在异常情况下如发热、大汗等，则需要增加液体摄入量。对活动受限的老年人应鼓励其每日摄入2 000～3 000mL液体，增加尿量，稀释尿液，防止形成结石和发生泌尿系统感染。同时，也应鼓励老年人进食含水量高的食物。

（三）运动

运动能增强腹部和会阴部肌肉的力量，既有利于排尿，也助于预防压力性尿失禁的发生。其方法为收紧会阴部肌肉数秒钟，像憋尿一样，然后如排尿一样放松肌肉，每日数次，以不疲劳为宜。

（四）姿势

对女性而言，正常的排尿姿势是蹲姿或坐姿，而男性则常是站姿。卧姿不利于排尿的原因是重力的方向无助于尿液流出以及无法使用腹内压。因此，若情况允许，应尽量协助女性采取坐姿、男性采取站姿进行排尿。同时，鼓励老年人身体前屈，用手按压腹部，以增加腹压，促进排尿。

（五）自我放松和隐蔽性

自我放松对排尿非常重要，而提供一个隐蔽的环境对于自我放松又尤为关键。故应给予老年人足够的时间放松自己，并提供隐蔽的环境，以帮助其正常排尿。

（六）利用暗示

排尿是一种条件反射，利用暗示的力量可以有效地促使老年人排尿，如听流水声或用温水冲洗会阴部等。

项目小结

　　"排尿异常老年人照护"项目包括尿失禁老年人照护、尿潴留老年人照护两个任务。本项目主要内容包括尿失禁的原因、类型及尿失禁老年人的照护措施，留置导尿老年人的照护措施，尿潴留的常见原因及尿潴留老年人的照护措施等。重点需要掌握尿失禁及尿潴留老年人的照护措施及集尿袋更换的正确操作方法。

● **重要概念**

尿失禁　尿潴留

● **课后讨论**

1. 对于尿失禁的老年人应给予哪些照护措施？

2. 对于尿潴留的老年人应给予哪些照护措施？

● **课后自测**

一、选择题

1. 关于留置导尿老年人的照护措施，下列说法错误的是（　　　）。

　　A. 留置导尿管应放置妥当，避免受压、扭曲、堵塞

　　B. 应妥善固定引流管和集尿袋

　　C. 引流管越长越好，避免牵拉

　　D. 鼓励老年人多饮水和进行适当的活动

2. 关于更换集尿袋技术，下列说法错误的是（　　　）。

　　A. 用血管钳夹闭导尿管后分开导尿管与集尿袋

　　B. 消毒导尿管口及周围 2 次

　　C. 确认引流通畅后将集尿袋和引流管妥善固定于床旁

　　D. 老年人起床活动时，集尿袋可以固定在腰部

二、简答题

1. 如何协助尿失禁的老年人重建正常的排尿功能？

2. 如何照护尿失禁的老年人？

3. 如何指导尿失禁的老年人进行骨盆底部肌肉的锻炼，以增强控制排尿的能力？

4. 更换集尿袋有哪些注意事项？

5. 如何正确照护尿潴留的老年人？

三、案例分析

　　王奶奶，76 岁，近期频繁出现不由自主地排尿的情况，裤子经常湿漉漉的，王奶奶非常痛苦。

　　请分析：

　　针对王奶奶的情况，照护人员应采取哪些照护措施？

教学做一体化训练

有皮肤完整性受损的危险及
皮肤完整性受损老年人照护

学 习
目 标

知识目标

1. 能够说出压疮的概念
2. 能够简述压疮的易发部位
3. 能够简述出现压疮的原因
4. 能够复述压疮老年人的照护措施

能力目标

1. 能够根据老年人的情况正确选择和使用压疮预防措施
2. 能够正确判断和处理不同分期的压疮

任务一

压疮认知

情境导入

赵奶奶，79岁，外出活动时不慎摔倒，经诊断为右侧股骨颈骨折，给予克氏针固定，长期卧床。今日上午照护人员小李发现赵奶奶骶尾部出现皮肤压红，有触痛感，观察其精神状态尚好。

任务描述

根据上述情境，请判断赵奶奶可能发生了什么情况，并分析原因。

相关 知识

压疮是机体局部组织因长时间受压，血液循环障碍，局部持续缺血、缺氧、营养不良而致的软组织溃烂和坏死。压疮不仅发生在卧床老年人身上，也可发生于长期坐位的老年人身上。

一、压疮的常见原因

（一）压力因素

1. 垂直压力

引起压疮的主要原因是局部组织遭受持续性垂直压力，特别在身体骨骼隆起处。长期卧床或坐轮椅、夹板内衬垫放置不当、石膏内不平整或有渣屑、局部长时间受压迫等，均可造成压疮。

2. 摩擦力

摩擦力作用于皮肤，易损害皮肤的角质层。当老年人在床上活动或坐轮椅时，皮肤可受到床单和轮椅垫表面的逆行阻力摩擦，当皮肤被擦伤后受到汗、尿、大便等的浸渍时，易发生压疮。

3. 剪切力

剪切力由摩擦力与垂直压力相加而成，它与体位关系密切。比如平卧抬高床头时身体下滑，皮肤与床铺出现平行的摩擦力，加上皮肤垂直方向的重力，从而导致剪切力的产生，引起局部皮肤血液循环障碍从而发生压疮。

（二）营养状况

全身营养障碍、营养摄入不足等，会导致蛋白质合成减少、皮下脂肪减少、肌肉萎缩，一旦受压，骨骼隆起处皮肤要承受外界压力和骨骼对皮肤的挤压力，由于受压处缺乏肌肉和脂肪组织的保护，易引起血液循环障碍而出现压疮。

（三）皮肤抵抗力降低

皮肤经常处于潮湿状态以及受到摩擦等物理性刺激，如大小便失禁、石膏绷带和夹板使用不当、床上有碎屑等，易使皮肤抵抗力降低而导致压疮发生。

二、压疮的易发部位

压疮易发生于受压和缺乏脂肪保护、无肌肉包裹或肌层较薄的骨骼隆起处，它与体位密切相关。体位不同，受压点不同，易发部位也不同。压疮的易发部位如图 8—1 所示。

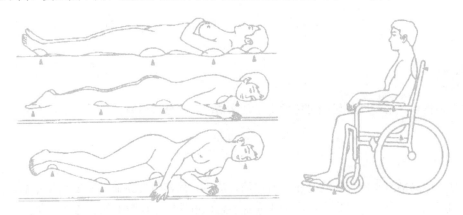

图 8—1　压疮的易发部位

(1)仰卧位易发于枕骨粗隆、肩胛骨、肘部、骶尾部、足跟等处。

(2)侧卧位易发于耳廓、肩峰、肘部、髋部、膝关节的内外侧、内外踝等处。

(3)俯卧位易发于耳廓、颊部、肩峰、女性乳房、肋缘突出部、男性生殖器、髂前上棘、膝部、足趾等处。

(4)坐位易发于肩胛骨、坐骨结节、足跟等处。

三、压疮分期及表现

根据压疮的发展过程和严重程度，可分为三期。

（一）淤血红润期

淤血红润期为压疮初期。局部皮肤组织受压或潮湿刺激后，出现红肿、热、麻木或触痛，30 分钟后不见消退。此期皮肤的完整性未破坏，若及时去除原因，可阻止压疮的发展。

（二）炎性浸润期

该时期红肿部位继续受压，血液循环障碍未得到解除，静脉回流受阻，局部静脉淤血，受压部位皮肤颜色转为紫红色，压之不退色，皮下产生硬结，表皮有水疱形成，有痛感。此期不采取积极措施，压疮会继续发展。此期若及时解除受压、改善血液循环，清洁创面，仍可以防止压疮的进一步发展。

（三）溃疡期

静脉血液回流受到严重障碍时，局部组织缺血、缺氧进一步加重。此期可分为浅度溃疡期和坏死溃疡期。浅度溃疡期表现为表皮水疱破溃，疮面渗出黄色的液体，后期流出脓液，溃疡形成，疼痛加剧。坏死溃疡期为压疮严重期，表现为局部组织坏死发黑，坏死组织侵入真皮下层和肌肉层，脓性分泌物增多，有臭味，感染向周围及深部扩展，侵入真皮层、肌肉层，深至骨膜或关节腔，甚至可引起败血症，造成全身感染，危及生命。

同 步 训 练

根据情境导入中的案例，学生分组讨论赵奶奶发生了什么情况，并分析原因。

任务二

压疮预防及照护

情境导入

赵奶奶，79 岁，长期卧床。今日上午照护人员小李发现赵奶奶骶尾部出现皮肤压红，有触痛感，观察其精神状态尚好。小李通知医务室医生对赵奶奶进行检查，诊断为压疮早期。医嘱：定时协助翻身 1 次/小时，使用气垫床、气垫圈、海绵垫，避免局部受压。

任务描述

根据上述情境，请给予赵奶奶适宜的照护措施，促进其压疮的愈合。

相关 知识

绝大多数压疮是可以预防的，精心科学的生活照护可以将压疮的发生率降到最低限度。预防压疮的关键在于消除诱发因素。照护人员在工作中应该做到"六勤"：勤观察、勤翻身、勤按摩、勤擦洗、勤整理、勤更换。

（一）压疮危险因素评估

采用 Braden 压疮危险因素评估表可对老年人发生压疮的危险程度进行评估，对可能发生压疮的高危老年人加强观察和照护，以期达到预防压疮发生的目的。

（二）避免身体局部长期受压

（1）对于长期卧床的老年人要鼓励并协助其经常翻身，变换体位，使骨骼隆起处轮流承受体重。翻身的时间应根据老年人皮肤受压的情况而定。一般每隔 2 小时翻身一次，必要时每隔 1 小时翻身一次。翻身时，要将老年人的身体稍抬起再翻转或挪动位置，避免拖、拉、推等动作，以免擦伤皮肤。翻身后要记录时间、卧姿、皮肤情况。

（2）保护骨骼隆起处和支撑身体空隙处。将老年人的体位安置稳妥后，可在身体与床铺间的空隙处垫软枕、海绵垫等，条件允许的可使用气垫褥、水褥等，从而减轻骨骼隆起处的压力，使支撑体重的面积加大。

（3）对长期卧床的老年人，床头抬高不超过 30°可减少剪切力的发生。取半卧位时，注意防止身体下滑，可以协助老年人屈髋屈膝 30°，腘窝下垫软枕。

（三）避免潮湿、摩擦和身体排泄物的刺激

（1）要保持床铺清洁、平整、干燥、柔软。照护人员每次为老年人翻身时要注意整理床面，使之平整、无杂物，防止擦伤皮肤。

（2）保持老年人皮肤清洁、干燥。对大小便失禁、出汗多的老年人，照护人员要及时为其擦洗、清洁皮肤，及时更换清洁、干燥的衣裤和被服，不可使老年人直接卧于橡胶单或塑料单上，以防刺激皮肤。

（3）使用便盆时，照护人员应协助老年人抬高臀部，不可硬塞、硬拉，不可使用破损的便盆，必要时垫上纸、布，最好使用充气式便盆，以防擦伤皮肤。

（四）增进受压部位的血液循环

照护人员每次为老年人翻身时要注意观察其局部受压部位的皮肤，发现异常应立即采取积极措施，防止压疮发展。照护人员应经常为老年人按摩压疮易发部位，以促进血液循环；按摩时用手掌紧贴皮肤，压力由轻到重，再由重到轻，作环形按摩。冬天可选用跌打油或皮肤乳剂，以促进局部血液循环。

（五）改善全身营养状况

营养不良既会导致压疮，又会影响压疮的愈合。因此，对易发生压疮的老年人，在其身体状况允许时，照护人员应给予高蛋白、高维生素、高热量饮食，以增强其机体抵抗力和组织修复能力；不能进食或消化吸收功能有障碍的老年人，应由静脉或鼻饲补充营养。

（六）压疮预防技术

1. 准备工作

（1）自身准备：着装整洁，洗净并温暖双手。

（2）物品准备：水盆（内盛 42℃左右的温水）、毛巾、浴巾、治疗碗（内盛30%～50%酒精约50mL）、乳液、软枕、海绵垫。

（3）环境准备：温暖、安全、舒适，关闭门窗，冬季调节室温至24℃～26℃。

（4）老年人准备：做好解释沟通工作，按照需要给予便器。

2. 操作程序

（1）协助老年人翻身侧卧，背部朝向照护人员（翻身时应将老年人抬起，避免拖、拉、推）。

（2）翻身侧卧后根据老年人的身体情况，可先用枕头托于胸腹前及膝部，以保持体位稳定、舒适。

（3）暴露背部及骶尾部（要注意保暖，以免老年人受凉），检查受压部位血液循环情况。

（4）浴巾铺于背部、臀部下。先用湿热的毛巾擦净全背皮肤（由腰骶部螺旋形向上至肩部），然后双手掌心沾适量乳液或按摩油涂于背部，全背按摩 3～5 分钟。全背按摩的方法：从骶尾部开始，沿脊柱两侧边缘向上按摩至肩部，行环形动作按摩，按摩后轻轻滑至臀部尾骨处，如此反复数次，见图 8—2。

（5）用拇指指腹由骶尾部开始沿脊柱按摩至第七颈椎处，每次 3～5 分钟，力量要足够刺激肌肉组织。

（6）对受压处进行局部按摩。用手掌大小鱼际

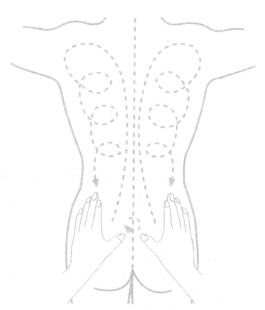

图8—2　全背按摩的方法

沾少许乳液或按摩油后紧贴皮肤，行环形动作按摩，压力要均匀，每次 3～5 分钟。皮肤如已有轻度压伤，不可在受压处按摩，以防加重损伤。局部按摩也可采用电动按摩器，根据不同部位选用适宜的按摩头，紧贴皮肤进行，并随时询问和观察老年人的反应。

（7）用浴巾擦净背部，观察受压处局部皮肤情况，整理衣服，协助老年人恢复舒适体位。

（8）整理床位，清理用物，洗手，做好记录（翻身、皮肤受压情况）。

3.注意事项

(1)进行按摩时,掌根部要压住局部皮肤,避免摩擦皮肤表面。

(2)一般情况下每隔2小时为老年人翻身1次,必要时每隔1小时翻身1次。

(3)不可让老年人直接卧于橡胶单上,其上必须铺好浴巾或其他棉制物品。

(4)使用海绵垫等物品时,外面须加布套。

二、压疮的照护措施

(一)全身治疗

全身治疗主要是积极治疗原发病,增加营养和全身抗感染治疗等。

1.加强营养

良好的营养是创面愈合的重要条件,应给予老年人营养均衡的饮食。若老年人重度营养不良,缺乏伤口愈合和组织修复所需的蛋白质和热量,必须通过静脉输注等途径增加蛋白质的摄入量。水肿者应限制水、盐的摄入。

2.补充维生素和微量元素

抗氧化维生素能保护机体不受氧自由基的损伤;同时,维生素C、维生素A能促进胶原合成,而胶原是结缔组织和皮肤中重要的蛋白质。微量元素尤其是锌参与许多重要酶的合成,在愈合组织中锌含量很高。因此,应注意补充富含维生素和微量元素的食品或含片。

3.控制感染

应遵医嘱进行抗感染治疗以预防败血症。已发生败血症者,必须应用强有力的抗生素,并对疮面做充分引流或清洗。

(二)疮面处理

1.淤血红润期

早期压疮的受压部位出现暂时性血液循环障碍、皮肤红肿,这是充血性反应,只要改善受压,如勤翻身、垫软垫等,症状就会改善。此时不需要按摩,按摩会加重损伤,使局部组织产生浸渍和糜烂。

2.炎性浸润期

对未破的小水疱要减少摩擦,防止破裂,促进水疱自行吸收;大水疱可用无菌注射器抽出疱内液体后,消毒局部皮肤,再用无菌纱布加压包扎或用绷带加压固定,同时保持疮面干燥。

3.溃疡期

浅表疮面可用新鲜鸡蛋内膜、纤维蛋白膜、骨胶原膜等贴于疮面治疗。以新鲜鸡蛋内膜为例,将其剪成邮票大小,平整贴于疮面;如有气泡,以无菌棉球轻轻挤压使之排出,再以无菌敷料覆盖其上,1~2日更换1次,直到疮面愈合。对较深的溃疡可用聚氨酯透明薄膜覆盖于疮面,陈旧性疮面的肉芽组织呈灰白色,剪除后再外敷。对一般治疗方法效果不理想的深达骨骼的大面积压疮,可采用外科手术修刮引流、清除坏死组织、植皮及修补缺损组织等方法。在处理疮面的同时多数压疮还应在局部用药,如碘酊、甲硝唑、呋喃西林粉等。

（三）物理疗法

1. 理疗

理疗是指用紫外线、红外线、频谱仪等进行照射。紫外线能保持疮面干燥，具有杀菌作用，能促进坏死组织及疮面分泌物结痂脱落，为疮面组织细胞生长创造条件；同时可促进局部血液循环，增加组织营养，促进组织细胞生长发育，使肉芽生长迅速。红外线有消炎、促进血液循环、增强细胞功能、使疮面干燥、减少渗出的作用，有利于组织的再生和修复。频谱治疗仪可改善微循环，促进局部消肿及渗出物的吸收，增强新陈代谢及酶的活性。

2. 白糖

疮面上敷白糖，造成局部为高渗环境，破坏细菌的生长，减轻水肿，有利于肉芽生长，促进伤口愈合。

3. 氧疗

氧疗即将疮面与空气隔绝后局部持续吹氧气。其原理是利用纯氧抑制疮面厌氧菌生长，提高疮面组织供氧，改善局部组织有氧代谢，并利用氧气流干燥疮面、促进结痂。

（四）各期压疮的护理原则和措施

1. 淤血红润期

该时期的护理原则是去除危险因素，避免压疮继续发展。主要的护理措施：增加翻身次数，避免局部过度受压；避免摩擦、潮湿和排泄物的刺激；改善局部血液循环，可采用湿热敷、红外线或紫外线照射等方法。由于此时皮肤已受损，故不提倡局部按摩，以防造成进一步的损害。

2. 炎症浸润期

该时期的护理原则是保护皮肤，预防感染。主要的护理措施：继续加强淤血红润期的护理措施，避免损伤继续发展；对水疱进行相应处理后，可继续采用红外线或紫外线照射。

3. 浅度溃疡期

该时期的护理原则是清洁疮面，促进愈合。主要的护理措施：解除压迫，保持局部清洁、干燥；可用物理疗法，如用鹅颈灯照射疮面，距离 25cm，每日 1~2 次，每次 15~20 分钟，照射后以外科无菌换药法处理疮面。

4. 坏死溃疡期

该时期的护理原则是去除坏死组织，促进肉芽组织生长。主要的护理措施：经常翻身，架空患处；清洁疮面，去除坏死组织；保持引流通畅，促进愈合；对大面积深达骨骼的压疮，照护人员应配合医生清除坏死组织，通过植皮修补缺损组织，以缩短压疮病程，减轻痛苦。

（五）压疮护理技术

1. 准备工作

(1)自身准备：着装整洁，洗净并温暖双手。

(2)物品准备：棉垫、气垫、烤灯、浓度为 50% 的酒精、滑石粉。

(3)环境准备：温暖、安全、舒适，关闭门窗，冬季调节室温至 24℃～26℃。

(4)老年人准备：做好解释沟通工作，按照需要给予便器。

2. 操作程序

(1)向老年人解释后，鼓励和协助老年人变换体位（使骨骼隆起处轮流承受体重），解开衣裤，检查受压情况。

(2)根据压疮的分期采取相应的措施。

淤血红润期可用电吹风或烤灯照射，将烤灯平稳放置并距压疮部位 50~60cm，打开开关，照射 20 分钟（2 次/日）。照射完毕置老年人于舒适体位，在骨骼隆起处之间的空隙处可放入衬垫、海绵等，整理床铺，每隔 1~2 小时再翻身一次，如此反复直到痊愈。

炎症浸润期有水疱形成后，观察水疱大小及局部损伤程度。为小水疱时，局部使用滑石粉，用无菌纱布覆盖（保护局部，让其自行吸收并防止摩擦破裂而感染）。为大水疱时，严格无菌消毒后用无菌注射器从水疱的基底部抽尽水疱内的液体，促进局部干燥结痂，可用烤灯照射后用无菌纱布敷盖固定以防感染。此外，应将老年人置于舒适体位，伤处不可再受压，身体空隙处放入软枕等，整理床铺，每隔 1 小时翻身一次，如此反复直到痊愈。

溃疡期要协助医护人员按外科无菌换药原则换药。

3. 注意事项

(1)对长期卧床、年老体弱、瘫痪、昏迷的老年人，一般情况下每隔 2 小时翻身一次，必要时每隔 1 小时翻身一次。

(2)保持皮肤清洁、干爽，床单清洁、干燥、平整、无渣屑。

同 步 训 练

根据情境导入中的案例，给予赵奶奶适宜的照护措施。教师示教后，学生分组训练。预防压疮操作评分标准详见表 8—1。

表 8—1　　　　　　　　　　预防压疮操作评分标准

项目		分值	操作要求	评分等级				得分	备注
				A	B	C	D		
仪表		5	仪表端庄，服装整洁	5	4	3	2		
评估		10	病情，局部受压程度	3	2	1	0		
			老年人的需要和反应	3	2	1	0		
			语言内容恰当，态度真诚	4	3	2	1		
操作前		5	按需要备齐物品	2	1	0	0		
			物品放置合理	3	2	1	0		
操作过程	安全与舒适	10	环境安排合理（室温调节）	2	1	0	0		
			老年人体位正确、舒适、保暖	3	2	1	0		
			注意安全、防损伤（烫伤、擦伤）	5	4	3	2		
	翻身法	20	翻身方法正确	6	5	4	3		
			老年人体位稳定，支撑合理	3	2	1	0		
			用力得当，动作轻稳，不拖、拉老年人	8	6	4	2		
			各种治疗措施安置妥当（导尿管、输液管等）	3	2	1	0		

续前表

项目		分值	操作要求	评分等级				得分	备注
				A	B	C	D		
擦洗法		6	水温适宜	1	0	0	0		
			床单保持干燥，注意保暖	2	1	0	0		
			擦洗方法正确（手掌擦洗，用力适中）	3	2	1	0		
按摩法		20	全背或局部按摩手法正确（由轻到重，离心式）	14	10	6	2		
			时间适当	6	4	2	1		
防护垫		4	防护垫使用、放置的方法与部位正确	4	3	2	1		
整理		6	床铺整洁、干燥、无褶皱	3	2	1	0		
			衣服平整，卧位舒适	3	2	1	0		
记录		3	翻身与护理记录及时、正确	3	2	1	0		
操作后		4	整理用物，用物处理正确	4	3	2	1		
评价		7	动作轻稳、准确、安全、节力	3	2	1	0		
			老年人体位舒适、床单整洁、衣服平整	4	3	2	1		
总分		100							

知识 链接

　　皮肤是身体最大的器官，完整的皮肤具有保护机体、调节体温、感觉、吸收、分泌及排泄等功能。老年人常合并有多种慢性疾病，由于病情需要或自理能力下降使得部分老年人需长期卧床，容易发生皮肤完整性受损。压疮是导致老年人皮肤完整性受损的最常见原因。

项目小结

　　"有皮肤完整性受损的危险及皮肤完整性受损老年人照护"项目包括压疮认知、压疮预防及照护两个任务。本项目主要内容包括压疮的概念、压疮的常见原因、压疮的易发部位、压疮的分期及表现、压疮预防及照护措施等内容。其中，正确判断不同分期的压疮，针对不同分期采取适宜的照护措施以及压疮的预防措施是本项目的重点。

● **重要概念**

压疮

● **课后讨论**

1. 对于容易发生压疮的老年人，应给予哪些照护措施以预防压疮？

2. 对于已经发生压疮的老年人，应如何判断压疮的分期？

● **课后自测**

一、选择题

1. 导致压疮发生的常见压力因素不包括（　　）。

　　A. 垂直压力　　　　　B. 摩擦力　　　　　C. 侧压力　　　　D. 剪切力

2. 仰卧位时压疮的易发部位不包括（　　）。

　　A. 枕骨粗隆、肩胛骨　　　　　　　　B. 肩胛骨、肘部

　　C. 骶尾部、足跟　　　　　　　　　　D. 足跟、耳廓

3. 根据压疮的发展过程和严重程度，压疮分期不包括（　　）。

　　A. 败血症期　　　　　　　　　　　B. 淤血红润期

　　C. 溃疡期　　　　　　　　　　　　D. 炎性浸润期

4. 翻身的时间应根据老年人皮肤受压的情况而定，一般每隔（　　）翻身一次。

　　A. 1 小时　　　　　B. 2 小时　　　　　C. 3 小时　　　　D. 4 小时

5. 对长期卧床的老年人，床头抬高不超过（　　）可减少剪切力的发生。

　　A. 20°　　　　　　B. 30°　　　　　　C. 40°　　　　　D. 50°

6. 增进受压部位血液循环的有效措施不包括（　　）。

　　A. 经常用温水为老年人擦澡、擦背

　　B. 按摩时用手掌紧贴皮肤

　　C. 按摩轻度压伤的皮肤部位

　　D. 按摩压疮易发的骨骼隆起部位

7. 对于炎性浸润期的压疮创面，下列处理方法错误的是（　　）。

　　A. 保持疮面干燥

　　B. 大水疱可用无菌注射器抽出疱内液体

　　C. 对未破的小水疱要减少摩擦，防止破裂

　　D. 不予处理

二、简答题

1. 如何对老年人发生压疮的危险程度进行评估？

2. 对不同分期的压疮，照护人员应如何有效处理？

三、案例分析

　　吴奶奶，79 岁，6 个月前独自在卫生间洗澡时摔倒导致股骨颈骨折，需长期卧床。为了获得专业的照护，吴奶奶的女儿将其送至家附近的社区养老院。照护人员小王负责接待吴奶奶入住。查体时，小王发现吴奶奶骶尾部皮肤颜色紫红，可见 2cm×2cm 水疱，询问时吴奶

奶诉说疼痛。

　　请分析：

　　（1）吴奶奶的压疮为哪一期？

　　（2）照护人员应采取哪些适宜的照护措施促进压疮愈合？

教学做一体化训练

疼痛老年人照护

学 习
目 标

1. 能够说出疼痛的概念
2. 能够简述疼痛的原因、类型及影响因素
3. 能够复述疼痛评估的内容
4. 能够简述疼痛的照护措施

1. 能够对疼痛老年人正确进行疼痛评估
2. 能够选择适宜的措施照护疼痛老年人

任务一

疼痛评估

张爷爷，73岁，2年前入住某养老机构。1年前，张爷爷出现行走后膝关节疼痛，医生诊断为膝关节骨关节炎。近期，张爷爷出现膝关节晨僵，休息时也有疼痛感。

任务描述

根据上述情境，请对张爷爷的疼痛状况进行评估，并将评估结果汇报给医生。

相关 知识

疼痛是指由现有的或潜在的身体损伤、疾患或不良外部刺激引起的一种不舒服的感觉，常伴有不愉快的情绪反应和机体的防御反应。

疼痛是一种复杂的生理、心理活动，是常见的不舒适症状之一，包括伤害性刺激作用于机体所引起的痛感觉，以及机体对伤害性刺激的痛反应。照护人员要对老年人的疼痛情况进行评估，并采取有效措施缓解疼痛。疼痛是一种主观感觉，受很多因素的影响。目前，没有医疗仪器可以对疼痛进行评估，主要依靠老年人的主观描述。对老年人进行疼痛评估有利于明确疼痛的原因、类型、程度并了解疼痛的治疗效果。疼痛评估是制定疼痛照护措施的基础。

疼痛评估的前提如下：

（1）疼痛是主观感受，因此评估时要相信老年人关于疼痛的主诉；

（2）收集全面、详细的疼痛史，全面评估疼痛的性质、强度、部位、开始时间及持续时间、缓解或加重的因素；

（3）注意评估疼痛老年人的精神状态并分析有关的心理、社会因素，以便制定相应的照护措施；

（4）选择简单易行的评估工具进行动态的疼痛评估。

疼痛的原因常包括以下几种：

（1）温度刺激：过高或过低的温度作用于人体，均会导致组织损伤，受伤的组织释放组胺等化学物质，刺激神经末梢会导致疼痛。

（2）化学刺激：如强酸、强碱可直接刺激神经末梢，导致疼痛。

（3）物理损伤：切割、针刺、碰撞、牵拉、肌肉受压、挛缩等可导致局部组织受损，刺激神经末梢引起疼痛。大部分组织损伤引起的缺血、淤血、炎症等都会促进组织释放化学物质，导致疼痛加剧且时间延长。

（4）病理改变：因疾病造成管腔堵塞、组织缺血缺氧、脏器过度扩张、平滑肌痉挛或过度收缩、炎症等均可引起疼痛。

（5）心理因素：老年人的心理状态不佳，紧张、愤怒、悲痛、恐惧等可引起局部血管收缩或扩张，导致疼痛，神经性疼痛常由心理因素引起。此外，疲劳、睡眠不足、用脑过度等也可能导致疼痛敏感。

疼痛可根据持续时间、部位、性质、表现形式的不同进行多种分类。

（一）根据持续时间分类

1. 急性疼痛

急性疼痛是指短期存在（通常少于2个月），发生于伤害性刺激之后的疼痛。急性疼痛可发生于创伤或手术后，有自限性，组织损伤恢复后即减轻，若不减轻即可发展为慢性疼痛。

2. 慢性疼痛

慢性疼痛可能在没有任何确切病因或组织损伤的情况下持续存在，可导致抑郁和焦虑，严重影响疼痛者的生活质量。有关慢性疼痛持续时间界限的说法不一，通常将无明显组织损伤，但持续3个月以上的疼痛界定为慢性疼痛。

（二）根据疼痛部位分类

1. 皮肤痛

皮肤痛是指对皮肤黏膜的机械性、物理性或化学性刺激（如切割、挤压、冷热等）所致的疼痛。其特点是有明确的定位，多呈局限性，性质多为先出现针刺、刀割样的锐痛，后出现烧灼痛。

2. 内脏痛

内脏痛是指韧带、关节、筋膜、腹腔、内脏器官等部位受刺激后产生的疼痛。其特点为无明确的定位，对刺激分辨能力差，性质多为钝痛。深部痛持续时间较长，刺激强时分散范围广，特别能引起不愉快的情绪体验。内脏器官等部位对切割、烧灼等皮肤致痛因素不敏感，牵拉、缺血、炎症、痉挛等因素作用于内脏则能引起疼痛。常常伴有牵涉痛。

（三）根据疼痛性质分类

1. 刺痛

刺痛的痛觉形成迅速，定位明确，性质尖锐，范围局限，常被描述为清楚的、表浅的疼痛，持续时间短，除去刺激后立即消失。

2. 灼痛

灼痛形成缓慢，定位不明确，持续时间长，除去刺激后疼痛需要持续数秒才能消失。

3. 酸痛

酸痛的痛觉定位差，常伴有内脏和躯体反应。酸痛常由内脏和躯体深部组织受到伤害性刺激后产生，刺激后疼痛缓慢地发生于广泛部位，数分钟后达最高值。

4. 电击痛

神经根受到突出的椎间盘挤压，或由于咳嗽、打喷嚏等因素使组织短时间内压力升高，神经根受到刺激可产生电击痛，表现为触电样感觉。

5. 跳痛

跳痛多发生于炎症区，疼痛剧烈难忍，神经末梢受所在组织膨胀压力产生规律性疼痛或阵发性疼痛，伴动脉压的搏动而短暂加剧。

（四）根据疼痛的表现形式分类

1. 局部痛

局部痛是指病变部位局限性疼痛，多由感受器或神经末梢受刺激引起。

2. 放射痛

放射痛是指由于神经干、神经根或中枢神经系统内的感觉传导受到肿瘤、炎症等刺激造成的疼痛沿着神经向末梢方向传导，以致在远离病变的受累神经分布区域内的部位出现的疼痛。比如腕管处的正中神经受到邻近组织病变的压迫时，拇指和食指远端可能会发生刺痛。

3. 牵涉痛

牵涉痛是指当深部器官病变时，体表一定区域产生感觉过敏或疼痛。其可能是由于刺激内脏的痛觉传入纤维时，引起了与其相同或邻近脊髓节段所属的躯体神经支配区疼痛，如心肌缺血或梗死时，常感到心前区、左肩、左臂尺侧或左肩部等体表部位发生疼痛；胆囊疾病者，常在右肩体表发生疼痛等。

三、疼痛的影响因素

（一）年龄

不同年龄的人对疼痛的敏感程度不同。随着年龄的增长，老年人对疼痛的敏感性逐渐下降。

（二）个人的经历

对疼痛原因的理解、以往的疼痛经验等会影响个体对疼痛的体验。反复经受疼痛折磨的人对疼痛的敏感性会增强，往往对疼痛有恐惧心理。他人的疼痛经历也会对个体产生影响，比如手术病人的疼痛会给即将做相同手术的患者带来恐惧心理，增强其对疼痛的敏感性。

（三）注意力

疼痛的感觉受老年人对疼痛的注意程度的影响。将注意力转移至其他事件，能够缓解甚至能够使疼痛感觉消失。比如与他人交流、听音乐、阅读书籍、松弛疗法等可分散对疼痛的注意力，从而减轻疼痛。

（四）情绪

情绪与疼痛相互影响。焦虑、恐惧、悲伤等消极情绪可使疼痛加剧，而疼痛加剧则使情绪进一步恶化，如此形成恶性循环；愉快和有信心可减轻老年人的疼痛感觉，而疼痛减轻又可改善老年人的消极情绪。

（五）心理因素

心理因素对疼痛有广泛的影响，如感觉、情绪、认知等均可影响老年人对疼痛的体验。感觉使老年人能够辨别疼痛，如疼痛的性质、强度、部位、时间等；情绪构成了老年人对疼痛的情感动机，如对疼痛刺激的厌恶程度以及躲避疼痛的动机强弱等；认知构成了老年人对疼痛的认知评价，如疼痛的来源、意义、转归等。

（六）其他因素

社会文化背景、疲劳度、照护人员的服务、家庭及社会支持系统等也可影响老年人对疼痛的感觉。

四、疼痛评估内容

疼痛评估内容包括：疼痛的性质、行为、强度、频率、开始及持续时间、加重或缓解因素，疼痛发生时的伴随症状与体征，既往疼痛经历，既往疼痛用药史与用药时间、剂量、效果等。

（一）疼痛性质及表现形式

照护人员可通过询问疼痛的性质及表现形式进行疼痛评估，如胀痛、刺痛、跳痛、灼痛、绞痛、隐痛、牵涉痛等。酸痛多为肌肉组织的功能性疼痛；放射痛常由神经根或神经干受压引起；局部胀痛或跳痛可能由软组织内血肿或外伤后水肿等引起；部位固定、持续加重的疼痛可能为晚期肿瘤。

（二）疼痛行为

疼痛可能会使老年人出现一些举止和行为的变化。照护人员评估老年人疼痛时，应注意观察其表情和身体动作。表情可能为惊恐状、痛苦状。为了减轻疼痛，人体会产生自发的保护性反应，如蜷缩肢体、抚摸疼痛部位等。

（三）伴随症状

了解疼痛的伴随症状，有助于对导致疼痛的疾病进行诊断和鉴别诊断。例如，关节疼痛伴有肿胀和晨僵多为类风湿性关节炎；腹痛伴有腹泻可见于急性胃肠炎；腹痛伴有血尿或尿痛常见于泌尿系统结石或感染；腹痛伴有黄疸可见于胆道结石或胆道感染；腹痛伴有发热常提示腹腔脏器有感染或炎症性病变等。

（四）疼痛强度

疼痛是一种主观体验和感觉，对疼痛的老年人进行定性和定量评估比较困难。目前，对疼痛强度的常用评估方法包括以下四种。

1. 视觉模拟法

视觉模拟法（Visual Analogue Scale，VAS）使用一条游动标尺，正面是 10cm 长的无刻度滑道，最左端注明为无痛，最右端注明为剧痛，两端之间有一个可以滑动的标定物（见图 9—1）。背面有"0～10"的刻度，"0"分表示无痛，"10"分代表难以忍受的剧烈疼痛。使用时，将无刻度的正面呈现给老年人，老年人根据疼痛强度确定标定物所在的位置，根据标定物的位置对应背面的刻度即可直接读出疼痛强度指数。疼痛强度指数 0～2 分为"优"，3～5 分为"良"，6～8 分为"尚可"，超过 8 分为"差"。VAS 较为简单，没有特定的文化背景或性别要求，相对比较客观，是常用的一种方法。

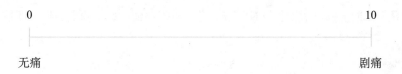

图 9—1　视觉模拟疼痛强度评估图

2. 数字分级法

数字分级法（Numeric Rating Scales，NRS）是 VAS 的数字直观表达方法，其优点是较 VAS 更为直观。NRS 将疼痛强度用 0～10 这 11 个数字表示，0 表示无痛，10 表示最痛（见图 9—2）。其疼痛强度分级标准是 0 为无痛；1～3 为轻度疼痛；4～6 为中度疼痛；7～10 为重度疼痛。老年人根据个人疼痛感受选择一个数字代表自己的疼痛强度。这种方法易于理解，并且可以用口述或书写的方式来表达，在国际上较为通用。此法的不足之处是容易受到数字和描述文字的干扰，降低了其灵敏性和准确性。

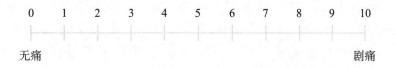

图 9—2　数字分级疼痛强度评估图

3. 言语描述法

言语描述法（Verbal Rating Scales，VRS）根据主诉，将疼痛分为四级：1 级是无疼痛；2 级为轻度疼痛，但可忍受，生活正常，对睡眠无干扰；3级为中度疼痛，疼痛明显，不能忍受，需要服用镇痛药，睡眠受到干扰；4级为重度疼痛，疼痛剧烈且不能忍受，需要服用镇痛药，睡眠受到严重干扰并有被动体位等现象。VRS容易理解，适用于文化程度低及对抽象概念理解有困难的老年人，其缺点是不够精确。

4. 面部表情评估法

面部表情评估法（Face Rating Scales，FRS）将不同程度的疼痛对应不同的面部表情，让老人选择一个表情来表示自己的疼痛程度。面容0表示全无疼痛，面容1表示极轻微疼痛，面容2表示疼痛稍明显，面容3表示疼痛显著，面容4表示重度疼痛，面容5表示剧烈疼痛（见图9—3）。该方法易于掌握，没有特定的文化背景或性别要求。

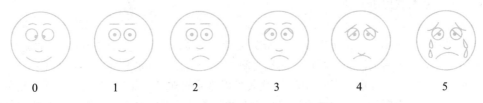

0   1   2   3   4   5

图9—3 面部表情疼痛强度评估图

同 步 训 练

根据情境导入中的案例，学生分组对张爷爷进行疼痛评估，并正确汇报疼痛评估结果。

任务二

疼痛照护

情境导入

张爷爷，73岁，两年前入住某养老机构。一年前，张爷爷出现行走后膝关节疼痛，诊断为膝关节骨关节炎。近期，张爷爷出现膝关节晨僵，休息时也有疼痛感。照护人员小王对张爷爷进行了疼痛评估，并将评估结果及时汇报给医生。医生给予张爷爷布洛芬口服镇痛，并嘱小王给予张爷爷适宜的非药物镇痛措施。

根据上述情境，请给予张爷爷适宜的照护措施以缓解疼痛。

相关 知识

疼痛是不舒适的最严重表现形式，照护人员应积极采取适宜措施，减轻疼痛老年人的痛苦。但在未明确诊断疼痛原因前，不可随意使用药物或非药物止痛方法，以免掩盖症状、延误病情、影响疾病治疗。

一、避免诱发因素，解除疼痛刺激源

照护人员应密切观察，协助医护人员找到疼痛的原因或诱发因素，设法去除引起疼痛的刺激源，避免诱发因素。

二、镇痛

疼痛虽然是一种保护性反应，但会引起各种生理和心理不适，因此在明确疼痛原因后，照护人员应积极配合医护人员采取适宜措施，缓解老年人疼痛。镇痛措施包括药物镇痛和非药物镇痛两种。

（一）药物镇痛

1. 药物镇痛原则

药物镇痛是目前解除疼痛的重要手段。选择药物镇痛的基本原则包括：

（1）选择适当的镇痛药物和剂量；

（2）选择适宜的给药途径，首选无创给药，如口服、舌下含服或经直肠给药；

（3）根据药物的不同药代动力学特点，确定合适的给药间期；

（4）适时调整药物剂量；

（5）及时发现并处理镇痛药物的不良反应；

（6）根据疼痛类型采用辅助治疗等。

2. 镇痛药物

常用镇痛药物分为阿片类镇痛药和非阿片类镇痛药两大类，给药途径有口服、注射、椎管内给药、外用等。非阿片类镇痛药，如阿司匹林、布洛芬、扑热息痛、消炎痛等，具有解热止痛功效，可用于轻度和中度的疼痛，如牙痛、关节痛、头痛等。由于非阿片类镇痛药主要为非甾体抗炎药，大多会刺激胃黏膜，适宜饭后服用。阿片类镇痛药又称为麻醉性镇痛药，如吗啡、可待因、杜冷丁等，通常用于重度疼痛。阿片类镇痛药止痛效果好，但有成瘾性和呼吸抑制等副作用。

使用镇痛药时一般选择能够缓解疼痛、侵入性最小、最安全的途径。老年人大多肌肉消瘦、脂肪组织较少，应尽量避免肌肉注射途径。如果因禁食、不能吞咽等原因不能口服给药，可用直肠或

舌下给药等非侵入性途径替代。

对于急性疼痛，较好的方法是硬膜外镇痛和自控镇痛。对于慢性疼痛，如癌症疼痛，世界卫生组织推荐药物镇痛三阶梯疗法。其应用原则为：口服给药；按时给药；按照药效强弱依阶梯方式顺序使用；个体化给药。三阶梯如下：

第一阶段：非阿片类药。疼痛较轻时，可用非阿片类镇痛药，代表药物是阿司匹林，可使用胃肠道反应较轻的布洛芬、对乙酰氨基酚。

第二阶段：弱阿片类药。当非阿片类镇痛药不能有效控制疼痛时，可加用弱阿片类药，提高镇痛效果，代表药物为可待因。

第三阶段：强阿片类药。用于剧痛时，代表药物是吗啡。

在癌痛治疗中，常采用联合用药方法，通过加用辅助药物来减少主药的用量和副作用。常用辅助药物有弱安定药（如地西泮）、强安定药（如氯丙嗪）、抗抑郁药（如阿米替林）等。

3. 药物镇痛照护措施

照护人员在遵医嘱给予老年人使用镇痛药时，应掌握用药时间、剂量并做好记录。使用镇痛药后，照护人员应密切观察老年人的反应，一般服药20～30分钟后需评估止痛药的效果及有无不良反应，如有无呼吸抑制、谵妄、嗜睡等。若有不良反应、镇痛不理想等情况，照护人员应及时报告医护人员，以便及时调整药物种类和剂量。

（二）非药物镇痛

1. 物理镇痛

物理镇痛是应用自然界及人工的各种物理因子作用于人体，以治疗和预防疼痛的方法。物理镇痛的方法主要包括电疗法、光疗法、超声波疗法、冷疗和热疗法、磁疗法、水疗法及生物反馈疗法等。冷、热疗法是最常用的物理止痛方法，如使用热水袋、冰袋等法，可以减轻局部疼痛。但老年人应慎用冷、热疗法，尤其是有认知功能障碍或治疗部位感觉功能受损的老年人，须注意预防烫伤或组织损伤。此外，脉冲电刺激通过对皮肤进行温和的刺激，可提高老年人的痛阈，能够起到较好的止痛作用，适用于慢性疼痛老年人。

2. 分散注意力

分散对疼痛的注意力，使老年人将注意力转移到其他刺激上（这种刺激可以是听觉的、视觉的或触觉的）可较好地减轻对疼痛的知觉。让老年人参加其感兴趣的活动，如下棋、绘画、阅读、看电视、听音乐、唱歌等，能有效地转移老年人对疼痛的注意力。

3. 放松疗法

放松疗法的具体步骤如下：

（1）尽可能让自己感到舒适，可以闭上眼睛。

（2）深吸气，屏气，然后慢慢呼气。

（3）呼气的同时放松全身肌肉。

（4）再吸气，缓慢呼气。

（5）正常呼吸，不要继续深呼吸。

（6）睁开眼睛，平静、舒适地盯着房间里的某个地方。

注意事项：每次呼气的同时应让全身肌肉松弛，头脑里不断重复一个或几个单词，或者想象一个放松、平静、快乐的场面。刚开始的时候，如果注意力不够集中，应努力尝试集中注意力后再继续正在进行的步骤，不要因为注意力不集中而恼怒。训练一周左右，就能很容易地放松了。

4. 中医干预止痛

中药、针灸、按摩、推拿、刮痧等中医疗法，能够起到疏经通络、活血化瘀、调和气血的作用，可有效地缓解疼痛。

5. 减轻心理压力

心理因素也是诱发疼痛的原因之一，减轻心理压力可以提高老年人的痛阈，增强其对疼痛的耐受。照护人员在对老年人的照护过程中，应与老年人建立良好的信任关系，尊重其对疼痛的反应，认真倾听老年人的感受，并表达同情和给予适当的安慰，向老年人解释疼痛的原因、机制及缓解疼痛的措施，调动老年人积极的心理因素，增强其克服疼痛的信心。此外，保证老年人具有良好的家庭支持系统，与家属进行沟通，共同帮助老年人减轻心理压力。

6. 采取促进老年人舒适的措施

照护人员应为老年人提供舒适的休息条件，如良好的采光、整洁的床铺、安静的环境等；也可帮助老年人采取舒适的体位，缓解疼痛。

同 步 训 练

请根据情境导入中的案例，在疼痛评估的基础上，提出有效缓解张爷爷疼痛的照护措施。

知识 链接

舒适是老年人的基本需求，疼痛（Pain）是老年人不舒适最常见、最严重的表现形式。照护人员应认真听取老年人的主诉，仔细观察老年人的表情和行为，及时发现并评估老年人的疼痛表现，寻找导致疼痛的原因，提供适当的护理措施，促进老年人的舒适。

项目小结

"疼痛老年人照护"项目包括疼痛评估、疼痛照护两个任务。本项目主要内容包括疼痛原因、疼痛类型、疼痛的影响因素、疼痛评估内容及疼痛照护。重点应掌握药物镇痛的原则、常用镇痛药物及非药物镇痛的方法，能够在疼痛评估的基础上采取适宜的措施照护疼痛老年人。

● **重要概念**

疼痛

● **课后讨论**

1. 对于疼痛的老年人，应评估哪些内容？

2. 对于疼痛的老年人，应给予哪些照护措施？

● **课后自测**

一、选择题

1. 疼痛的常见原因不包括（　　）。

    A. 温度刺激　　　　B. 化学刺激　　　　C. 物理损伤　　　　D. 运动

2. 按持续时间，疼痛可分为（　　）。

    A. 急性疼痛和慢性疼痛　　　　　　B. 皮肤痛和内脏痛

    C. 刺痛、灼痛、酸痛　　　　　　　D. 局部痛、放射痛和牵涉痛

3. 根据疼痛性质，疼痛可分为（　　）。

    A. 急性疼痛和慢性疼痛　　　　　　B. 皮肤痛和内脏痛

    C. 刺痛、灼痛、酸痛　　　　　　　D. 局部痛、放射痛和牵涉痛

4. 按照表现形式，疼痛可分为（　　）。

    A. 急性疼痛和慢性疼痛　　　　　　B. 皮肤痛和内脏痛

    C. 刺痛、灼痛、酸痛　　　　　　　D. 局部痛、放射痛和牵涉痛

5. 照护人员对老年人进行疼痛评估的内容不包括（　　）。

    A. 疼痛性质及表现形式　　　　　　B. 疼痛强度

    C. 疼痛开始及持续时间　　　　　　D. 辅助检查

6. 选择药物镇痛的基本原则不包括（　　）。

    A. 选择适当的镇痛药物和剂量

    B. 选择适宜的给药途径，首选注射给药

    C. 根据药物的不同药代动力学特点，确定合适的给药间期

    D. 适时调整药物剂量，及时发现并处理镇痛药物的不良反应

7. 晨起巡视时，林爷爷对照护人员主诉腹痛，照护人员应采取何种措施？

（　　）

    A. 进行疼痛评估后通知医生

    B. 给予布洛芬镇痛

    C. 给予热疗镇痛

    D. 不予理睬

8. 医嘱给予老年人药物镇痛时，照护人员不正确的照护措施是（　　）。

    A. 遵医嘱给予老年人使用镇痛药时，应掌握用药时间、剂量并做好记录

    B. 用镇痛药后密切观察老年人的反应，一般服药20～30分钟后需评估止痛药的效果及有无不良反应

    C. 有不良反应出现时，照护人员应及时停药

教学做一体化训练

D. 观察到镇痛不理想或疼痛缓解等情况，照护人员应及时上报医护人员

二、简答题

1. 对老年人进行疼痛强度评估的常用方法包括哪些？

2. 有哪些非药物措施可以缓解疼痛？

三、案例分析

　　郭爷爷，79岁，因肺癌晚期入住某养老机构的安养中心。今晨，郭爷爷主诉腰部持续疼痛一周，今日加剧。照护人员小李发现郭爷爷眉头紧锁、表情痛苦、烦躁不安，于是及时汇报给机构的值班医生。经检查发现，郭爷爷已经出现癌细胞腰椎骨转移。医嘱：吗啡口服镇痛。

　　请分析：

　　（1）照护人员应采取哪些措施帮助郭爷爷镇痛？

　　（2）照护人员应如何遵医嘱给予郭爷爷吗啡口服镇痛？

教学做一体化训练

项 目 十

睡眠状态紊乱老年人照护

学 习
目 标

知识目标

1. 了解睡眠对老年人健康的重要性
2. 熟悉老年人的睡眠特点及影响睡眠的相关因素
3. 了解睡眠障碍的概念及应对措施
4. 掌握促进老年人有效睡眠的护理方法

能力目标

1. 能够应用评估量表评估老年人的睡眠情况
2. 能够根据老年人的需要，正确选择和使用促进睡眠的措施

任务一

促进老年人有效睡眠

情境导入

罗阿姨，65岁，与儿子一同居住，与保姆共同照顾2岁的孙子，长期睡眠质量不佳。近期，儿子带罗阿姨进行常规体检，发现她患有糖尿病。这让罗阿姨更加焦虑、紧张，一到夜深人静的时候就会担心："现在自己身体不好了，以后小孙子可怎么办呀？我今天一定要睡好，睡不好明天怎么照顾小孙子呀……"结果，罗阿姨的失眠反而进一步加重了。

任务描述

根据上述情境，请给予罗阿姨适当的照护措施以促进其有效睡眠。

相关 知识

睡眠（Sleep）是高等脊椎动物周期性出现的一种自发的、可逆的静息状态，表现为机体对外界刺激的反应性降低及意识的暂时中断。正常人脑的活动始终处在觉醒和睡眠交替状态，这种交替是生物节律现象之一。

一、睡眠对健康的重要性

睡眠是机体所必需的过程，可以解除疲劳、恢复精神和促进疾病康复，对机体维持健康至关重要。睡眠对健康的重要性主要表现在以下几个方面。

（一）消除疲劳，恢复体力

在睡眠期间，胃肠道及其他有关脏器能够合成并制造人体的能量物质，供机体活动时使用。此外，睡眠期间由于活动减少，机体基础代谢率降低，可以保存体力，有利于体力的恢复。

（二）保护大脑，恢复精力

人体在睡眠状态下，大脑耗氧量减少，有利于脑细胞能量储存，使疲劳的神经细胞恢复正常的生理功能。

（三）增强免疫力，康复机体

人体在正常情况下，能对侵入的各种抗原物质产生抗体并通过免疫反应将其清除，从而保护自身健康。当人体处于睡眠状态时，免疫系统活跃，各组织器官自我康复加快，有利于身体恢复健康。

（四）延缓衰老，促进长寿

人在睡眠状态时，身体内一切生理活动都会减缓，机体处于一个恢复和重新积聚能量的过程。如果长时间没有充足的高效睡眠，轻者会出现头晕、眼花、耳鸣等神经系统功能紊乱和机体免疫功能下降等一系列早衰反应，重者可导致死亡。研究表明，如果成年人每天睡眠不足 4 小时，其死亡率比每天睡足 8 小时的人高 80％。

（五）促进心理健康

拥有充足、高效的睡眠会使人精力充沛、心情愉悦、思维敏捷、工作效率高。睡眠不足可导致精神萎靡、烦躁、注意力不集中、记忆力减退等，长期睡眠障碍或睡眠不足还可能诱发精神疾病，如抑郁症、焦虑症等。

（六）有利于皮肤美容

机体处于睡眠状态时，皮肤的毛细血管血流加速，给皮肤带来充足的营养，加快皮肤的新陈代谢，皮肤的分泌和清除作用加强，可以促进皮肤的再生。

二、睡眠的表现与分期

睡眠是一个非常复杂的生理现象，包括两种相互交替的睡眠状态：一种是非快速眼动睡眠（Non Rapid Eye Movement Sleep，NREM Sleep），又称慢波睡眠；另一种为快速眼动睡眠（Rapid Eye Movement Sleep，REM Sleep），又称快波睡眠。

（一）非快速眼动睡眠

非快速眼动睡眠可分为四个阶段，即Ⅰ、Ⅱ、Ⅲ、Ⅳ四期，其中Ⅰ、Ⅱ期称"浅睡眠"，Ⅲ、Ⅳ期称为"深睡眠"（慢波睡眠）。

1. 入睡期（Ⅰ期非快速眼动睡眠）

此期为清醒与睡眠之间的过渡时期，持续几分钟，可被外界的声响或说话声吵醒。此时人昏昏欲睡，大脑变得放松，思维开始漫游，全身肌肉放松，眼球左右转动，心跳和呼吸频率轻度下降，脑电波出现一些不规则波形并混有小振幅波。

2. 浅睡期（Ⅱ期非快速眼动睡眠）

在这个阶段，大脑活动变慢，眼睑缓慢睁开和闭合，眼动停止，体温降低，呼吸规律。该期持续 10～20 分钟。脑电波出现睡眠锭（即短暂爆发的、频率高、波幅大的脑电波），这可能标志着大脑正在逐渐尝试着关闭它自己。

3. 中度睡眠期（Ⅲ期非快速眼动睡眠）

在这个阶段，肌肉完全放松，生命体征下降，睡眠加深，不能被感觉刺激所干扰，需要巨大的声响才能被唤醒。该期持续 15～30 分钟。脑电波的频率会继续降低，波幅变大。

4. 深度睡眠期（Ⅳ期非快速眼动睡眠）

在这个阶段，人体全身完全松弛，很少活动，很难唤醒。体内分泌大量生长激素，促进体内合成作用，减少蛋白质分解，加速受损组织的愈合。该期对于软骨组织和肌肉组织的生长非常重要。该期持续 15～30 分钟。脑电波处于最低频率。　.

（二）快速眼动睡眠

此时人体脑部高度活跃，脑组织代谢升高，脑电波跟人体在清醒状态时的很相似，高频率、低波幅的脑电波出现，呼吸变快、变浅。快速眼动睡眠构成成年人睡眠的 20%，每次快速眼动持续时间的长短因人而异，第一次出现快速眼动后，持续 5～10 分钟，之后加长，最后一次可长达 40 分钟。当人处于这个阶段时，四肢肌肉临时性"瘫痪"，肌肉几乎完全松弛，可有间断的阵发性表现，如心率加快、血压升高，伴随眼睛向左右快速地移动，因此被称为快速眼动睡眠。这个时期常伴有梦境且能记住，此阶段对精神和情绪的恢复最为重要。

（三）睡眠周期

睡眠时先进入非快速眼动睡眠，然后进入快速眼动睡眠，两种睡眠状态交替出现。成人每夜睡眠由非快速眼动睡眠和快速眼动睡眠交替变换 4～6 个周期组成，一个完整的睡眠周期一般 60～120 分钟交替一次。在正常成人的一夜睡眠中，Ⅰ期非快速眼动睡眠占 5%～10%，Ⅱ期占 50%，Ⅲ期及Ⅳ期约占 20%，快速眼动睡眠约占 20%。在一个睡眠周期内，人要经历数个从Ⅰ期到Ⅳ期的非快速眼动睡眠过程。第一个周期里的深度睡眠阶段的时间是全部深度睡眠阶段里最长的，进入深夜逐渐变短。第一个快速眼动睡眠阶段是全部快速眼动睡眠中最短的，之后变得越来越长。从儿童期到老年期，随着生长、发育渐至衰老，快速眼动睡眠和Ⅲ期、Ⅳ期非快速眼动睡眠逐渐减少，60 岁以后基本上没有Ⅳ期非快速眼动睡眠，夜间醒的次数增加。

人在睡眠时被中断，再继续睡眠，将从睡眠的最初状态开始，而无法回到被中断的那个睡眠时期中。老年人如果在睡眠过程中经常被中断，将无法获得足够的深度睡眠和快速眼动睡眠，睡眠质量大大下降。因此，在对老年人进行睡眠照料时，照护人员应充分了解睡眠的规律及特点，评估老年人的睡眠需要及影响睡眠的因素，从而提高老年人的睡眠质量。

三、睡眠的观察与评估

睡眠是人类不可缺少的生命活动，帮助老年人获得良好的睡眠是照护人员的责任。照护人员需要在了解老年人的睡眠特点及影响因素的基础上，评估老年人的睡眠状况，继而采取针对性照护措施。

（一）老年人的睡眠特点及影响因素

老年人的睡眠特点是早睡、早醒和夜间觉醒较多，有效睡眠时间减少。老年人大脑皮层功能减弱，新陈代谢减慢，非快速眼动睡眠期的深度睡眠阶段减少，入睡期和浅睡期时间增长，正常的睡眠过程常受到影响。老年人容易出现睡眠维持困难、总睡眠时间减少、夜间觉醒增加、对外界刺激的敏感度增高等现象。因此，老年人更容易出现睡眠障碍。影响老年人睡眠的因素主要有以下几方面。

1. 生理因素

随着年龄的增长，老年人夜间睡眠时间减少，入睡时间延长，睡眠中易醒且再次入睡较慢。影响老年人睡眠质量的生理因素主要有夜尿、过度疲劳和内分泌变化等。

2. 心理社会因素

多种心理社会因素会对老年人的睡眠质量产生影响。其中，对离退休后的生活不适应、离退休后经济来源减少、就医费用增加等都给老年人造成很大的压力，成为影响老年人睡眠质量的重要原因。婚姻状况正常、继续参加工作、有业余爱好和社会活动等，有益于提高老年人的睡眠质量。人际关系紧张、孤独感较强、社会支持度低、对生活不满意的老年人睡眠质量较差。

3. 病理因素

疾病是影响老年人睡眠质量的重要因素，几乎所有的疾病都会影响人的睡眠形态。老年人机体功能下降，容易患有多种疾病。躯体疾病造成的疼痛、不适、恶心、发热、心悸、尿频等都会对睡眠质量产生影响，如脑血管疾病、阿尔兹海默病、糖尿病、冠心病、肿瘤、泌尿道疾病和肺气肿等都会导致老年人睡眠紊乱。此外，各种精神疾病均可导致睡眠障碍，如抑郁症、焦虑症、精神分裂症等。

4. 药物因素

老年人常会有多种疾病，需要长期进行药物治疗，许多药物会对睡眠产生影响。例如，镇静催眠药短期可促进睡眠，若长期服用，机体会对药物产生耐受性，一旦停药，会引起一系列精神和躯体症状，如兴奋、不安、失眠等，加重原有的睡眠障碍。

5. 食物因素

有些食物具有催眠作用，比如豆类、乳制品、肉类等含 L-色氨酸较多的食物，能够缩短入睡时间，有利于老年人进入睡眠。浓茶、咖啡等含有咖啡因，能够刺激神经，使人兴奋难以入睡，即使入睡也易中途醒来，因此睡前4～5小时最好不要饮用。

6. 环境因素

人具有适应能力，长时间适应了某种环境，当环境发生改变时，睡眠也会受到影响。养老机构与老年人原来的家庭生活环境不同，对于新入住的老年人而言，新的环境可能会对其睡眠产生较为严重的影响。此外，环境中的通风、温度、噪声、光线等也都会影响睡眠，如习惯关灯睡眠的人在有灯光的情况下会入睡困难。

7. 个人习惯

睡前的不良习惯会影响老年人睡眠质量，比如睡前打扫卧室卫生、睡前抽烟、睡前进行剧烈运动、饮水过多、进食过度、观看恐怖电影、情绪发生剧烈变化等。此外，午睡时间太长也会影响老年人夜间的正常睡眠。而睡前泡脚等习惯，则有利于改善睡眠状况。

（二）睡眠评估的内容

为能够全面、正确地评估老年人的睡眠情况，照护人员需要收集老年人睡眠的主客观资料，主要包括以下内容：

（1）每晚的就寝时间。

（2）入睡所需要的时间，是否会强迫自己入睡。

（3）夜间睡眠中是否会频繁醒来，醒来时间、次数、原因及再次入睡所需要的时间。

（4）睡眠深度，是否会出现打鼾、做噩梦、呼吸暂停、梦游等情况；若有，其严重程度及对睡眠的影响。

（5）睡眠持续时间，早上睡醒时间，醒来对睡眠是否满意，是否会赖床。

（6）白天是否感觉疲惫、精力不足等。

（7）是否午睡及午睡时长。

（8）睡眠习惯：如室内光线、声音、温度，睡前对食物、饮料的需要情况，睡前经常进行的活动，白天是否经常喝茶或咖啡等刺激性饮品。

（9）是否服用催眠药物，服用药物种类及剂量。

（三）睡眠评估的工具

1. 睡眠日记监测

睡眠日记监测是实用、经济和应用较为广泛的睡眠评估工具之一，通过追踪老年人较长时间内的睡眠模式，能够更准确地了解老年人的睡眠情况。

自认为失眠的老年人，可在起床后30分钟内，尽可能尝试记录前一晚的睡眠情况，以及白天是否嗜睡等，主要需回答如下问题：

（1）晚上什么时间上床？上床熄灯后多久才入睡？

（2）一星期有多少次发生入睡困难？

（3）入睡后是否经常觉醒或惊醒？

（4）一个晚上醒来几次？能否很快再入睡？或多久时间才能再入睡？

（5）有无多梦或出现噩梦？是否认为这是引起失眠的主要原因？

（6）清晨什么时间醒来？醒来后能再入睡吗？多久才能再入睡？

（7）整晚总睡眠时间有多长？

（8）是否有打鼾？

（9）白天是否嗜睡或身体有不舒服的感觉？

（10）醒来后，何时离开床铺？

（11）与上周比较，昨晚睡得如何？

（12）醒来后，是否感觉睡眠充足？精神是否饱满？白天是否小睡或打瞌睡？时间多久？是否食用烟、酒、茶、咖啡、可乐及兴奋剂？若有，请注明时间与剂量。

2. 睡眠问卷

睡眠问卷主要用于全面评估睡眠质量、睡眠特征和行为以及与睡眠相关的症状和态度。目前较常用的有睡眠质量评估表、匹茨堡睡眠质量指数量表等，以下仅介绍睡眠质量评估表。

睡眠质量评估表由中国睡眠研究会根据世界卫生组织的有关标准制定，用于进行睡眠质量（深睡眠）的自我评估。总分小于4分，则睡眠质量尚可；总分为4～6分，则睡眠质量较差；总分在6分以上，则睡眠质量很差，严重影响身心健康。

睡眠质量评估表的评估项目如下：

入睡时间（关灯到睡着时间）：

0分：马上入睡；

1分：年轻人超过30分钟不能入睡；

2分：到半夜 12 点钟以后才能入睡；

3分：老年人超过 40 分钟不能入睡。

夜间苏醒：

0分：睡眠深，中途不易惊醒；

1分：醒后又入睡不超过 5 分钟；

2分：夜里醒来时间超过 5 分钟；

3分：夜里醒来时间超过 40 分钟。

早醒：

0分：不早醒；

1分：比平时早醒 30～60 分钟；

2分：比平时早醒 1～2 小时；

3分：后半夜基本醒着。

睡眠深度：

0分：睡得沉，不易唤醒；

1分：睡着，但易惊醒；

2分：感觉整夜都在做梦，对外面的动静很敏感；

3分：基本没睡着，像没睡似的。

梦境情况：

0分：被唤醒时没有做梦，感觉做过，但想不起来；

1分：被唤醒时在做梦，内容很清楚。

白天情绪：

0分：情绪正常、稳定；

1分：情绪不稳定，急躁，易怒；

2分：情绪低落。

白天身体状况：

0分：神清气爽，精力充沛；

1分：无精打采，反应迟钝；

2分：记忆力下降，健忘。

气色（脸色）：

0分：脸色红润有光泽；

1分：脸色苍白，或晦暗，或憔悴；

2分：眼睑松弛，皱纹增加。

四、促进老年人有效睡眠的措施

照护人员收集老年人的睡眠资料，对老年人进行睡眠评估后，应针对老年人睡眠中出现的问题进行有针对性的护理，从而保证老年人获得良好的睡眠。

（一）创造舒适的睡眠环境

照护人员通过调节室内的温度、湿度、光线、声音等，从而为老年人提供舒适的睡眠环境。

（1）调节室内温度、湿度：一般夏季适宜的温度为 25℃～28℃，冬季为 18℃～22℃，相对湿度为50％～60％。

（2）调节光线：强光会通过视网膜、视神经刺激大脑引起兴奋，从而使人感到心神不安，难以入睡。因此，床铺宜设在室中幽暗的角落，或以屏风与活动场所隔开。卧室内选择深色窗帘，睡前拉上窗帘，关闭照明灯，可根据需要打开洗手间的灯，避免光线直接照射老年人眼部而影响睡眠。

（3）保持环境安静：噪声对睡眠质量的影响非常大。专家指出，当外界噪声超过 40dB 时，睡眠就会受到影响。嘈杂的环境，使人的心情无法宁静而难以入眠。照护人员应减少门窗、桌椅等的撞击声，必要时在门和椅脚上钉上橡胶。合理安排护理时间，护理工作应尽量安排在白天，避开老年人的睡眠时间。在护理过程中，照护人员尽量做到"四轻"，即说话轻、走路轻、开关门轻、操作轻。

（4）保持室内空气流通和新鲜：室内白天应保证阳光充足、空气流通，尿、便、呕吐物等应及时清除，便器、痰盂等要及时清洗，以保持室内空气清新。

（5）适宜的床铺和寝具：床的长度一定要超过老年人身高 20～30cm，宽度以比老年人宽 30～40cm 为宜。比较适合老年人的床铺是平板床，上面再铺以 10cm 厚的棉垫。枕头以宽 15～20cm、高 6～8cm 为宜。枕头过高，无论是仰卧还是侧卧，都会使颈椎的正常生理曲度改变，易引起"落枕"；枕头过低，脑部血液增多，使头部血管充血，头部有发胀的感觉。枕头内的充填物应质地柔软、重量轻、透气性好。

（二）促进老年人身体舒适，做好晚间睡眠照护

（1）帮助老年人做好个人卫生。照护人员应协助老年人认真清洁口腔、洗脸、洗手、清洁会阴部和臀部等，帮助老年人排空大小便，保证老年人身体清爽、舒适。对夜间多尿的老年人，最好选择离厕所较近的卧室或者为其准备轻便的移动式便器。

（2）帮老年人更衣，整理好床铺，铺好被子。老年人被褥需根据季节进行增减，被内温度以 32℃～34℃为宜，必要时睡前用热水袋温暖被褥。为防止烫伤，睡前应取出热水袋。

（3）帮助老年人采取舒适的卧位和正确的睡姿。中医认为，正确的睡姿对于消除疲劳、防治疾病和延年益寿颇有好处。一般来说，仰卧有利于血液循环，但应注意不要将手放在胸部，以免有压迫感，易引起噩梦。侧卧可使全身肌肉松弛，有利于肠胃的蠕动，侧卧时腿要自然弯曲。最适合老年人的卧位为右侧卧。有心脏疾患的老年人，更应选择右侧卧，以免心脏受压而增加发病概率。因血压高而头痛者，应适当垫高枕头。肺病患者除垫高枕头外，还要经常变换睡姿，以利于痰液的排出。总之，选择舒适、有利于病情的睡姿，有助于安睡。

（4）检查并处理身体各部位的引流管、伤口、敷料等可能引起不舒适的问题。若发现老年人有身体不适，如疼痛、胸闷、气喘等异常情况，照护人员应及时报告医生，以帮助老年人解除身体不适。

（三）稳定老年人的情绪

睡前应调节老年人的思想和情绪，使老年人做到无忧无虑、情绪稳定。照护人员应密切观察老年人的情绪变化，通过与老年人交谈、倾听老年人诉说等方法，对老年人进行心理疏导，消除老年人的心理障碍。此外，照护人员应鼓励老年人多与周围人交流，鼓励家属多关心老年人，让老年人获得良好的家庭和社会支持，从而缓解老年人的心理压力，使其获得良好的睡眠。

（四）指导老年人合理饮食

(1)晚餐应适量，不要吃得太饱或太少。

(2)睡前不宜吃零食，不宜多饮水或吃含水分多的水果，忌喝咖啡、浓茶等使人兴奋的饮料。对已出现睡眠障碍的老年人，白天亦应控制咖啡、浓茶等刺激性饮料的摄入量。

(3)睡前可喝少量热牛奶以帮助睡眠。

(4)补充有益睡眠的营养物质，如含维生素、钙、镁、铁、锌等丰富的食物。

（五）指导老年人采用多种方法促进睡眠

(1)在条件允许的情况下，可进行适当的小强度体育锻炼，如练气功、饭后或睡前散步、打太极拳、慢跑等，但睡前1小时应停止剧烈运动。

(2)采取音乐疗法。当老年人无法入睡时，听一些旋律优美、节奏舒缓的音乐，有助于消除其紧张、焦虑的情绪，转移其注意力，帮助其入眠。照护人员帮助失眠老年人选择曲目时，要尽量选择熟悉的、舒缓的乐曲，如《催眠曲》《摇篮曲》《月夜》《良宵》《梅花三弄》《高山流水》《阳关三叠》《小城故事》《江南好》等。

(3)给予放松按摩。轻柔地按摩面部、肩、颈、背、腰、下肢等部位的肌肉，使其放松，有助于老年人睡眠。

(4)照护人员应协助老年人养成良好的睡前习惯，如睡前进行热水泡脚、温水沐浴等，加速血液循环以促进睡眠。

(5)穴位按压。照护人员可按压老年人的百会、风池、涌泉、内关、足三里等助眠穴位，促进老年人的有效睡眠。

（六）合理使用药物

当其他促进睡眠的方法无效时，照护人员可遵医嘱给予老年人口服安眠药物治疗，但应密切观察老年人的用药反应及安全问题，并避免长时间使用安眠药。照护人员应在老年人睡前上床后协助其服药，避免药物提前发挥作用，造成摔伤等意外。

（七）睡醒后的护理

老年人睡醒之后，照护人员可指导老年人进行伸腰、展臂、伸腿之类的身体舒展活动，并做深呼吸，使肺部活跃起来，令循环加快，经脉气血畅通，焕发精神。一觉醒来，姿势由侧卧位改为仰卧位，四肢伸展，起床后便会使人有一种身心舒畅、精力充沛的愉悦感。

同 步 训 练

根据情境导入中的案例，采取适宜的措施促进罗阿姨的有效睡眠。学生分组讨论、汇报后，教师进行总结。

任务二

睡眠障碍认知

王爷爷，72岁，平时与老伴共同居住。一周前，女儿将王爷爷及老伴接到家中一同居住。王爷爷到女儿家中后，每晚入睡困难，靠服用安眠药才能勉强入睡，但王爷爷又怕长期服用安眠药成瘾，整天忧心忡忡。因晚上睡不好，王爷爷白天昏昏沉沉、精神萎靡、心烦意乱。

任务描述

根据上述情境，请判断王爷爷的睡眠障碍类型，并给予王爷爷适宜的照护措施。

相关知识

睡眠障碍（Sleep Disorder）是由于生物、心理、躯体疾病、神经系统疾病、精神疾病等一系列因素所导致的睡眠发动与维持困难、睡眠时间绝对值增加或减少、睡眠与觉醒节律障碍及睡眠某些特殊阶段异常情况的总称。睡眠障碍分为器质性睡眠障碍和非器质性睡眠障碍。

睡眠障碍是老年人常见的问题之一，是威胁老年人身心健康的重要因素，长期、反复睡眠障碍会影响老年人原发病的治疗和康复，加重或诱发某些躯体疾病。非器质性睡眠障碍，即各种心理社会因素引起的非器质性睡眠与觉醒障碍，包括睡眠失调和睡眠失常两大类。

一、睡眠失调

睡眠失调主要表现为失眠症、嗜睡症和睡眠—觉醒节律障碍。

（一）失眠症

失眠症是睡眠失调中最常见的一种，临床表现是入睡困难、睡眠中多醒或早醒、缺乏睡眠感。失眠可引起焦虑、抑郁或恐惧心理，并导致精神活动效率下降。当一个人反复失眠时，就会对失眠产生恐惧心理并过分关注睡眠的不良后果，这样就形成了一个恶性循环，使失眠问题持续存在。失眠的人，晚上上床准备就寝后，常会感到紧张、焦虑、担心或抑郁，思维不能平静，常过多地考虑如何得到充足的睡眠、个人问题、健康状况，并试图以服药来缓解自己的紧张情绪。根据世界卫生组织编写的精神与行为障碍分类，非器质性失眠症的诊断要点包括以下四个方面：

(1)主诉为入睡困难、维持睡眠困难或睡眠质量差。

(2)这种睡眠紊乱每周至少发生三次并持续一个月以上。

(3)日夜专注于失眠，过分担心失眠所带来的不良后果。

(4)睡眠量和/或质的不满意引起了明显的苦恼或影响了社会及职业功能。

根据表现，可将失眠症分为以下两种类型：

(1)起始睡眠差：即入睡困难，到后半夜将近天亮时才睡着。大多由于生活紧张、忧虑、焦急和恐惧所引起。

(2)终点睡眠差：即入睡无困难，但持续时间不长，后半夜觉醒后不能再行入睡。此类失眠症是高年龄的必然现象，常见于高血压症和血管硬化症患者，精神忧郁症患者也常有此种失眠发生。

失眠可发生在应激事件增加的情况下，生理功能紊乱（特别是内分泌功能紊乱，如甲亢、更年期）或衰老引起睡眠机能减退也可导致失眠。所以，失眠多见于妇女、老年人及心理社会功能状况差的人群。

失眠是老年人的常见病。有关资料显示，45%以上的老年人均有不同程度的失眠症。如果短时间内失眠，会产生体乏无力、头晕目眩、腰酸耳鸣、心慌气短等症状；如果长期睡眠不足，会导致自身的情绪不安，免疫力降低，引发各种疾病，如神经衰弱、中风、高血压等，甚至可能猝死，给老年人的身心健康带来严重的伤害。顽固性的失眠会使老年人形成对安眠药物的依赖，而长期服用安眠药物又可引起医源性疾病。对失眠老年人的照护，应在对老年人睡眠状况进行仔细观察和充分评估的基础上，制定适宜的促进睡眠措施。

(二) 嗜睡症

嗜睡症是指在睡眠量充足的情况下，白天睡眠过度，或者醒来达到完全觉醒状态的过渡时间延长。嗜睡症导致老年人睡眠紊乱，影响其生活及社会功能。其中，发作性睡眠（即控制不住的短时间嗜睡）会导致猝倒现象，表现为肌张力部分或全部丧失，易发生严重的跌伤。

(三) 睡眠—觉醒节律障碍

睡眠—觉醒节律障碍是指个体睡眠—觉醒节律与社会正常环境所认可的睡眠—觉醒节律不同步，从而导致个体主诉失眠或嗜睡。睡眠—觉醒节律障碍表现为在应该清醒时嗜睡，在应该睡眠时则失眠，从而使得睡眠的时序、质和量无法满足老年人的需求，严重影响老年人的生活及社会功能。

适当的睡眠可消除疲劳，但如果睡眠时间过长，不仅消除不了疲劳，还会给人体带来许多害处。日本名古屋大学对十万人进行了历时十年的大规模跟踪研究，结果显示：每天睡7小时的人最长寿，睡眠时间超过8小时者死亡率最高。所以，睡得多不见得可以促进健康，真正有效率且足够的睡眠是睡一个晚上的觉后白天整天都可精神抖擞、头脑清醒。

二、睡眠失常

睡眠失常是指在睡眠中出现一些异常行为，如梦游、梦呓（说梦话）、夜惊（在睡眠中突然骚动、惊叫、心跳加快、呼吸急促、全身出汗、定向错乱或出现幻觉）、梦魇（做噩梦）、磨牙、不由自主地笑、肌肉或肢体不自主跳动等。成人发生睡眠失常主要是心因性的，在本教材中不做详细介绍。

三、睡眠过多老年人的照护

（一）睡眠过多的危害

1. 身体虚弱

人休息时心脏处于休息状态，心跳、收缩力、排血量下降。如果长时间睡眠，就会破坏心脏休息和运动的规律，心脏一歇再歇，最终使心脏收缩乏力，稍一活动便心跳不一、心慌乏力、疲惫不堪，只好再躺下，进而形成恶性循环，导致身体虚弱。

2. 易患呼吸道疾病

卧室中早晨空气最污浊，即使虚掩窗户还是有部分空气未流通。不洁的空气中含有大量细菌、病毒、二氧化碳和尘埃，会影响呼吸道的抗病能力。因此，闭门贪睡的人经常会感冒、咳嗽、嗓子疼。

3. 肢体疲乏无力

经一夜休息后，肌肉和关节松弛。活动可使肌张力增加，还可使肌肉的血液供应增加，使骨骼、肌肉组织处于修复状态，同时将夜间堆积在肌肉中的代谢产物消除，有利于肌肉组织恢复运动状态。睡眠过多者，起床后容易感到腿软、腰骶部不适，周身无力。

此外，睡眠过多还会打乱消化液分泌规律，影响消化功能；神经中枢因长时间处于抑制状态，醒后容易感到昏昏沉沉、无精打采。

（二）睡眠过多的照护措施

1. 饮食照护

（1）膳食平衡。碳水化合物可增加脑细胞内一种名为 5-羟色胺的化学物质，这种化学物质有催眠作用，故碳水化合物摄入不宜过多；蛋白质能补偿糖类引起的困倦；高脂肪饮食由于难以消化，不能及时给脑和肌肉提供能量，过多摄入也会使人困倦。人体要保持精力旺盛，必须摄入平衡膳食。另外，体内维生素和微量元素含量下降也会导致疲乏，所以应摄入足量水果和蔬菜。硼元素对提神醒脑、抗疲劳有重要作用，含硼丰富的食物有葡萄、胡萝卜、苹果、梨、桃、花生等。

（2）少食多餐。血糖稳定有利于稳定地向脑细胞和肌细胞输送能量，达到这一目的最佳方法是将一日三餐改为五餐。

（3）补充足够的水分。低血压是造成老年人特别是老年女性感觉疲劳、昏昏欲睡的重要因素，每天补充足够的水分，有助于改善睡眠过多的症状。

（4）适量食用苦味食物。苦味食物具有抗菌消炎、清热解暑、提神醒脑、消除疲劳等多种医疗、保健功能，嗜睡、容易困倦的老年人可酌量食用苦瓜、苦菜、马齿苋等苦味食物。

2．运动锻炼

运动可有效地改善人体的生理功能，使代谢加快，加速体内血液循环，增加大脑的供氧量。运动后，人会感到神清气爽、精力充沛，嗜睡就会缓解。在条件允许的情况下，老年人可进行适当的运动锻炼，如大步走、游泳、打太极拳等。运动应选择适宜的时间、方式和强度，睡前1小时应停止剧烈运动。

3．起居照护

(1)保持生活规律，早睡早起，定时作息。保持生物钟的稳定是消除嗜睡的良好措施。

(2)生活充实，丰富多彩。单调、枯燥的生活会让许多老年人采取睡觉的方法来逃避孤独、寂寞感，所以让老年人的生活充实而富有意义是纠正老年人昏昏欲睡的良方。

(3)注意药物的副作用。许多药物会引起嗜睡的症状，如某些降压药、利尿剂等，服药时应仔细阅读说明书，了解并注意观察药物的副作用。

(4)保持情绪稳定。疲倦嗜睡有时是情绪不佳的信号，当有抑郁或愤怒情绪时尤为明显。情感的压抑也需要消耗大量的能量。使老年人保持情绪稳定也是改善其嗜睡的方法之一。

4．养生照护

照护人员可以采用穴位按摩的方法缓解老年人的嗜睡状况。

(1)风池穴：位于颈部，枕骨之下，按摩该穴位可提神，还能缓解眼睛疲劳。

(2)百会穴：位于头顶正中的最高点，按摩该穴位可提神醒脑、升举阳气。

(3)太阳穴：位于头部侧面，眉梢和外眼角中间向后一横指凹陷处。按摩该穴位不仅提神，还可缓解头痛。

(4)中冲穴：双手中指的指尖是中医经络学上的中冲穴，在困倦时揉捏此穴，能起到提神醒脑的功效。

同 步 训 练

根据情境导入中的案例，判断王爷爷睡眠障碍的类型并给予适当的照护措施。学生分组讨论、汇报后，教师进行总结。

知识 链接

睡眠状态是指人在睡眠时表现出来的形态，与清醒状态相对，睡眠是人体一种非常重要的自我调节和保护功能。睡眠状态紊乱是指睡眠处于不正常状况，是常见的一种睡眠障碍，可由多种因素引起，常与躯体疾病有关，包括睡眠失调和异态睡眠。睡眠与人的健康息息相关。调查显示，成年人出现睡眠障碍的比例高达30％。因此，对睡眠障碍必须引起足够的重视。长期失眠会导致大脑功能紊乱，对身体造成多种危害，严重影响老年人的身心健康。

项目小结

　　"睡眠状态紊乱老年人照护"项目包括促进老年人有效睡眠、睡眠障碍认知两个任务。本项目主要内容包括：影响老年人睡眠的原因，睡眠评估，促进老年人有效睡眠的措施，睡眠障碍的类型，睡眠过多老年人的照护等。重点需要掌握影响老年人睡眠的原因、睡眠评估、促进老年人有效睡眠的措施等内容。

● **重要概念**

睡眠　睡眠障碍

● **课后讨论**

1. 影响老年人睡眠的原因有哪些？
2. 对老年人睡眠状况进行评估的要点有哪些？
3. 促进老年人有效睡眠的措施有哪些？
4. 老年人常见睡眠障碍的类型有哪些？

● **课后自测**

一、选择题

1. 影响老年人睡眠的因素不包括（　　）。

　　A. 生理因素　　　　B. 心理因素　　　C. 身高和体重　　　D. 药物因素

2. 下列措施中，不利于改善老年人睡眠的是（　　）。

　　A. 白天适当锻炼　　B. 晒太阳　　　　C. 温水泡脚　　　　D. 睡前多喝水

3. 导致老年人睡眠障碍的原因不包括（　　）。

　　A. 中枢神经系统结构和功能的退行性变

　　B. 服用各种口服药物

　　C. 环境影响，如光线、噪声等

　　D. 白天适度锻炼，如慢走、打太极拳等

4. 老年人常见睡眠障碍类型不包括（　　）。

　　A. 夜间多醒　　　　B. 睡眠表浅　　　C. 醒后入睡困难　　D. 早睡早醒

5. 下列常见疾病中，会导致睡眠障碍的是（　　）。

　　A. 高血压　　　　　B. 高血脂　　　　C. 阿尔兹海默病　　D. 肝炎

6. 下列睡前措施中，不利于入睡的是（　　）。

　　A. 睡前喝牛奶

　　B. 放松和深呼吸

　　C. 睡前泡脚、背部按摩

　　D. 睡前看令大脑兴奋的电影、书籍

7. 下列有关睡眠过多老年人饮食照护方面的说法，错误的是（　　）。

      A. 少食多餐　　　　　　　　　B. 不宜食用苦味食物

      C. 补充足够的水分　　　　　　D. 保持膳食平衡

8. 下列各项中，不属于老年人失眠症症状的是（　　　）。

      A. 产生焦虑、抑郁或恐惧心理

      B. 免疫力降低，引发各种疾病

      C. 产生体乏无力、头晕目眩、腰酸耳鸣症状

      D. 打乱消化液分泌规律，影响消化功能

9. 下列不属于常见的错误睡眠习惯的是（　　　）。

      A. 睡前饱餐　　　　　　　　　B. 睡前饮茶

      C. 储存睡眠　　　　　　　　　D. 睡前泡脚

二、简答题

1. 促进老年人有效睡眠的措施有哪些？

2. 对老年人睡眠进行观察和评估的要点包括哪些？

三、案例分析

    张爷爷，76 岁，一直与老伴居住在家中。一个月前老伴生病住院，儿子担心张爷爷独自居住不安全，将他接到自己家中，并聘请照护人员小李来照护。张爷爷住到儿子家后，每晚入睡困难，靠服用安眠药勉强入睡，白天昏昏沉沉、精神萎靡，既担心住院的老伴，又怕长期服用安眠药成瘾。

    请分析：

    (1)张爷爷的睡眠障碍是什么原因导致的？

    (2)照护人员小李应采取哪些措施促进张爷爷睡眠？

教学做一体化训练

项 目 十 一

清理呼吸道无效老年人照护

学习目标

1. 能够描述清理呼吸道无效的概念、相关因素及相应的护理措施
2. 能够说出吸痰法的概念
3. 能够正确描述有效排痰的护理措施

1. 能够正确运用翻身叩背法帮助痰液黏稠不易咳出的老年人排痰，以解除呼吸困难的状况
2. 能够协助老年人有效咳嗽
3. 能够教会老年人有效咳嗽的方法
4. 能够采取适宜的吸痰法帮助排痰困难的老年人排痰

任务一

翻身叩背促进排痰

王奶奶，72岁，两年来一直咳嗽不止，被医生诊断为慢性支气管炎。今日上午照护人员小张为王奶奶整理床位时，王奶奶陈述最近总感觉有痰，但是咳不出来，观察其精神状态尚好。小张马上通知医生对王奶奶进行检查，肺部听诊有湿啰音。医嘱：胸背部叩击排痰。

任务描述

根据上述情境，请给予王奶奶适宜的叩背排痰措施。

相关 知识

叩背排痰是指通过叩击胸壁、震动气道，使附着在肺、支气管内的分泌物脱落，通过体位引流，使分泌物到达细支气管，通过咳嗽排出体外。

对于长期卧床、痰多不能自行咳出的老年人，可采取叩背排痰技术，借助叩击力量促使痰液排出，以保证呼吸道通畅，预防并发症的发生。

一、叩背排痰的准备工作

(1)自身准备：着装整洁，修剪指甲后洗净并温暖双手，戴口罩。
(2)用物准备：软枕、痰杯、漱口水、纸巾等。
(3)环境准备：环境清洁、温暖、安静，关闭门窗。
(4)老年人准备：协助老年人取适宜体位。

　　(1)照护人员评估老年人的精神状态及合作程度，向老年人解释叩背排痰的目的、方法、注意事项及配合要点。

　　(2)协助老年人采取坐位或用翻身侧卧法协助老年人采取侧卧位，面向照护人员。

　　(3)暴露老年人背部，叩击部位垫薄毛巾，照护人员一手扶住老年人以使其保持体位稳定，另一手手指弯曲并拢，使指关节屈曲120°，掌侧呈杯状(见图11—1)，指腹与大小鱼际着落，利用腕关节力量从下至上、从外至内有节律地叩击，叩击时发出一种空而深的叩击音则表明手法正确。从背部第十肋间隙开始，向上叩击至肩部，避开脊柱和肾区。每个部位叩击1～3分钟，120～130次/分钟，一共持续5～10分钟。照护人员在叩背的同时要观察老年人的反应，如果能耐受，可以适当增加

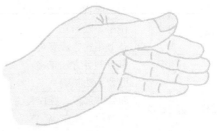

图11—1　手指弯曲并拢呈杯状

叩背时间。叩击的幅度以手掌根部离开胸壁3～5cm、手指尖部离开胸壁10～15cm为宜。

　　(4)在操作过程中，照护人员应协助老年人进行间歇性深呼吸并嘱其深吸气后用力咳嗽；咳出痰液后协助其擦净面部，清洁口腔。老年人在咳嗽时，照护人员用双手加压胸壁可加强咳嗽效果。

　　(5)操作完毕，整理床位及用物，开窗通风，洗手，做好记录。

　　(1)操作前应温暖双手，以免过凉引起老年人的不适感。

　　(2)叩击宜在餐后2小时至餐前30分钟完成。最好在雾化吸入后进行。

　　(3)叩背时，照护人员的手应弯曲呈杯状。

　　(4)叩背时，由后背部的肺底向上叩击至肩下，每次叩击部位要与上次叩击部位有1/3的重叠，不可遗漏。叩击一侧之后再叩击另一侧，每侧至少叩击3次。

　　(5)叩击力度适中，以老年人不感觉疼痛为宜。过轻不能使痰液顺利排出，过重容易发生损伤。

　　(6)叩击时应注意位置准确，避开脊柱、肾区。

　　(7)有咯血、肺水肿、未经引流的气胸、肋骨骨折及病理性骨折史的老年人禁用叩背排痰。

　　(8)排痰过程中，密切观察老年人状况，若出现呼吸困难、发绀或其他不适症状，应立即停止操作。

　　(9)如果痰液黏稠不易咳出，可遵医嘱使用稀释痰液的方法，如雾化吸入等。

　　(10)叩背时应注意遮挡及保暖。

同 步 训 练

　　根据情境导入中的案例，为王奶奶翻身叩背促进排痰。教师示教后，学生分组训练。翻身叩背促进排痰操作评分标准详见表11—1。

表 11—1　　　　　　　　　　翻身叩背促进排痰操作评分标准

项目	分值	操作要求	评分等级				得分	备注
			A	B	C	D		
仪表	5	仪表端庄，服装整洁	5	3	1	0		
评估	15	解释并取得配合	5	3	1	0		
		卧位，皮肤情况，管路情况	5	3	1	0		
		了解病情、意识状态、躯干及四肢活动能力、叩背的耐受程度	5	3	1	0		
操作前	5	洗手，戴口罩	2	1	0	0		
		备齐用物，放置合理	3	2	1	0		
操作过程	60	翻身侧卧方法正确	10	6	4	2		
		叩背手法正确	10	6	4	2		
		叩背的部位、顺序及方向正确	15	10	5	0		
		叩背的频率正确	10	6	4	2		
		叩背力度适宜	10	6	4	2		
		老年人体位舒适、安全	5	3	1	0		
操作后	5	整理床位	3	2	1	0		
		洗手、做好记录	2	1	0	0		
评价	10	操作顺序正确、熟练	5	3	1	0		
		翻身叩背过程中，注意观察情况，正确指导老年人有效咳嗽	5	3	1	0		
合计	100							

任务二

电动吸引器吸痰

情境导入

　　吴奶奶有严重胸闷，剧烈咳嗽，痰液无法咳出。肺部听诊双肺布满湿啰音，心舒期心尖部可听到低沉的隆隆样杂音。嘴唇轻度发绀，呼吸 25 次/分钟。医生诊断为肺部感染。目前，吴奶奶正在接受发热护理、抗生素治疗、氧疗和吸痰处理。

根据上述情境，请采取适宜的措施为吴奶奶吸痰。

相关 知识

吸痰法（Aspiration of Sputum）是指经口、鼻腔、人工气道将呼吸道的分泌物吸出，以保持呼吸道通畅，预防吸入性肺炎、肺不张、窒息等并发症的一种方法。

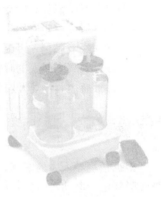

图 11—2 电动吸引器

吸痰法适用于危重、年老、昏迷及麻醉后咳嗽无力、反射迟钝或会厌功能不全而不能将痰液咳出者以及误吸呕吐物的患者。吸痰法是一项重要的急救护理技术，操作时动作应准确、轻柔、敏捷。吸痰装置有中心吸引器、电动吸引器两种，它们利用负压吸引原理，连接吸痰导管吸出痰液。下面以电动吸引器（见图 11—2）为例介绍经鼻/口吸痰技术操作。电动吸引器主要由马达、偏心轮、气体过滤器、压力表、安全瓶和储液瓶组成。安全瓶和储液瓶是两个容量为1 000mL的容器，有 2 根玻璃管，并有橡胶管相互连接。

一、电动吸引器吸痰的准备工作

(1) 物品准备：电动吸引器一台（操作前接上电源，打开开关，检查吸引器性能是否良好、连接是否正确，关上开关备用）、治疗盘、治疗碗（内盛无菌生理盐水）、无菌止血钳或镊子、弯盘、纱布、吸痰管数根，必要时备压舌板、开口器、电插板等。

(2) 照护人员洗手，戴口罩。

二、电动吸引器吸痰的操作程序

(1)核对并向老年人解释后，评估老年人的意识状态、合作程度、口鼻腔情况、痰液性状等。

(2)摆放老年人体位，使其舒适、安全，头偏向一侧，面向照护人员，略向后仰。

(3)根据老年人情况及痰液黏稠度调节负压至 40～53.3kPa，用生理盐水试吸，检查导管是否通畅。

(4)一手反折吸痰管末端，以免负压吸附黏膜引起损伤，另一手用无菌持物钳夹取吸痰管插入口咽部，松开导管末端，先吸净口咽部分泌物，然后更换吸痰管，在老年人吸气时顺势将吸痰管经咽插入气管约 15cm，将吸痰管左右旋转，自深部向上提拉，吸净痰液。

(5)对于经口腔吸痰有困难的老年人，可经鼻腔抽吸。

(6)吸痰完毕，吸生理盐水冲管，保持导管通畅。

(7)随时擦净老年人面颊。

(8)操作完毕，整理用物，洗手，记录吸出物的量、颜色、性状等。

(1)严格无菌操作,每根吸痰管只用1次,不可反复上下提插。

(2)每次吸痰时间不超过15秒,以免引起缺氧。

(3)对于有缺氧症状的老年人,吸痰前后应给予高浓度吸氧3分钟。

(4)导管退出后,应用生理盐水抽吸冲洗,以防痰液堵塞导管。

(5)如果痰液黏稠,可配合进行叩背及雾化吸入,便于痰液被吸出。

(6)随时观察老年人的呼吸及面色、口唇变化,发现不适应立即停止。

(7)储液瓶内容物要及时倾倒,不能超过1/2。

同 步 训 练

根据情境导入中的案例,使用电动吸引器为吴奶奶吸痰。教师示教后,学生分组训练。经口/鼻腔吸痰法(电动吸引器)操作评分标准详见表11—2。

表 11—2　　　　　　　　　经口/鼻腔吸痰法(电动吸引器)操作评分标准

项目	分值	操作要求	评分等级				得分	备注
			A	B	C	D		
仪表	5	仪表端庄,服装整洁,无长指甲	5	4	3	2		
评估	10	向老年人解释,评估老年人的合作程度	3	2	1	0		
		评估病情、意识、呼吸道分泌物情况	3	2	1	0		
		评估老年人的口腔、鼻腔情况	2	1	0	0		
		语言内容恰当,态度和蔼	2	1	0	0		
操作前	18	洗手,戴口罩	2	1	0	0		
		连接吸引器电源,检查吸引器性能	3	2	1	0		
		吸痰器的吸引管与导管连接正确	4	3	2	1		
		备齐用物,放置合理	3	2	1	0		
		环境清洁、舒适	2	1	0	0		
		老年人体位舒适、安全,头偏向一侧,面向照护人员,略向后仰	4	3	2	1		
操作过程	50	调节负压压力至40~53.3kPa	4	2	0	0		
		试吸生理盐水确认导管通畅	3	0	0	0		
		一手反折吸痰管末端,另一手持止血钳夹取吸痰管插入口腔/鼻腔吸痰,方法正确(昏迷老年人可使用压舌板协助张口,导管放置无误后再吸)	6	4	2	0		
		吸引时先吸口咽部,再吸气管内分泌物	5	4	3	2		
		吸引方法正确:吸痰管从深部左右旋转,向上提出吸引	15	12	9	6		
		吸引时间正确,每次少于15秒	4	3	2	1		
		吸痰完毕,导管吸生理盐水冲管	2	0	0	0		

续前表

项目	分值	操作要求	评分等级				得分	备注
			A	B	C	D		
		正确处理使用后的吸痰管	2	0	0	0		
		及时擦净老年人面颊部	2	1	0	0		
		关闭吸引器电源	2	0	0	0		
		随时观察吸痰效果，老年人气道通畅情况	5	4	3	2		
操作后	10	协助老年人取舒适体位，整理床位	3	2	1	0		
		妥善处理储液瓶及用物，洗手	3	2	1	0		
		记录吸痰效果及痰液量、性状	4	3	2	1		
评价	7	痰液黏稠不易吸出时处理方法正确（口述）	3	2	1	0		
		动作轻稳、准确，吸痰效果好	4	3	2	1		
总分	100							

知识　链接

清理呼吸道无效（Ineffective Airway Clearance）是指个体处于不能清理呼吸道中的分泌物和阻塞物，使呼吸道不能保持通畅的状态。若不能及时排出气道分泌物，将会引起气道分泌物干涸阻塞、下呼吸道分泌物潴留导致结痂阻塞气道，造成呼吸道功能严重受损，引起缺氧、高碳酸血症和肺部严重感染等情况，常可危及患者生命。

一、清理呼吸道无效的诊断依据及相关因素

（一）诊断依据

1. 主要依据

(1)无效咳嗽或咳嗽无力。

(2)无力排出呼吸道分泌物或阻塞物。

2. 次要依据

(1)呼吸形态异常（呼吸频率、节律、深度变化）。

(2)烦躁不安，口唇发绀。

(3)异常呼吸音。

（二）相关因素

(1)病理生理因素：呼吸系统感染；因疼痛引起的咳嗽无效；神经系统疾病使咳嗽反射受抑或感知认知障碍。

(2)治疗因素：手术导致咳嗽无力或无效，特别是胸、腹部手术后；麻醉药、安眠药抑制咳嗽反射；医疗性限制致卧床过久，不能维持舒适的体位等。

(3)情境因素：过度疲劳、焦虑、恐惧、张口呼吸等使分泌物黏稠或缺乏咳嗽知识。

(4)年龄因素：老年人活动少，身体虚弱、疲乏无力，反射迟钝，咳嗽无力。

二、促进老年人有效咳嗽及排痰的照护措施

(一)环境

为老年人安排安静、整洁、舒适的病房，保持室内空气新鲜、洁净，注意通风。维持合适的室内温度（18℃～22℃）和湿度（50%～60%），以充分发挥呼吸道的自然防御功能。

(二)饮食照护

对于慢性咳嗽的老年人，其能量消耗增加，应给予高蛋白、高维生素、足够热量的饮食照料。注意老年人的饮食习惯，避免摄入油腻、辛辣、刺激性的食物，以免影响其呼吸道防御能力。每天饮水至少1 500mL以上，足够的水分可保证呼吸道黏膜的湿润和病变黏膜的修复，有利于痰液的稀释和排出。

(三)病情观察

密切观察咳嗽、咳痰情况，详细记录痰液的色、量、质。

(四)促进有效排痰

有效排痰可以排出呼吸道内的分泌物，对于保持呼吸道的通畅、促进呼吸功能、预防并发症具有重要作用。当老年人呼吸道分泌物增多又不能进行有效排痰时，照护人员应及时采取有效措施。

(1)痰液黏稠不易咳出时，可遵医嘱进行雾化吸入，促进气道湿化，利于排痰。

(2)协助老年人翻身和采取肺部引流技术。在病情允许的情况下，通过改变老年人的姿势，使患侧肺处于高位，借助重力的作用使肺与支气管所存积的分泌物流入大气管，以利于排出。

(3)对于神志清醒、能够配合、痰多黏稠的老年人，照护人员应指导老年人进行有效咳嗽，方法如下：

1)老年人取坐位或者半卧位，屈膝，上身稍向前倾，双手抱膝或在胸部与膝盖间放置一个枕头并用两肋夹紧。

2)指导老年人进行4～5次深呼吸。

3)最后一次深呼吸的吸气末屏气3～5秒，身体前倾，腹肌收缩，进行2～3次短促而有力的爆破性咳嗽，张口将痰咳出。照护人员在老年人咳嗽时，用双手按压其胸壁下侧，有助于咳嗽。

4)指导老年人缩唇呼吸也可以引起咳嗽反射，有助于排痰。嘱老年人闭口经鼻吸气，然后通过缩唇（吹口哨样）呼气，同时收缩腹部，以引起咳嗽反射。

(4)对于长期卧床、痰多不能自行咳出的老年人，可采取叩背排痰技术。

(5)在病情许可的情况下，可以适当地增加老年人的活动量，有助于痰液的松动排出。

(6)对于病情危重、年老体弱、神志不清的老年人，可遵医嘱采取吸痰技术。

(五)用药照护

配合医护人员给予抗生素、止咳药、祛痰药等，可通过口服、雾化吸入给药，应掌握药物的疗效和不良反应。不可滥用药物，比如排痰困难的老年人切勿自行服用强镇咳药。

项目小结

　　"清理呼吸道无效老年人照护"项目包括翻身叩背促进排痰、电动吸引器吸痰两个任务。本项目主要内容包括：为清理呼吸道无效的老年人翻身叩背排痰，电动吸引器排痰的照护措施及注意事项等。重点需要掌握翻身叩背促进排痰的方法及电动吸引器吸痰的正确操作方法。

● **重要概念**

清理呼吸道无效　吸痰法

● **课后讨论**

1. 对于清理呼吸道无效的老年人，应给予哪些有效咳嗽及排痰的照护措施？

2. 电动吸引器吸痰的正确操作方法是怎样的？

● **课后自测**

一、选择题

1. 吸痰时，如果痰液黏稠，下列处理方法错误的是（　　）。

　　A. 滴少量生理盐水　　　　　　B. 增大负压吸引力

　　C. 叩拍胸背部　　　　　　　　D. 雾化吸入

2. 使用电动吸引器吸痰，下列操作方法错误的是（　　）。

　　A. 将病人头转向操作者一侧　　B. 先用吸痰管试吸生理盐水

　　C. 吸痰用物每日更换　　　　　D. 将吸痰管固定于咽部抽吸

3. 电动吸引器吸痰是利用（　　）。

　　A. 正压作用　　　　　　　　　B. 负压作用

　　C. 虹吸作用　　　　　　　　　D. 空吸作用

4. 吸痰时，下列操作不合理的是（　　）。

　　A. 每次吸痰时间不超过5秒

　　B. 储液瓶内吸出液应及时倾倒

　　C. 吸痰管每次使用后更换

　　D. 检查管道连接和吸引器性能

5. 为老年人翻身叩背排痰时，下列操作合理的是（　　）。

　　A. 可直接叩击皮肤　　　　　　B. 叩击安排在餐后半小时

　　C. 每次叩击40分钟　　　　　　D. 叩击应避开肩胛骨、脊柱

6. 为老年人使用电动吸引器吸痰，下列操作正确的是（　　）。

　　A. 吸痰管插入时，先吸鼻腔后吸口腔

　　B. 吸痰前后均给高流量吸氧

　　C. 吸痰时的常用卧位是平卧位

　　D. 吸引器连续使用时间不超过30分钟

二、简答题

1. 如何协助老年人进行有效咳嗽？

2. 对咳痰困难的老年人，如何正确进行背部叩击？

三、案例分析

张爷爷，71 岁，突然高热 39℃～40℃，流涕、鼻塞咽痛，痰液黏稠不易排出。临床诊断为急性上呼吸道感染。

请分析：

（1）照护人员应采取何种排痰措施为张爷爷祛痰？

（2）操作中应注意哪些事项？

教学做一体化训练

项 目 十 二

气体交换受损老年人照护

学习目标

1. 能够说出气体交换受损的常见原因及类型
2. 能够复述气体交换受损老年人的照护措施
3. 能够简述常用的给氧方法及适应症

1. 能够判断缺氧的类型及程度
2. 能够根据老年人的病情和需要正确选择和使用氧疗技术

气体交换受损认知

情境导入

刘爷爷，65岁，发热3日，今晨起呼吸困难。查体：体温39℃，脉搏110次/分钟，呼吸28次/分钟，血压140/89mmHg。双肺闻及细湿啰音及管状呼吸音。动脉血气分析：PaO_2 50mmHg，$PaCO_2$ 45mmHg。胸部X线：双肺可见密度增高的大片状阴影。临床诊断为急性呼吸窘迫综合征。

任务描述

根据上述情境，请给予刘爷爷适宜的护理措施。

相关 知识

气体交换受损（Impaired Gas-exchange）是指个体肺泡与微血管之间的氧和二氧化碳气体交换减少的状态。

一、气体交换受损的常见原因及类型

(1)病理生理因素：肺组织有效换气面积减少；呼吸道分泌物黏稠、增多；肺表面活性物质减少。
(2)治疗因素：气管插管等引起呼吸道梗阻、吸氧浓度不适宜等。
(3)年龄因素：老年人肺顺应性下降、肺表面活性物质减少。

二、诊断依据

（一）主要依据
(1)呼吸困难、烦躁不安、易激动、嗜睡。

（2）低氧血症、高碳酸血症、血氧饱和度下降。

（二）次要依据

（1）精神错乱、焦虑。

（2）呼吸急促、出现湿啰音。

（3）左心室负荷加重及衰竭体征，心律失常。

（4）胃肠排空时间延长。

（5）尿量减少、蛋白尿、氮质血症。

（6）肌无力、肌萎缩、疲乏无力等。

三、护理措施

（1）环境与休息：提供安静舒适、空气清洁、温湿度适宜的环境。哮喘老年人室内避免湿度过高和过敏原的存在，如刺激性气体、尘螨、花粉等。病情严重者应住院治疗，以便于及时观察病情变化。

（2）病情观察：动态观察老年人的呼吸状况，判断呼吸困难类型；监测血氧饱和度、动脉血气分析，及时发现和解决老年人的异常情况。

（3）保持呼吸道通畅，及时清除呼吸道分泌物（具体措施可参见项目十一）。

1）教会老年人合适的咳嗽方法。

2）指导老年人练习咳嗽方法，每日4次。饭前半小时及睡觉前进行，每次约15分钟。

3）使用雾化吸入或体位引流，并协助老年人翻身拍背，促进痰液排出，以利于呼吸。

4）鼓励老年人有意识地使用呼吸技术（包括缩唇呼吸和用膈肌呼吸），以增加肺活量。

（4）给老年人有利于呼吸的体位，如半坐卧位或高枕卧位，因为合适的体位有利于呼吸和咳痰，从而减轻呼吸困难。

（5）氧疗的护理：根据呼吸困难类型、严重程度不同，进行合理氧疗，以缓解症状。遵医嘱给予吸氧，一般2～3L/分钟，浓度为30％～35％，同时保持输氧装置通畅。

（6）根据老年人的耐受程度逐渐增加肺活量，以保持肺功能。

（7）劝老年患者戒烟、酒，减少对肺部的刺激。

（8）心理疏导：呼吸困难可引起老年人烦躁不安、恐惧等情绪，而不良情绪又会进一步加重呼吸困难。所以，照护人员应陪护在老年人身边进行安慰，使其保持情绪稳定，增强安全感。

同步训练

根据情境导入中的案例，请给予刘爷爷适宜的照护措施。学生分组讨论后，教师进行总结。

任务二

给予老年人氧疗

刘爷爷，65 岁，发热 3 日，今晨起呼吸困难。查体：体温 39℃，脉搏 110 次/分钟，呼吸 28 次/分钟，血压 140/89mmHg。双肺闻及细湿啰音及管状呼吸音。动脉血气分析：PaO_2 50mmHg，$PaCO_2$ 45mmHg。胸部 X 线：双肺可见密度增高的大片状阴影。临床诊断为急性呼吸窘迫综合征。医嘱：给予刘爷爷氧疗。

任务描述

根据上述情境，请给予刘爷爷适宜的氧疗措施。

相关 知识

氧是生命活动所必需的物质，如果人体组织得不到足够的氧或者不能充分利用氧，组织的代谢功能甚至形态结构都有可能发生异常改变，这一过程称为缺氧。氧气疗法（Oxygenic Therapy）简称氧疗，是通过给病人吸入高于空气中氧浓度的氧气，来提高病人动脉血氧分压（PaO_2）和动脉血氧饱和度（SaO_2），增加动脉血氧含量（CaO_2），达到改善组织缺氧的目的，促进组织新陈代谢，维持机体生命活动的一种治疗方法。

一、氧疗概述

（一）缺氧的表现

1. 轻度缺氧

（1）无明显的呼吸困难，仅有轻度紫绀，神志清楚。

（2）血气为动脉血氧分压（PaO_2）为 $6.6 \sim 9.3$kPa，动脉血二氧化碳分压（$PaCO_2$）大于 6.6kPa。

2. 中度缺氧

(1) 紫绀明显，呼吸困难，神志正常或烦躁不安。

(2) 动脉血氧分压（PaO_2）为 4.6～6.6kPa，动脉血二氧化碳分压（$PaCO_2$）大于 9.3kPa。

3. 重度缺氧

(1) 显著紫绀，三凹征明显（胸骨上凹、锁骨上凹和肋间隙凹陷），失去正常活动能力，呈昏迷或半昏迷状态。

(2) 动脉血氧分压（PaO_2）小于 4.6kPa，动脉血二氧化碳分压（$PaCO_2$）大于 11.9kPa。

（二）氧疗的适应症

血气分析检查是用氧的指标，当 PaO_2 低于 6.6kPa 时（正常值为 10.6～13.3kPa，6.6kPa 为最低限值），则应给予吸氧。

1. 氧疗的适应症

(1)呼吸系统疾患而影响肺活量者，如哮喘、肺气肿、肺不张等。

(2)心功能不全，使肺部充血而致呼吸困难者，如心力衰竭时出现的呼吸困难。

(3)各种中毒引起的呼吸困难，使氧不能由毛细血管渗入组织而产生缺氧，如巴比妥类药物中毒、一氧化碳中毒等。

(4)昏迷的病人，如脑血管意外或颅脑损伤病人。

(5)某些外科手术后的病人、大出血休克的病人等。

2. 给氧的浓度和氧流量

(1) 氧浓度＜25％无治疗价值。

(2)低浓度吸氧：吸氧浓度≤35％。

(3)中浓度吸氧：吸氧浓度 35％～50％。

(4)高浓度吸氧：吸氧浓度≥50％。

吸氧浓度的计算公式为：

$$吸氧浓度（\%）＝氧流量×4＋21$$

3. 高浓度吸氧的安全时间

(1)氧浓度 55％可以维持数周。

(2)氧浓度＞60％为 1～2 天。

(3)纯氧 6～24 小时。

二、氧疗方法

（一）鼻导管法

1. 单侧鼻导管法

将一根细导管插入一侧鼻孔，达鼻咽部。此法节省氧气，但会刺激鼻腔黏膜，长时间使用会感觉不适。

(1)用物：氧气装置 1 套，弯盘内盛纱布 1 块，鼻导管 1～2 根，胶布，棉签，小药杯内装少许冷开水，记录本，笔。

(2)操作方法：

1)将氧气筒推至床旁，使流量表开关向着便于操作的方向。

2）照护人员向老年人解释单侧鼻导管法的操作目的和方法，取得合作后用湿棉签清洁所选择的单侧鼻腔，取鼻导管适量长度（鼻尖至耳垂的2/3），将鼻导管蘸水，自鼻孔轻轻插至鼻咽部（见图12—1），然后用胶布将鼻导管固定于鼻翼或面颊部（见图12—2），打开小开关，先调节氧流量，后连接鼻导管，观察吸氧情况并记录吸氧时间。

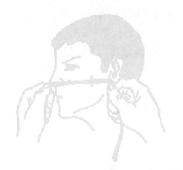

图12—1 鼻导管插入长度

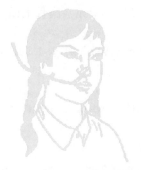

图12—2 鼻导管胶布固定法

3）停用氧气时，先分离鼻导管和玻璃接头，然后关闭流量表小开关，取下鼻导管置于弯盘内，清洁面部并去除胶布，关闭总开关，重开小开关，放余气后关小开关，记录停氧时间。

2. 双侧鼻导管法

一次性吸氧管最常见的为需要插入双侧鼻前庭的双侧鼻导管（见图12—3），使用便利，易于固定，老年人容易接受，使用较为普遍。

（二）鼻塞法

鼻塞法是指用鼻塞型吸氧管（见图12—4）代替鼻导管用氧的方法。鼻塞是用塑料或有机玻璃制成的带有管腔的球状物，大小以恰能塞入鼻孔为宜。鼻塞法可避免鼻导管对鼻黏膜的刺激，较为舒适。

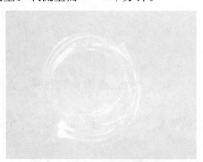

图12—3 双侧鼻导管

（三）面罩法

面罩法的操作方法：将吸氧面罩（见图12—5）置口部，用松紧带固定，再将氧气接于氧气进孔上，调节流量。氧流量需6～8L/分钟。

图12—4 鼻塞型吸氧管

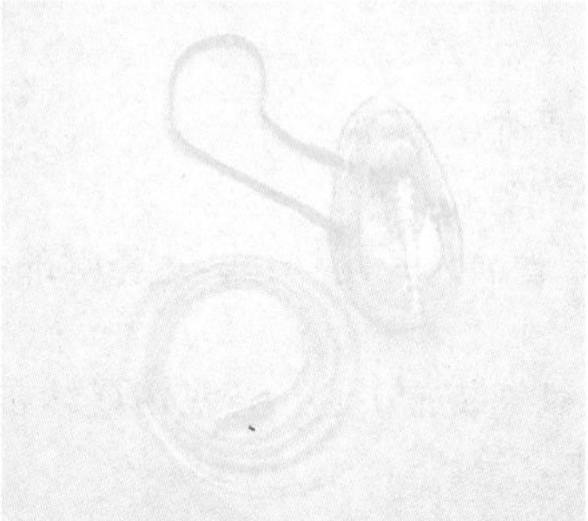

图12—5 吸氧面罩

（四）氧气枕法

在抢救危重者时，若来不及准备氧气筒或氧气筒在转移途中，可先用氧气枕代替。氧气枕为长方形橡胶枕，枕的一角有橡胶管，上有调节器以调节流量（见图12—6）。使用前先将枕内灌满氧气，接上湿化瓶、导管或漏斗后调节流量即可给氧。

（五）氧气管道化装置氧疗法

氧气由氧气供应站集中供给，设管道通至各房间。氧气供应站通过总开关进行管理。各用氧单位配有氧气表。当停用时，先拔出鼻导管，再关紧氧气开关。图12—7所示为中心供氧装置。

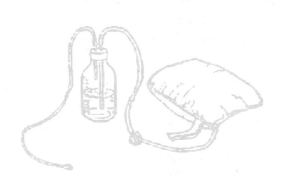
图12—6　氧气枕

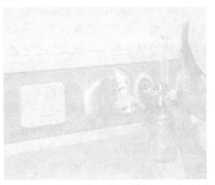
图12—7　中心供氧装置

（六）氧气筒氧疗法

氧气筒（见图12—8）为柱形无缝筒，总开关在筒的顶部，可控制氧气的放出。使用时，将总开关向逆时针方向旋转1/4周，即可放出足够的氧气，不用时可顺时针方向将总开关旋紧。气门在氧气筒颈部的侧面，与氧气表相连，是氧气自筒中输出的途径。

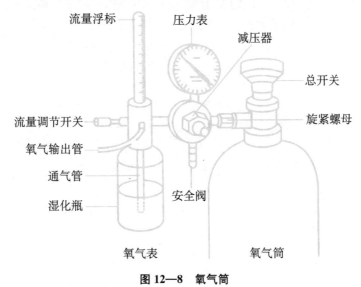
图12—8　氧气筒

2. 氧气表的组成部分

(1)压力表。通过表上的指针能测知筒内氧气的压力，以 MPa 表示。压力越大，说明氧气贮存量越多。

(2)减压器。一种弹簧自动减压装置，将来自氧气筒内的压力减低至 0.2～0.3MPa，使流量平衡，保证安全，便于使用。

(3)流量表。用于测量每分钟氧气流出量，流量表内装有浮标，当氧气通过流量表时，即将浮标吹起，从浮标上端平面所指刻度可测知每分钟氧气的流出量。

(4)湿化瓶。用于湿润氧气，以免呼吸道黏膜受刺激。瓶内装入 1/3 或 1/2 的冷开水，通气管浸入水中，出气管和鼻导管相连。

(5)安全阀。由于氧气表的种类不同，安全阀有的在湿化瓶上端，有的在流量表下端。当氧气流量过大、压力过高时，安全阀内部活塞即自行上推，使过多的氧气由四周的小孔流出，以保证安全。

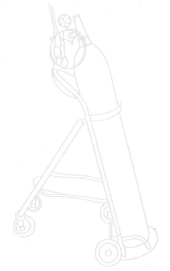

3. 装表法

将氧气表装在氧气筒上的方法如下：

(1)将氧气筒置于架上，如图 12—9 所示。用扳手将总开关打开，使小量氧气从气门冲出，随即关好总开关，以达到清洁该处的目的，避免灰尘吹入氧气表内。

(2)将氧气表的旋紧螺母与氧气筒的螺钉接头衔接，用手初步旋紧，然后将氧气表稍向后倾，再用扳手旋紧，使氧气表直立，检查有无漏气。

(3)旋开总开关，再开流量调节阀，检查氧气流出是否通畅，以及全套装置是否适用，最后关上流量调节阀待用。

图 12—9　将氧气筒置于架上

(七) 制氧机

氧浓缩器（Oxygen Concentrator）俗称"制氧机"（见图 12—10），其主要优点是不需要贮氧设备及固定供氧源，对持续吸氧者特别是家庭氧疗而言比较方便，费用也较低；其缺点是设备购入价格昂贵，移动不便，有噪声，需要定期维护。由于购机价格较贵，国内有些医院和企业已开展租赁服务，为长期氧疗提供了方便。

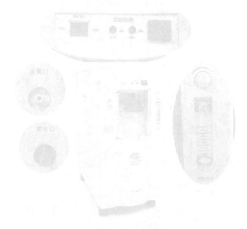

图 12—10　制氧机

1.制氧机使用方法及注意事项

(1)科学地选择氧疗时间。对于一些轻度缺氧者来说，每日进行0.5～1小时的氧疗即可；对于有严重气管炎、心脑血管疾病及严重哮喘者来说，家庭氧疗专家建议每日进行12小时以上的氧疗，以保证每日所需的氧，尤其是夜间应吸氧。

(2)湿化水箱中的水要经常更换。一般来说，当湿化水箱中的水略显浑浊时，就必须更换和清洗湿化水箱了。家庭氧疗专家建议每天更换一次湿化水箱中的水并清洗湿化水箱，这样可以保证用氧卫生。

(3)鼻塞式或鼻吸式吸氧管应定期进行清洁和消毒，最好每日都进行消毒，并且每周要更换新的鼻塞式或鼻吸式吸氧管。

(4)注意氧疗时的安全措施。由于氧气具有助燃性，在吸氧时应远离明火。不使用时，应将制氧机放置在阴凉通风处。

(5)氧疗时注意加温和湿化。呼吸道内保持37℃温度和95％～100％湿度是黏液纤毛系统发挥正常清除功能的必要条件，故吸入的氧气应通过湿化瓶和必要的加温装置，以防吸入干冷的氧气刺激、损伤呼吸道黏膜，导致痰干结并影响纤毛的"清道夫"功能。

(6)防止污染和导管堵塞。对鼻塞、输氧导管、湿化装置、加温装置、呼吸机管道系统等应定时更换和清洗消毒，以防交叉感染。吸氧导管、鼻塞管应随时注意检查有无分泌物堵塞，以保证氧疗有效和安全。

2.维护方法

(1)定期检查湿化水箱，清理湿化水箱里面的污垢。

(2)定期检查压缩机运作系统，看看有没有漏气的地方。如果有泄漏，要及时修补，否则氧气出口的压力会达不到需要的水平，从而影响制氧和吸氧效果。

(3)检查空气干燥系统。检查干燥器和油水分离器，清理里面的杂质。方法是先用口向氧气出口内部吹气，以加大内压力；然后打开氧气出口阀门进行排气，反复操作几次，就可以把里面的杂质排干净。

(4)检查吸氧管和氧气出口的接口是否有泄漏。如果有泄漏，就会降低吸氧出口压力，影响吸氧效果，应定期更换吸氧管。

(5)检查雾化器，保证水分充足，否则制出的氧气会过于干燥；应定期更换雾化器内的水，保证其清洁。

三、氧疗技术操作及注意事项

以氧气筒供氧为例，简要说明氧疗的操作程序。

(一)吸氧技术操作规程

(1)操作前准备用物：氧气筒、吸氧装置一套、治疗盘、鼻导管/鼻塞、治疗碗（内装温开水）、弯盘、棉签、胶布、手电筒、扳手、记录单等。

(2)安装流量表：打开氧气瓶总开关→关掉总开关→将流量表略向后倾衔接氧气瓶随即用手旋紧→扳手旋紧流量表至垂直→安装一次性湿化瓶（瓶内装2/3或1/2净化水，急救时可用新鲜凉开水）。

(3)打开氧气瓶总开关，再开流量表，检查氧气流出是否通畅、各连接处有无漏气，关闭流量表，待用。

(4)携物品至床旁，核对信息，做好解释工作以取得合作。

(5)用手电筒检查并选择合适鼻孔，用棉签蘸温开水清洁、湿润鼻腔。

(6)连接鼻导管（或鼻塞），将鼻导管末端置于盛有温开水的治疗碗内，湿润鼻导管前端并检查鼻导管是否通畅（有气泡溢出）。

(7)打开流量表开关，遵医嘱调节流量。

(8)测量鼻导管插入长度，以鼻尖至耳垂的2/3为宜。

(9)将鼻导管轻轻插入鼻腔，固定在面颊部。

(10)记录吸氧开始时间、流量。

(11)随时观察用氧效果，并询问老年人感受。

停止吸氧步骤：取下鼻导管→关闭流量表开关→关闭氧气瓶总开关→打开流量表开关，放出余气→关闭流量表开关→清洁面颊，恢复舒适体位→整理用物→洗手、记录停用氧气时间及吸氧效果。

（二）注意事项

（1）严格遵守操作规程，注意用氧安全，切实做好"四防"（防震、防火、防热、防油）。氧气筒内的氧气是以15.15MPa灌入的，筒内压力很高，因此在搬运时避免倾倒撞击，防止爆炸。氧气有助燃性，氧气筒应放阴凉处，在氧气筒的周围严禁烟火和易燃品，至少距明火5米、暖气1米。氧气表及螺旋口上勿涂油，也不可用带油的手拧螺旋，避免引起燃烧。

（2）供氧时应先调节流量，然后连接鼻导管；停氧时，应先分离鼻导管接头，再关流量表小开关。一旦顺序倒置，大量气体冲入呼吸道会损伤肺组织。

（3）用氧过程中通过观察脉搏、血压、精神状态、皮肤颜色、体温、呼吸方式等有无改善来衡量氧疗效果。

（4）氧气筒内氧气不可用尽，当压力降至498kPa时即不可再用，以防灰尘进入筒内，造成再次充气时发生爆炸的危险。

（5）对未用和已用完的氧气筒应分别注明"空"或"满"的字样，便于及时储备氧气，以应急需。

同 步 训 练

根据情境导入中的案例，使用氧疗技术为刘爷爷吸氧。教师示教后，学生分组训练。氧气吸入技术规范操作评分标准详见表12—1。

表12—1　　　　　　　　　　氧气吸入技术规范操作评分标准

项目	分值	操作要求	评分等级				得分	备注
			A	B	C	D		
仪表	2	着装符合要求，洗手，戴口罩	2	1	0	0		
评估	10	了解老年人的病情、意识、缺氧程度及鼻腔内状况	3	2	1	0		
		观察老年人的合作程度及心理反应	3	2	1	0		
		解释吸氧目的、配合方法，沟通时语言规范、态度和蔼	4	3	2	1		
操作前	8	物品准备（包括吸氧装置）齐全，放置合理	4	3	2	1		
		环境整洁、安全	4	3	2	1		

续前表

项目		分值	操作要求	评分等级				得分	备注
				A	B	C	D		
操作过程	吸氧	48	安装氧气表方法正确，表直立，不漏气	4	3	2	1		
			湿化瓶内的水量为1/2，连接导管	6	3	1	0		
			打开总开关及流量开关，测试吸氧装置是否通畅，关闭流量开关备用	5	4	3	2		
			棉签蘸温水湿润、清洁鼻腔	4	3	2	1		
			连接鼻导管或鼻塞方法正确	4	3	2	1		
			再次打开总开关及流量开关，遵医嘱调节流量	15	12	9	6		
			鼻导管或鼻塞放入鼻腔方法正确（口述插入鼻腔深度）	4	3	2	1		
			固定鼻导管方法正确	2	0	0	0		
			观察、询问有无不适	2	0	0	0		
			记录吸氧时间、流量	2	1	0	0		
	停氧	20	取下鼻导管方法正确	5	4	3	1		
			关闭氧气顺序正确	5	4	3	1		
			协助清洁面部	5	4	3	1		
			记录停氧时间	5	4	3	1		
操作后		6	协助老年人取舒适体位，整理床位	3	2	1	0		
			妥善处理用物，洗手	3	2	1	0		
评价		6	动作轻巧，技术熟练，操作方法正确	3	2	1	0		
			老年人舒适，痛感小	3	2	1	0		
总分		100							

知识 链接

气体交换受损是老年人常见严重疾病的并发症状，尤其是呼吸道疾病者更为常见，与心肺功能不全、肺部疾患导致呼吸面积减少、肺顺应性降低有关。判断的主要依据是呼吸困难、出现低氧血症等，主要的护理措施是氧疗。

项 目 小 结

"气体交换受损老年人照护"项目包括气体交换受损认知、给予老年人氧疗两个任务。本项目主要内容包括老年人发生气体交换受损后的照护措施及氧疗的适应症和方法等。重点需要掌握氧疗的方法及吸氧的正确操作技术。

● 重要概念

气体交换受损　缺氧　氧疗法

● 课后讨论

1. 对于发生气体交换受损的老年人，应给予哪些照护措施？
2. 缺氧的老年人应如何吸氧？
3. 氧疗有哪些副作用？

● 课后自测

一、选择题

1. 鼻导管给氧，下列步骤不妥的是（　　）。

　A. 氧气筒放置距离暖气 1 米

　B. 鼻导管用液状石蜡润滑

　C. 鼻导管插入长度为耳垂至鼻尖的 2/3

　D. 停用时先取下鼻导管，再关闭流量表开关

2. 气体交换受损的常见护理措施不包括（　　）。

　A. 提供安静舒适、空气清洁、温度与湿度适宜的环境

　B. 保持呼吸道通畅，及时清除呼吸道分泌物

　C. 遵医嘱给予氧疗

　D. 给予吸痰

3. 氧疗的作用不包括（　　）。

　A. 供给氧气

　B. 维持机体生命活动

　C. 供给能量

　D. 提高动脉血氧分压

4. 下列不属于气体交换受损常见原因的是（　　）。

　A. 呼吸道分泌物黏稠　　B. 活动量大

　C. 低氧血症　　　　　　D. 心力衰竭

5. 氧疗的主要指征是（　　）。

　A. 疾病种类与年龄

　B. 年龄与临床表现

　C. 临床表现与动脉血气分析

　D. 医生经验与临床表现

6. 氧疗的正确流程是（　　）。

　A. 开总开关→装湿化瓶→调流量表→塞鼻导管→取下鼻导管→关流量表→关总开关

　B. 开总开关→装湿化瓶→塞鼻导管→调流量表→取下鼻导管→关流量表→关总开关

　C. 开总开关→装湿化瓶→调流量表→塞鼻导管→关流量表→关总开关→取下鼻导管

教学做一体化训练

D. 开总开关→调流量表→装湿化瓶→塞鼻导管→取下鼻导管→关总开关→关流量表

7. 吸入的氧浓度为 33%，每分钟的氧流量是（　　　）。

A. 6L

B. 5L

C. 4L

D. 3L

二、简答题

1. 氧疗的适应症有哪些?

2. 用氧的注意事项包括哪些?

三、案例分析

许奶奶，75 岁，慢性阻塞性肺病，呼吸困难，遵医嘱给予氧气吸入，吸入氧浓度为 31%。

请分析：

(1)如何遵医嘱给许奶奶吸氧?

(2)给氧操作中应注意什么?

项目十三

体温异常老年人照护

学习目标

任务一

体温过低老年人照护

情境导入

王爷爷，77岁，5年前被诊断患有抑郁症，长期服用三环类抗抑郁药。今日上午照护人员小李为王爷爷测量生命体征，腋温为35.2℃、脉搏56次/分钟、呼吸12次/分钟、血压95/58mmHg，观察其精神状态尚好。小李马上通知医生对王爷爷进行检查，医嘱：每小时测量生命体征1次，注意保暖，并积极安排医院转诊。

任务描述

根据上述情境，请在转院前给予王爷爷适宜的照护措施。

相关 知识

体温过低（Hypothermia）是指各种原因引起的产热减少或散热过多，导致机体温度低于正常范围。若体温低于35℃称为体温不升。

一、体温过低的原因及表现

体温过低可由产热障碍引起，如甲状腺功能减退、重度营养不良、极度衰竭等；也可因散热过快所致，如过久暴露于低温环境等。老年人因营养或热量不足、中枢神经系统功能不良、体温调节中枢受损等，均可出现体温过低。老年人虽然可能因为处于寒冷的环境或体温调节的生理性障碍引起原发性意外性低温症，但更多见的是病理性原因，即继发性低温症。许多基础疾病可导致继发性低温症，如重症感染、脑血管意外、脑瘤、糖尿病、精神错乱和痴呆、营养不良等。此外，吩噻嗪类抗精神病药、三环类抗抑郁药、巴比妥类镇静催眠药、麻醉剂等药物和大量饮酒也可导致老年人低体温的发生。体温过低可表现为四肢冰冷、皮肤苍白、寒战、血压降低、心率及呼吸减慢，甚至烦躁不安、嗜睡，严重者可出现昏迷。

（一）保暖

照护人员应提高室温至 24℃～26℃，给予老年人相应的保暖措施，如热水袋、电热毯、添加衣被等，以减少热量的散失；也可以适当地让老年人多饮热水，以提高体温。

（二）观察

照护人员应密切观察老年人的生命体征及病情变化，至少每小时测一次体温，直至体温恢复至正常范围且处于稳定状态；同时，也要关注呼吸、脉搏和血压的变化情况。

（三）配合医护人员

照护人员要积极配合医护人员治疗原发病，必要时应及时安排老年人转诊到综合性医院进行诊治。

热疗法是用高于人体温度的物质作用于人体的局部或全身，以达到促进血液循环、消除炎症、解痉镇痛及促进舒适的治疗方法。热疗法包括干热疗法和湿热疗法。因为湿热的穿透力强，所以湿热较干热局部效应强，使用湿热疗法时的温度比使用干热疗法时的温度要低。常用的干热疗法包括热水袋、化学产热袋、烤灯；常用的湿热疗法包括热湿敷和热水坐浴等。

（一）热疗的目的

1. 促进炎症消散和局限

热疗可使局部血管扩张，促进组织血液循环，增强新陈代谢和白细胞的吞噬功能。在炎症早期采用热疗，可促进炎性渗出物的吸收和消散；在炎症后期采用热疗，可促使白细胞释放出蛋白溶解酶，以溶解坏死组织，有助于坏死组织的清除与组织修复。例如，踝关节扭伤出血 48 小时后应用热湿敷，可促进踝关节软组织淤血的吸收和消散。

2. 减轻疼痛

热疗既可降低感觉神经的兴奋性，以提高疼痛阈值；又可改善血液循环，加速组织胺等致痛物质的排出，消除水肿，解除对神经末梢的刺激和压迫，减轻疼痛；还可使肌肉松弛，增加关节的活动范围，减少肌肉痉挛和关节强直，有效解除或减轻疼痛。

3. 减轻深部组织充血

热疗使体表血管扩张，使平时大量呈闭锁状态的动静脉吻合支开放，皮肤血流量增加。由于全身循环血量的重新分布，深部组织血流量减少，从而减轻深部组织充血。

4. 保暖与舒适

热疗可使局部血管扩张，促进血液循环并将热量带至全身，可使体温升高，让老年人感到舒适。

（二）热疗的禁忌症

1. 未经确诊的急性腹痛

热疗虽能减轻疼痛，但易掩盖病情真相；同时热疗会促进炎症过程，有引发腹膜炎的危险。

2. 软组织扭伤、挫伤初期

凡扭伤、挫伤后 24～48 小时内禁用热疗，因为热疗可促进血液循环，加重皮下出血、肿胀和疼痛。

3. 面部三角区感染

因该处血管分布丰富，面部静脉无静脉瓣且与颅内海绵窦相通，用热会使血管扩张而导致炎症扩散至脑部，造成严重的颅内感染或败血症。

4. 各种脏器出血

热疗可使局部血管扩张，增加脏器的血流量和血管的通透性而加重出血。

5. 恶性肿瘤病变部位

治疗部位有恶性肿瘤时不可实施热疗。因为热量会加速细胞活动、分裂及生长，从而加重病情。此外，局部有非炎性水肿者也不能用热疗。

6. 金属移植物

治疗部位有金属移植物者禁用热疗。因为金属是热的良导体，热疗易造成烫伤。

（三）热疗的影响因素

下列因素不仅影响热疗的效果，对本项目任务二中介绍的冷疗法也会产生相应的影响。

1. 方法

因为水比空气的导热性能强、渗透力大，所以同样的温度，湿冷、湿热的效果优于干冷、干热，但危险性也较高。

2. 部位

人体的皮肤薄厚不均。皮肤薄或不经常暴露的部位对于冷、热有明显的反应。此外，血液循环情况也影响冷热疗的效果，血液循环良好的部位可增强冷、热的疗效。因此，为高热老年人降温时，可将冰袋放置在皮肤薄且有大血管分布的腋下与腹股沟等处。

3. 时间

冷、热应用有一定的时间要求，在一定时间内其效应随着时间的增加而增强，以达到最佳的治疗效果。但用冷或用热超过一定时间，将产生与生理效应相反的继发反应。继发反应是机体避免长时间用冷或用热对组织的损伤而引起的防御反应。持续用冷超过 1 小时后，即出现 10～15 分钟的小动脉扩张；持续用热超过 1 小时后，扩张的小动脉会发生收缩。用冷、用热时间过长甚至还可引起不良反应，如寒战、面色苍白、冻伤或烫伤等。因此，冷、热疗法应有适当的时间，以 20～30 分钟为宜，如需反复使用，中间必须给予 1 小时的休息时间，让组织有一个复原过程，防止产生继发反应而抵消应有的生理效应。

4. 面积

人体接受冷疗或热疗面积的大小和反应的强弱有关。应用冷疗、热疗的面积越大，机体的反应越强。但要注意冷疗、热疗面积越大，老年人的耐受性就越差，且会引起全身反应。

5. 温度

冷疗、热疗时的温度与体表的温度相差越大，机体对冷热刺激的反应越强。此外，环境温度也直接影响治疗效果。例如，环境温度过低，则散热快，热效应降低；在干燥的冷环境中用冷，效果则会增强。

6. 个体差异

老年人自身的年龄、性别、身体状况、居住习惯等因素也会影响冷热治疗的效果。

（四）热水袋的使用

使用热水袋（见图 13—1）前应了解老年人的年龄、病情、意识、活动能力、治疗情况、对热的耐受情况、局部循环状况、皮肤有无硬结或淤血、有无开放伤口，以及有无感觉障碍等。

1. 准备工作

（1）自身准备：衣帽整洁，洗手。

（2）用物准备：热水袋（无破损、不漏水）及布套、水温计、量杯、50℃热水、毛巾。

（3）环境准备：环境整洁，温度适宜，关闭门窗。

2. 操作程序

（1）放平热水袋，去掉塞子，一手持热水袋袋口的边缘，另一手灌入热水至 1/2～2/3 满，边灌边提高热水袋袋口以防热水外溢。灌水完毕提起热水袋，排尽袋内空气，拧紧塞子。

图 13—1　热水袋

（2）擦干热水袋外壁水迹，倒提热水袋检查无漏水后装入布套内。

（3）备齐用物携至床旁，向老年人解释后将热水袋放在所需部位（不能直接接触皮肤）。

（4）用热 30 分钟后，撤掉热水袋。

（5）将热水袋倒空，倒挂晾干，向热水袋内吹气后旋紧塞子，以防热水袋的两层橡胶粘连。布套消毒清洁后晾干备用。

（6）整理用物，记录用热时间、效果。

3. 注意事项

（1）老年人使用热水袋时，水温应在 50℃ 以内。对于肢体麻痹、昏迷的老年人，使用热水袋还应在热水袋布套外用大毛巾进行包裹，或将热水袋放在两层毛毯之间，使热水袋不直接接触老年人皮肤，以免发生烫伤。

（2）在使用过程中，注意询问老年人的感受并观察用热部位的皮肤状况，若发现皮肤潮红，应立即停止使用，并在局部涂凡士林以保护皮肤。

（3）若需保持热水袋的温度，应根据情况及时更换热水。

除热水袋外，便携式化学产热袋（见图 13—2）的使用较广，其将两种以上化学物质混合包装，使用时进行振荡，从而发生化学反应而发热。便携式化学产热袋使用简单，发热快，平均发热温度为 50℃，可持续发热时间不等。长时间使用便携式化学产热袋时应注意防止烫伤。

图 13—2　便携式化学产热袋

（五）烤灯的使用

烤灯（见图 13—3）是干热疗法中的一种常用器具，使用烤灯可以消炎、镇痛、解痉、促进创面干燥结痂、促进肉芽组织的生长、利于伤口愈合，一般用于软组织损伤和术后伤口感染等。使用烤灯前应了解老年人的病情、意识状况、局部皮肤情况、有无感觉障碍、活动能力及合作程度等。

使用烤灯时，应先协助老年人取舒适卧位，暴露治疗部位，然后移动烤灯灯头至治疗部位上方或侧方，调节灯距为 30～50cm，温热适宜，以防烫伤。照射前胸、面颈时，应让老年人戴有色眼镜或用纱布遮盖，保护眼睛。每次照射 20～30 分钟，在照射过程中随时观察老年人有无过热、心慌、头昏等感觉及皮肤反应。皮肤出现桃红色均匀红斑为合适剂量，若皮肤变为紫红色应停止照射，并涂凡士林保护皮肤。照射完毕，关闭开关，协助老年人穿好衣服，嘱老年人在室内休息 15 分钟后方可外出，防止感冒。

图 13—3 台式烤灯

（六）热湿敷

热湿敷是一种湿热疗法，可以解除肌肉痉挛、局部肿胀，减轻疼痛，促进局部血液循环。使用热湿敷前应先评估老年人的病情、意识状况、局部皮肤状况（有无淤血及开放伤口）、有无感觉障碍、对热的耐受情况、治疗情况、活动能力及合作程度等。

1. 准备工作

(1)自身准备：衣帽整洁，洗手。

(2)用物准备：温水（水温 50℃～60℃）、敷布 2 块（大小视热敷的面积而定）、长把镊子 2 把、水温计、棉垫、小橡胶单及治疗巾（或毛巾）、凡士林、纱布、棉签、弯盘。酌情备热水瓶或热源、热水袋、屏风，有伤口者需备换药用物。

(3)环境准备：温度适宜，关闭门窗，必要时用屏风遮挡。

2. 操作程序

(1)携用物至床旁，核对信息并向老年人进行解释。

(2)暴露热敷部位，垫橡胶单和治疗巾于热敷部位下，局部涂凡士林（范围大于热敷部位），上盖纱布。

(3)将敷布浸入热水中，双手各持一把镊子将浸在热水中的敷布拧至不滴水（见图 13—4），抖开敷布后用手腕掌侧试温，无烫感后敷在局部。热敷部位不忌压时，可在敷布上加棉垫及热水袋，再用大毛巾包裹，以维持热敷温度。

(4)3～5 分钟更换一次敷布，热湿敷 15～20 分钟，如果老年人感到烫热，可揭开敷布一角散热。

(5)撤掉敷布和纱布，擦去凡士林，协助老年人取舒适卧位。

(6)清理用物，洗手，记录热湿敷部位、时间、效果及老年人的反应。

3. 注意事项

(1)若热敷部位有伤口或疮面，要按照无菌技术操作处理。必要时，应换药治疗。

(2)热湿敷过程中密切观察老年人的反应，注意局部皮肤状况，严防烫伤。

(3)热湿敷 30 分钟后方可外出，以防感冒。

（七）热水坐浴

热水坐浴也是一种常用的湿热疗法，可以减轻局部充血、痉挛及疼痛，促进伤口的愈合，常用

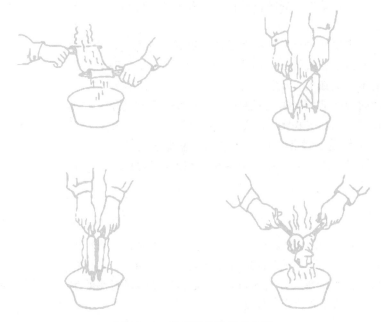

图 13—4　热湿敷拧敷布的方法

于会阴、肛门疾患及术后消除水肿、缓解疼痛。使用前应了解老年人的病情、意识状况、治疗情况、局部皮肤状况、有无感觉障碍、活动能力及合作程度等。

1. 准备工作

(1)自身准备：衣帽整洁，洗手。

(2)用物准备：坐浴椅上置无菌坐浴盆，盆内加 40℃～45℃热水至 1/2 满（根据医嘱加药）、水温计、毛巾，必要时备屏风。

(3)环境准备：温度适宜，关闭门窗，必要时用屏风遮挡。

2. 操作程序

(1)备齐用物携至床旁。老年人若有伤口，应备无菌浴盆及药液。

(2)核对信息、做好解释后，协助排空大、小便，然后协助老年人褪裤至膝部，暴露臀部。

(3)先协助老年人试水温，适应后方可坐入水中，应将臀部全部泡入水中，持续 15～20 分钟，在这个过程中随时调整水温以让老年人感觉舒适。坐浴完毕擦干臀部，协助老年人穿好衣裤，卧床休息。

(4)整理用物，坐浴盆清洁、消毒后放原处备用；洗手，记录坐浴时间、效果及老年人的反应。

3. 注意事项

(1)药液按医嘱配制，若为高锰酸钾，其浓度为 1∶5 000。

(2)坐浴过程中，随时调节水温并观察老年人有无异常。若有乏力、头晕等不适，应立即停止坐浴，协助老年人卧床休息。

(3)注意安全。因热水有镇静、催眠作用，照护人员要在旁陪伴，防止老年人跌倒。

(4)女性老年人患有阴道出血、盆腔器官急性炎症时，不宜坐浴，以免引起感染。

同 步 训 练

【训练1】

根据情境导入中的案例，使用热水袋为王爷爷保暖。教师示教后，学生分组训练。热水袋使用操作评分标准详见表13—1。

表13—1　　　　　　　　　　　　　热水袋使用操作评分标准

项目	分值	操作要求	评分等级				得分	备注
			A	B	C	D		
仪表	5	仪表端庄，服装整洁	5	4	3	2		
评估	10	病情，意识状态，局部皮肤情况，循环状况	4	3	2	1		
		自理能力，合作程度，心理状态	3	2	1	0		
		语言内容恰当，态度真诚	3	2	1	0		
操作前	5	按需要备齐用物，放置合理	2	1	0	0		
		解释操作的目的、方法、注意事项及配合要点	3	2	1	0		
操作过程	58	老年人体位舒适、安全	6	5	4	3		
		注意保护老年人自尊的心理需要	4	3	2	1		
		水温测量方法正确	6	4	2	0		
		热水装入袋内、水量适宜	6	4	2	0		
		排出袋内气体	4	2	0	0		
		加塞子检查是否漏气、漏水	6	3	0	0		
		擦干热水袋	4	2	0	0		
		套上布套	6	0	0	0		
		将热水袋放置在适宜位置，避免直接接触皮肤	8	4	0	0		
		及时、正确观察老年人的反应	4	3	2	1		
		随时询问老年人的感受	4	3	2	1		
操作后	12	协助老年人取舒适卧位	4	2	0	0		
		整理床位	2	1	0	0		
		热水袋处置正确	6	3	1	0		
评价	10	动作轻稳、准确、安全、节力	3	2	1	0		
		床单整洁，衣服平整	3	2	1	0		
		关心老年人，随时观察老年人的反应	4	3	2	1		
总分	100							

【训练2】

教师示教后，学生分组训练。热湿敷操作评分标准详见表13—2。

表13—2　　　　　　　　　　　　　热湿敷操作评分标准

项目	分值	操作要求	评分等级				得分	备注
			A	B	C	D		
仪表	5	仪表端庄，服装整洁	5	4	3	2		
评估	10	病情，意识状态，局部皮肤情况，循环状况	4	3	2	1		

续前表

项目	分值	操作要求	评分等级				得分	备注
			A	B	C	D		
		自理能力，合作程度，心理状态	3	2	1	0		
		语言内容恰当，态度真诚	3	2	1	0		
操作前	5	按需要备齐用物，放置合理	2	1	0	0		
		解释操作的目的、方法、注意事项及配合要点	3	2	1	0		
操作过程	60	老年人体位舒适、安全	4	3	2	1		
		操作过程注意安全	6	5	4	3		
		暴露热敷部位，垫橡胶单和治疗巾	4	2	0	0		
		局部涂凡士林、盖纱布	4	2	0	0		
		敷布放于患处，温度及湿度合适	10	8	6	4		
		保持敷布时间适宜	8	6	4	2		
		更换敷布时间适宜、方法正确	8	6	4	2		
		随时观察局部皮肤反应（是否发红、是否有不适反应）	6	4	2	0		
		处理局部皮肤反应方法正确（调节水温，揭开敷布一角散热）	6	4	2	0		
		热敷结束取下敷布，擦干局部	4	3	2	1		
操作后	10	协助老年人取舒适体位，整理床位	4	3	2	1		
		整理用物，洗手，做好记录	6	5	4	3		
评价	10	动作轻稳、准确、节力	4	3	2	1		
		随时观察老年人的反应	6	5	4	3		
总分	100							

任务二

体温过高老年人照护

李奶奶，71岁，2个月前入住养老机构。今晨李奶奶睡醒后感觉浑身乏力、咽部疼痛，照护人员小王给李奶奶测量体温后发现李奶奶体温升高，腋温达到39.4℃。医生诊断为急性上呼吸道感染，医嘱：安乃近0.25g口服，给予物理降温。

任务描述

根据上述情境，请采取适宜措施为李奶奶实施物理降温。

相关 知识

体温过高（Hyperthermia）又称发热，是指任何原因引起产热过多、散热减少、体温调节障碍、致热源作用于体温调节中枢使调节点上移而引起的体温升高，并超过正常范围。

一、体温过高的原因及表现

（一）发热原因

发热可分为致热源性发热和非致热源性发热。各种病原微生物、炎性渗出物、抗原抗体复合物、肿瘤坏死因子、白介素等引起的发热为致热源性发热；由于体温调节中枢受损、产热过多性疾病或者散热减少性疾病引起的发热为非致热源性发热，如颅脑外伤、甲亢等。

根据病因，可将发热分为感染性发热和非感染性发热，以感染性发热多见。各种病原体，如病毒、细菌、支原体、真菌、寄生虫等引起的发热均为感染性发热。由于无菌性坏死物质的吸收、抗原抗体反应、内分泌与代谢疾病、机体散热减少及体温调节中枢受损引起的发热均为非感染性发热。

（二）发热过程

发热分为以下三个阶段。

1. 体温上升期

此期的特点是产热大于散热，体温不断升高。老年人可出现畏寒、皮肤苍白、无汗，有时可伴有寒战。

2. 高热持续期

此期产热和散热过程在较高的水平上保持相对平衡。表现为发热、面色潮红、皮肤灼热、口唇干燥、呼吸浅促等。

3. 退热期

此期散热增加而产热趋于正常。表现为大量出汗和皮肤温度降低。体温下降时由于大量出汗丢失了大量的液体，年老体弱者及心血管疾患易出现血压下降、脉搏细速及四肢湿冷等虚脱或休克的表现，应加以注意。

（三）发热程度

按照口腔温度的高低，可以将发热分为低热、中等热、高热及超高热，具体见表13—3。

表13—3 发热程度及体温范围

发热程度	体温范围
低热	不超过38℃
中等热	38℃～38.9℃
高热	39℃～41℃
超高热	41℃以上

（四）热型

发热时，将在不同时间测得的体温数值绘制成体温曲线，体温曲线的不同形态称为热型。不同病因导致的发热，其热型不相同。某些疾病有特定的热型，观察热型可以帮助诊断疾病。但目前由于抗生素的广泛使用，或者应用解热镇痛药等，热型可不典型。常见热型主要有以下4种。

1. 稽留热

稽留热是指体温恒定维持在39℃～40℃，持续数天或者数周，24小时波动不会超过1℃，见图13—5。常见于大叶性肺炎、伤寒等。

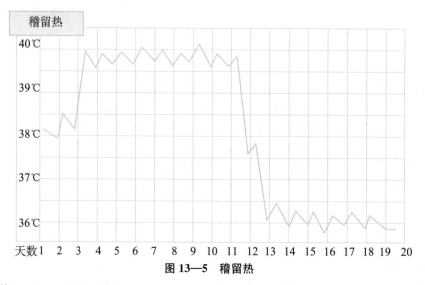

图13—5　稽留热

2. 弛张热

体温常在39℃以上，昼夜波动幅度较大，通常会超过1℃，但最低温度仍在正常体温以上，见图13—6。常见于败血症、化脓性炎症。

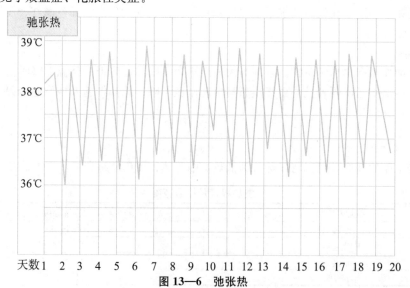

图13—6　弛张热

3. 间歇热

体温骤然升至 39℃ 以上，持续数小时甚至更长时间，又迅速降至正常水平，间歇数小时至数日又升高，如此反复交替出现，见图 13—7。常见于疟疾、急性肾盂肾炎等。

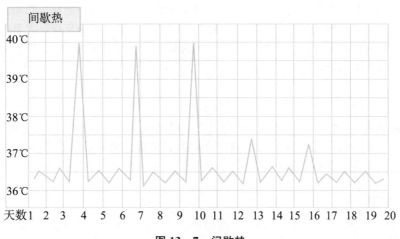

图 13—7　间歇热

4. 不规则热

发热无规律，持续时间不定，见图 13—8。常见于流行性感冒、风湿热等。

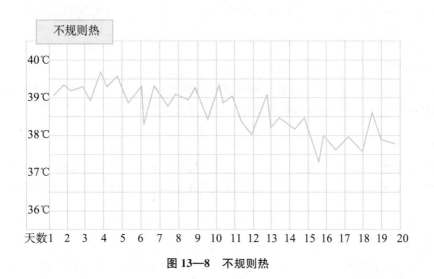

图 13—8　不规则热

二、体温过高老年人的照护措施

体温过高，可增加氧的消耗，使心率加快（体温每增加 1℃，脉搏增加 10 次），中枢神经系统抑制过程减弱，老年人可出现头痛、头晕、烦躁不安等症状。由于脑细胞缺氧及毒素对脑细胞的刺激，体弱的老年人会出现幻觉、谵妄等症状。因此老年人高热时，应积极采取各种措施帮助其降低体温。

（一）药物降温或物理降温

照护人员可遵医嘱对老年人使用药物降温或物理降温。遵医嘱给予老年人口服药物降温时，照护人员应注意药物的使用剂量及注意事项，并密切观察老年人服药后的反应，尤其对于体弱及合并心血管疾病者应防止体温下降发生虚脱或休克。物理降温有冰袋（冷水袋）、降温贴、化学制冷袋等局部冷疗法和温水擦浴等全身冷疗法。

（二）休息

发热时能量消耗大，休息可以减少能量的消耗，促进机体康复。发热老年人体质比较虚弱，高热时应卧床休息，低热时可适当减少活动量。老年人卧床休息时，照护人员应为其安置舒适的体位，保持室内温度适宜，安静无噪声。

（三）病情观察

(1)密切观察老年人是否有寒战、出汗、淋巴结肿大、皮疹等伴随症状。

(2)观察引起发热的原因及诱因有无解除，是否有受寒史、不洁饮食、过度疲劳等情况出现。

(3)密切观察发热老年人服药后的反应，如皮疹、胃肠道反应等，比较服药前后体温的变化情况，给予降温措施30分钟后应测量体温一次。

(4)观察发热老年人的生命体征，定时测量体温。高热时应每4小时测量一次，待体温恢复正常3天之后，改为每日1～2次。注意呼吸、脉搏和血压的变化，并观察液体的出入量及饮食的摄取量。

（四）口腔护理

高热时，由于唾液分泌减少，口腔黏膜干燥，身体抵抗力下降，有利于口腔细菌的生长、繁殖，容易引发口腔感染。发热老年人应在晨起、餐后及睡前进行口腔护理，以保持口腔清洁。

（五）皮肤护理

发热老年人体温下降时会大量出汗，此时应随时擦干汗液，更换衣服和床单，保持皮肤及床单的清洁和干燥，并注意防止受凉。对于长期持续发热的老年人，照护人员应协助其经常变换体位，防止压疮形成。

（六）饮食护理

发热老年人应注意补充营养和水分。发热老年人新陈代谢加快，能量消耗增大，但大多数老年人发热时食欲下降，摄食减少，因此应给予高热量、高蛋白、富含维生素、易消化的流质或半流质食物。若病情许可，照护人员应鼓励发热老年人多饮水，以每日2 500～3 000mL为宜。

三、冷疗法

冷疗法是用低于人体温度的物质，作用于机体的局部或全身，以达到止血、止痛、消炎和退热目的的治疗方法。根据用冷面积及方式，冷疗法可分为局部冷疗法和全身冷疗法。

（一）冷疗目的

1. 减轻疼痛

冷疗可抑制组织细胞的活动，降低神经末梢敏感性，从而减轻疼痛；同时，用冷后血管收缩、渗出减少，因而减轻局部组织内的张力，也起到减轻疼痛的作用。例如，踝关节扭伤 48 小时内可用冷湿敷，以减轻踝关节软组织出血和疼痛。

2. 减轻局部充血或出血

冷疗可使毛细血管收缩，降低血管通透性，减轻局部组织充血；还可使血液黏稠度增加，促进血液凝固而控制出血。例如，鼻出血时，冷疗可促进血液凝固而控制出血。

3. 控制炎症扩散

冷疗后，局部血流减少，细菌的活动力和细胞代谢率降低。炎症早期应用冷疗法，可抑制化脓及炎症扩散。例如，鼻部软组织发炎早期，可采用鼻部冰敷以控制炎症扩散。

4. 降低体温

冷疗用品直接与皮肤接触，通过传导作用散热，可降低体温，适用于高热、中暑的老年人等。

（二）冷疗禁忌症

1. 循环障碍

大面积组织受损、局部组织血液循环不良、感染性休克、微循环明显障碍、皮肤颜色青紫者不宜冷疗，以防加重微循环障碍，导致组织坏死。

2. 组织损伤、破裂

因冷疗可使血液循环障碍加重，增加组织损伤，且影响伤口愈合，故组织损伤应禁止冷疗。

3. 慢性炎症或深部化脓病灶

因冷疗可使局部血流减少，妨碍炎症吸收，故慢性炎症或深部化脓病灶禁忌冷疗。

4. 水肿部位

冷疗会使血管收缩，血流减少，影响组织液的吸收，故在水肿部位禁忌冷疗。

5. 冷过敏者

冷过敏者应用冷疗可导致过敏症状，如荨麻疹、关节疼痛等，应禁忌实施冷疗。

6. 禁忌部位

(1)枕后、耳廓、阴囊等处禁忌冷疗，以防冻伤。

(2)心前区禁忌冷疗，以防反射性心率减慢、心房纤颤、心室纤颤及房室传导阻滞。

(3)腹部冷疗易导致腹泻。

(4)足底禁忌冷疗，以防反射性末梢血管收缩而影响散热，或引起一过性冠状动脉收缩。

（三）局部冷疗法

常用局部冷疗法的用品包括冰袋（见图 13—9）、冰帽（见图 13—10）、冰囊（见图 13—11）、化学制冷袋（见图 13—12）等。冰袋、冰帽、冰囊的使用能够减轻疼痛、降低体温、局部消肿、止血、阻止发炎或化脓。照护人员在使用局部冷疗法前应评估老年人的年龄、病情、体温、意识状况、活动能力、局部皮肤状况（如颜色、温度、有无硬结、淤血等）、有无感觉障碍及对冷过敏等。

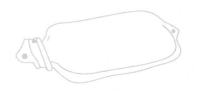
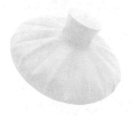

图 13—9　冰袋

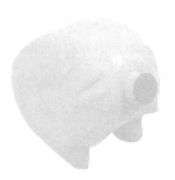
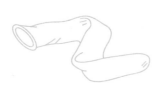
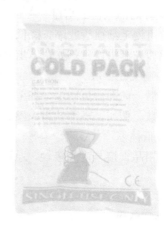

图 13—10　冰帽　　　　　　图 13—11　冰囊　　　　　　图 13—12　化学制冷袋

1. 准备工作

(1)自身准备：衣帽整洁，洗手。

(2)环境准备：环境整洁、温度适宜，关闭门窗。

(3)用物准备：冰袋(冰帽、冰囊)及布套、帆布袋、冰块、木槌、盆及冷水、毛巾、勺等。

2. 操作程序

(1)将冰块放入帆布袋内，用木槌敲成核桃大小，放入盆中用冷水冲去棱角。

(2)用勺将冰块装入冰袋(冰帽、冰囊)至 1/2～2/3 满，排气后卡紧袋口，擦干外壁水迹。

(3)倒提冰袋(冰囊)，检查无漏水后装入布套内备用。

(4)备齐用物携至床旁，核对信息并解释采用局部冷疗法的目的和方法，以取得老年人及其家属的配合。

(5)将冰袋(冰帽、冰囊)放至所需部位。使用冰帽时，将老年人的头部和颈部用干毛巾包裹后再戴上冰帽，注意保护双耳防止冻伤。在使用过程中注意观察局部皮肤变化，每 10 分钟查看一次局部皮肤颜色。

(6)用冷 30 分钟后，撤掉冰袋(冰帽、冰囊)，协助老年人取舒适体位，整理床位。

(7)将冰袋(冰帽、冰囊)倒空，倒挂、晾于通风阴凉处，布套清洁后晾干备用。整理其他用物，清洁后放于原处备用。

(8)洗手，记录用冷部位、时间、效果及老年人的反应。

3. 注意事项

(1)若为高热老年人降温，应在前额、头顶部和大血管分布处用冷。冰袋、冰帽可置于头部，冰囊用于身体皮肤薄而有大血管分布处，如颈部、腋下、腹股沟等。

（2）密切观察老年人用冷部位的血液循环情况，若出现皮肤苍白、青紫或有麻木感，需立即停止用冷。

（3）随时观察有无漏水，当冰块融化后要及时更换。

（4）为高热老年人降温时，在冷疗 30 分钟后需要复测体温并做记录。当体温降至 39℃ 以下时，即可取下冰袋。

除冰袋、冰帽、冰囊外，化学制冷袋因其使用方便的特点在局部冷疗中得到越来越广泛的使用。化学制冷袋包括一次性使用的化学制冷袋和反复使用的超级冷袋。其中，一次性化学制冷袋为特制密封的聚乙烯塑料袋，分隔装有碳酸钠和硝酸铵，使用时取下隔离夹，挤压塑料袋，使两种化学物质充分混匀，约 3 分钟后化学制冷袋在温度降至 0℃ 左右。一次性化学制冷袋在使用过程中要注意观察塑料袋有无破损漏液现象，如果嗅到氨味要立即更换，防止药液损伤皮肤。超级冷袋需存放在冰箱中 4 小时，使用时取出，可以维持 2 小时。使用后，用消毒液擦拭外壁，放置于冰箱中 4 小时后可以再次使用。

（四）全身冷疗法

常用的全身冷疗法包括温水擦浴或乙醇擦浴等。温水擦浴或乙醇擦浴主要用来为体温 39.5℃ 以上的老年人降温。温水擦浴的水温要求为 32℃～34℃，老年人感觉舒适，而且温水无刺激，较乙醇擦浴更温和，使用广泛。乙醇是一种挥发性液体，擦浴时在皮肤上迅速蒸发，吸收和带走机体大量的热量，并刺激皮肤血管扩张，因此散热效果较强，但体感不舒适，血液病、乙醇过敏及年老体弱者禁忌使用。照护人员对体温过高的老年人使用全身冷疗法前，应评估老年人的年龄、病情、体温、意识状况、活动能力、治疗情况、皮肤状况及有无过敏史等。

1. 准备工作

（1）自身准备：衣帽整洁，洗手，无长指甲。

（2）环境准备：环境整洁、温度适宜，关闭门窗，必要时用屏风遮挡。

（3）用物准备：盆内盛 32℃～34℃ 温水 2/3 满、小毛巾 2 块、大浴巾、热水袋（内装 50℃ 热水，装入布套中）、冰袋（内装冰块，装入布套中），酌情备衣裤、大单、便器及屏风。若为乙醇擦浴，另备 30℃ 25%～35% 的乙醇 200～300mL。

2. 操作程序

（1）备齐用物携至床旁，核对信息并向老年人及其家属解释温水擦浴的目的和方法，取得配合。

（2）若有需要，协助老年人如厕或在床上使用便器。

（3）松开床尾盖被，协助老年人脱去上衣，松解裤带。

（4）置冰袋于头部，防止擦浴时表皮血管收缩，血液集中到头部引起充血。

（5）放热水袋于足底，使老年人舒适，促进下肢血管扩张，加速全身血液循环，有利于散热。

（6）暴露擦拭部位，将大浴巾垫于擦拭部位下，以浸湿的小毛巾包裹手掌，挤至半干，以离心方向擦拭，边擦边按摩。每个部位擦拭完毕后用大毛巾擦干皮肤。

擦拭顺序：

1）双上肢：侧颈→肩→上臂外侧→前臂外侧→手背；胸侧→腋窝→上臂内侧→肘窝→前臂内侧→手心。同法擦拭对侧上肢。

2）背部：协助老年人侧卧，擦拭颈下肩部→腰背部→臀部。穿好上衣，协助取仰卧位，脱裤。

3）双下肢：髋部→下肢外侧→足背；腹股沟→下肢内侧→内踝；臀下→下肢后侧→腘窝→足跟。同法擦拭对侧下肢。

（7）撤掉热水袋，协助穿好衣裤，取舒适体位。整理床位，清理用物，洗手并做好记录。

3. 注意事项

(1)因全身冷疗面积大，擦浴不要超过20分钟，照护人员要密切观察老年人的全身情况，当出现寒战、面色苍白、脉搏或呼吸异常时，需立即停止擦浴。

(2)擦拭腋下、腘窝、腹股沟、肘窝等体表大血管处时，应稍用力，擦拭时间适当延长，以更好地达到降温的目的。

(3)擦浴后，照护人员应注意观察皮肤表面有无发红、苍白、出血点及老年人是否感觉异常，0.5小时后测量体温并做好记录。

同 步 训 练

根据情境导入中的案例，为李奶奶实施温水擦浴进行物理降温。教师示教后，学生分组训练。温水擦浴操作评分标准详见表13—4。

表13—4 温水擦浴操作评分标准

项目	分值	操作要求	评分等级				得分	备注
			A	B	C	D		
仪表	5	仪表端庄，服装整洁，洗手，无长指甲	5	4	3	2		
评估	8	年龄、病情、体温、意识状况及治疗情况	3	2	1	0		
		循环情况及皮肤状况	3	2	1	0		
		语言内容恰当，态度真诚	2	1	0	0		
操作前	7	物品齐全，放置合理	2	1	0	0		
		环境安排合理（关闭门窗，屏风遮挡，放平床）	3	2	1	0		
		解释操作的目的、方法、注意事项及配合要点	2	1	0	0		
操作过程	65	老年人体位舒适、保暖、安全	4	2	1	0		
		松被角，需要时协助排便	3	2	0	0		
		协助老年人取仰卧位，脱去上衣，松解裤带	3	2	1	0		
		置冰袋于头部，放热水袋于足底	6	4	2	0		
		暴露擦浴部位，将大浴巾垫于擦浴部位下，将浸湿的小毛巾拧至半干，缠在手上成手套状	5	3	1	0		
		擦拭颈侧、肩、上臂外侧、前臂外侧、手背	7	5	3	1		
		擦拭胸侧、腋窝、上臂内侧、肘窝、前臂内侧、手心	8	5	3	1		
		协助侧卧，擦拭颈下肩部、腰背部和臀部	7	5	3	1		
		穿好上衣，协助取仰卧位，脱裤	3	1	0	0		
		擦拭髋部、下肢外侧、足背	5	3	2	1		
		擦拭腹股沟、下肢内侧、内踝	5	3	2	1		
		擦拭臀下、下肢后侧、腘窝、足跟	5	3	2	1		
		擦浴毕，撤掉热水袋	4	2	1	0		
操作后	5	协助老年人取舒适卧位，整理床铺	2	1	0	0		
		整理用物，正确处理	1	0	0	0		
		洗手，做好记录	2	1	0	0		
评价	10	密切观察全身情况，老年人体位舒适、安全	5	3	2	1		
		擦拭腋下、腘窝、腹股沟等部位时稍用力，动作轻稳	5	3	2	1		
总分	100							

知识 链接

体温异常包括体温过低（Hypothermia）及体温过高（Hyperthermia）两种异常类型。

项目小结

"体温异常老年人照护"项目包括体温过低老年人照护、体温过高老年人照护两个任务。本项目主要内容包括：体温过低及体温过高老年人的照护措施，热疗和冷疗的目的、禁忌症及影响因素，发热的原因和过程，发热程度及热型，常见各种冷、热疗操作等。重点需要掌握各种冷、热疗的适应症及正确操作方法。

● **重要概念**

体温过高　体温过低　冷疗法　热疗法

● **课后讨论**

1. 对于体温过低的老年人，应给予哪些照护措施？
2. 对于体温过高的老年人，应给予哪些照护措施？
3. 各种冷、热疗法分别适用于哪些情况？

● **课后自测**

一、选择题

1. 林奶奶畏寒怕冷，照护人员使用热水袋为其保暖，下列操作正确的是（　　）。
   A. 水温 60℃～70℃
   B. 热水袋灌满热水
   C. 灌入适量热水，排尽袋内空气后拧紧塞子
   D. 热水袋直接放置在林奶奶脚底

2. 李爷爷主诉畏寒，需热水袋保暖，照护人员为其灌热水袋，下列操作不正确的是（　　）。
   A. 调节水温为 50℃
   B. 将热水灌入袋中 1/2～2/3 满
   C. 竖直热水袋排尽空气
   D. 倒提热水袋轻挤，检查是否漏水

3. 张爷爷长期卧床，骶尾部有一处 2cm×3cm 破溃伤口不愈合，给予烤灯照射创面，照射的灯距和时间为（　　）。
   A.15～20cm、10～20 分钟
   B. 20～25cm、15～20 分钟
   C. 25～30cm、20～25 分钟
   D. 30～50cm、20～30 分钟

4. 在为老年人做热湿敷时，如果有伤口应注意（　　　）。

　　A. 热敷部位外加棉垫进行保温

　　B. 按无菌技术操作进行

　　C. 水温不超过 70℃

　　D. 敷后伤口要清洁

5. 下列有关热湿敷的操作方法，错误的一项是（　　　）。

　　A. 热敷部位下面铺橡胶垫及治疗巾

　　B. 热敷部位皮肤涂 70％乙醇防烫伤

　　C. 用敷钳拧干敷布，以不滴水为度

　　D. 手腕掌侧测试敷布温度后放患处

6. 热水坐浴的时间为（　　　）。

　　A. 10 分钟　　　B. 10～15 分钟　　　C. 15～20 分钟　　　D. 20～30 分钟

7. 半小时前李奶奶跳舞不慎扭伤脚踝，应（　　　）。

　　A. 局部冷敷　　　B. 局部热敷　　　C. 冷热敷交替　　　D. 热水足浴

8. 体温持续在 39℃～40℃，24 小时波动范围不超过 1℃，可达数周，此热型为（　　　）。

　　A. 稽留热　　　B. 间歇热　　　C. 弛张热　　　D. 不规则热

9. 王爷爷体温 39.2℃，照护人员给其温水擦浴进行降温，下列操作正确的是（　　　）。

　　A. 头部放冰袋，足部放热水袋

　　B. 擦拭时用力揉搓，按摩局部

　　C. 腹部、足心擦拭时间延长

　　D. 擦浴 2 小时后测体温

10. 禁用冷疗的部位不包括（　　　）。

　　A. 枕后、耳廓、阴囊　　　　　　　B. 胸前区、腹部

　　C. 后背　　　　　　　　　　　　　D. 足底

二、简答题

1. 热疗的禁忌症有哪些？

2. 哪些因素会影响热疗的效果？

3. 发热包括哪几种常见热型？分别见于哪些疾病？

4. 冷疗的禁忌症有哪些？

三、案例分析

　　陈爷爷，67 岁，因急性上呼吸道感染发热，测量腋下体温 39.4℃，神志清楚。

　　请分析：

　　(1)照护人员最适合采取何种物理降温措施为陈爷爷降温？

　　(2)操作中应注意什么？

项目十四

药物治疗老年人照护

学习目标

知识目标

1. 能够说出给药的原则、给药后观察的内容
2. 能够简述药物的保管原则
3. 能够简述口服给药的注意事项
4. 能够简述超声雾化吸入给药的方法及注意事项

能力目标

1. 能够正确保管药物
2. 能够遵医嘱正确给予口服药物并观察药物疗效和不良反应
3. 能够遵医嘱正确给予超声雾化吸入药物
4. 能够遵医嘱正确给予常见外用滴药药物

任务一

肠内给药

情境导入

曾爷爷，82 岁，患高血压 30 年、糖尿病 20 余年。长期服用贝那普利、螺内酯降压药，血压波动为 130～146/86～98；服用格列齐特降血糖，空腹血糖波动为 7～9mmol/L。今日上午，照护人员小李发现曾爷爷卧床不起，精神不振，反应迟缓。小李立即通知医生，医生询问后发现曾爷爷昨晚曾自行服用地西泮治疗失眠。

任务描述

根据上述情境，请遵医嘱协助曾爷爷正确服药。

相关 知识

常见的肠内给药包括口服给药、舌下含服和直肠给药。口服给药是药物疗法中最常用的给药方式，药物经胃肠道黏膜吸收。舌下含服是指使药剂直接通过舌下毛细血管吸收入血，完成吸收过程的一种给药方式。直肠给药是指通过肛门将药物送入肠管，通过直肠黏膜的吸收进入血液循环，发挥药效以治疗全身或局部疾病的给药方法。

一、口服给药

口服给药是最常用、最方便的给药方法，其优点是经济和相对安全，缺点是可能会因为老年人的身体状态、胃肠吸收功能而影响药物效果。由于老年人年龄大，按时遵医嘱口服药物可能会越来越困难，所以，照护人员的日常协助就显得尤为重要。给药前，照护人员应了解如下内容：老年人的年龄；意识状态；活动能力；能否自理服药；吞咽能力；有无口腔或食管疾患；是否有恶心、呕吐；服药是否合作；有无不遵医嘱行为；是否具备所服药物的有关知识等。

（一）口服给药操作方法及注意事项

1. 准备工作

（1）自身准备：着装整洁，修剪指甲后洗净并温暖双手，戴口罩。

（2）用物准备：温开水、药、小毛巾或纸巾、服药本、小水壶等。

（3）药物准备：根据医嘱备药。

（4）环境准备：备药环境清洁、安静且有足够照明。

2. 操作程序

（1）将备好的用物及药物拿至老年人床旁，核对信息，解释药物服用方法、目的、注意事项等。

（2）核对医嘱，依照服药本上的床号或房间号，再次核对姓名、药名、剂量、浓度、方法、时间。查看药物有效期。

（3）协助老年人坐起，保持舒适体位。

（4）倒温开水或使用饮水管，让老年人先喝一口水，再将药杯递给老年人，协助其服药。服药后喝水100mL左右。应待老年人将药物咽下后，协助其擦净口周围方可离开。服用不同制剂药物的方法如下：

1）服用固体药物（如片剂）时，若药片大难以下咽，可将药片研碎后协助服药。

2）服用液体药物时用量杯量取，先检查药液有无变质，然后将药液摇匀，一手持量杯，拇指放于所需刻度处，举起量杯使视线与所需刻度在同一水平上，另一手将药瓶瓶签朝上（朝向掌心，避免药液沾污瓶签），倒药液至所需刻度处。将药液倒入药杯，用冷开水冲洗量杯并倒入药杯交由老年人服用。最后用纱布擦净瓶口，将药瓶放好。

3）服用油剂或者药液不足1mL时用滴管吸取。在药杯内先倒入少量冷开水（以免药液黏附杯内，影响剂量），以15滴为1mL计算，用滴管吸取所需药量后将药液滴入药杯内。如需同时服用几种药液，应将药液分别置于不同的药杯内。

4）服用冲剂时，将药粉用温开水冲调后再服用。

5）服用中药丸时，可根据老年人情况将药丸分成若干小丸，以便服用。

（5）服药完毕，再次核对所服用药物，确认无误后整理物品并清洗干净。

（6）协助老年人取舒适体位，洗手，做好记录。

（7）注意观察药物疗效及不良反应。

3. 注意事项

老年人在服药的过程中及服药后，照护人员要随时注意观察用药的效果和不良反应。

（1）仔细核对医嘱并检查药物的质量。仔细检查药物的名称、剂量、服药时间、有效期。标签不清、变色、发霉、有异味或超过有效期的药物严禁服用。

（2）按时服药。为了确保药物在体内维持时间的连续性和有效的血浓度，必须按时服药。健胃及增进食欲的药物宜在饭前服，对胃黏膜有刺激性的药物饭后服。

1）一日三次。若服用抗生素类等需要一日三次的药物，服药时间可在7～8点、15～16点、22点。

2）饭前或空腹。医嘱饭前或空腹服用的药物，要在没吃饭时或吃饭前30分钟服用。

3）饭后。医嘱饭后服用的药物，应在吃饭后30分钟服用。

（3）服药的剂量要准确。药物的剂量与疗效和毒性有密切的关系，所以服药剂量要严格遵医嘱。照护人员不能因老年人自己感觉好转或没有效果就自行减少剂量或加大剂量。如果老年人认为药物效果不明显或已经好转，照护人员应告知医生，由医生决定药物或剂量的更换；也不可以因为忘记服药而将几次药量一次服进，以免引起毒副反应。取药时要先洗净双手，遵医嘱取出应服用的剂量放入小杯或小勺内再服用。取液体药物要使用量杯，并将计量刻度对准视线；服油剂或滴剂时应在小杯或小勺内放入少量凉开水后，再将药滴入小杯内服用，以便保证所服药量的准确性。

（4）服药的姿势要正确。服药时一般采取站立位、坐位或半卧位。平卧位服药容易发生误咽呛咳，并使药物进入胃内的速度减慢，影响药物的吸收。对于卧床的老年人，也应尽可能地协助其以坐位或半卧位服药，服药10～15分钟后再躺下。

（5）服药时要多喝水。任何药物都要溶解于水中才容易被吸收而产生药效。服药前需先饮一口水以湿润口腔，服药中还需多喝水（不少于100mL），以防药物在胃内形成高浓度而刺激胃黏膜。不可将药片干吞咽下，这样会使药片黏附在食管壁上或滞留在食管狭窄处；药物在食管存留时间过长，可刺激或腐蚀食道黏膜造成损伤。服药应用温开水，不要用茶水、咖啡、牛奶或酒。服磺胺药、解热药更要注意多喝水，以防因尿量少而致磺胺结晶析出，引起肾小管阻塞，损害肾脏功能。服发汗药后多喝水是为了增强药物的疗效。

（6）照护人员遵医嘱增加或停用某种药物，应及时告诉老年人。若老年人对服药有疑问，应重新核查。

（7）危重老年人应喂服，鼻饲老年人应将药物研碎溶解后从胃管灌入。

（8）服用特殊药物的注意事项：

1）铁剂、酸类药物对牙齿有损害，要用吸管服用，服后要漱口以免损害牙齿。

2）强心甙类药物每次服药前必须测量老年人的心率、心律、脉率。脉率低于60次/分钟或心律不齐时，应暂停服用并告知医生。

3）止咳剂及口内溶化的药片，一般服后15分钟后才可饮水。若同时服用多种药物，保护性止咳剂及口内溶化的药片应最后服。舌下含片应放于舌下待其溶化。

4）催眠药睡前服，驱虫药空腹或半空腹服。

5）缓释片、肠溶片、胶囊吞服时不能嚼碎。

6）老年人难以咽下的片剂可将药研细后加水调成糊状服用，不可将药片掰成两半吃，这样容易造成食道损伤，尤其是肝硬化的老年人。另外，也不可将粉状的药物直接倒入口腔后用水冲服，以免药粉在食道发生阻塞。

（二）错服口服药的紧急处理

老年人因种种原因服错药后，照护人员应保持镇静，不要慌张，首先要弄清楚错服的是什么药，了解错服药物可能导致的后果，以便采取相应的急救措施；如果与日常口服药物疗效相近，应密切观察老年人的生命体征变化并做好记录；如果预见后果较为严重，马上催吐，必要时给予洗胃。

（1）错服解热镇痛药、维生素类药、助消化药，只需观察，不必采取特殊处理措施。

（2）错服大量安眠药、止痛药，可用手指、筷子等刺激咽喉，引起呕吐，使药物尽快排出体外，并尽早送医院治疗。

（3）错服外用药、剧毒药、农药、毒鼠药，必须马上采取紧急措施。照护人员要尽快为老年人催吐，用筷子或勺把刺激老年人的咽喉部使其呕吐，以减少毒物的吸收；要尽快将病人送往医院，并带上错服药瓶、药袋等，供医生了解情况。

（三）煎中药的方法

1. 选择器具

药锅以砂锅、陶器为最好，搪瓷器皿也可代用，但禁用铁锅、铝锅。

2. 每次加水量

入煎前先用清水将药物浸泡 30 分钟，使之软化、渗透，第一煎加水量以超过药物表面约 3cm 为宜，第二煎水量酌减，加水量浸没药物表面即可，滋补性中药应酌情多加水。

3. 煎药的时间

第一煎：药煮沸后文火煎 20 分钟。

第二煎：药煮沸后文火煎 15 分钟，药物品质坚硬者可酌情多煎 5～10 分钟，清热、发表的药煎的时间要短些。

补肝肾类的药物，大多为不易出汁的根茎块，一般须文火久煎，否则没有煎透，浪费药材。贝壳类、矿石类药物（如龙骨、牡蛎、磁石等）及一些特殊药物（如附子、生半夏、天南星等），因不易出汁或需要久煎才能减除原有毒性，故必须按医嘱先煎 30 分钟或 1 小时，再加其他药物同煎。一些含挥发油的芳香药物，久煎容易丧失药效，应在其他药物将要煎好时再放入煎煮。

4. 煎药的次数和量

（1）一般每付中药需煎两次，每次煎约 150mL（一茶杯），将两次煎的药量混合在一起共 300mL，分成两份，早晚各服一次。

（2）滋补药可煎三次，混合在一起分成两份，早晚各服一次。

（3）如果老年人服药困难，可在煎药过程中适量浓缩药汁，便于服用。

二、舌下含服

舌下含服药物可以通过毛细血管壁被吸收，药物分子能顺利通过较大分子间隙，吸收完全且速度较快，常用于需要快速吸收的紧急情况。舌下用药时应取坐位或半坐位，直接将药片置于舌下或嚼碎置于舌下。口腔干燥时可口含少许水，以利于药物的溶解吸收。不可把药物含在嘴里，因为舌表面的舌苔和角质层很难吸收药物。

三、直肠给药

采用直肠给药，药物会混合于直肠分泌液中，通过肠黏膜被吸收。采用栓剂塞入法直肠给药时，应协助老年人取左侧卧位，脱裤于臀下，一手分开老年人臀裂暴露肛门，另一手戴手套或指套使栓剂的细头端在前，全部插入肛门内 3～4cm 后退出手指。在进行栓剂塞入法直肠给药操作前，要仔细询问、观察老年人有无痔疮、肛裂、大便失禁或腹泻等情况；如有上述情况，则不宜采用直肠给药。

同 步 训 练

根据情境导入中的案例，遵医嘱协助曾爷爷正确服药。学生分组讨论协助曾爷爷口服药物的方法及注意事项。

任务二

吸入给药

刘爷爷，73 岁，患慢性支气管炎 10 余年。3 天前因上呼吸道感染，发热、咳嗽，但痰液黏稠不易咳出。医嘱：生理盐水 10mL＋沐舒坦 15mg 做雾化吸入治疗。

任务描述

根据上述情境，请遵医嘱给予刘爷爷雾化吸入药物。

相关 知识

吸入给药法是指利用雾化装置将药液分散成细小的雾滴以气雾状喷出，使其悬浮在空气中经鼻或口吸入，进入支气管和肺泡，以达到预防和治疗疾病的目的。吸入药物除了对呼吸道局部产生作用外，还可通过肺组织吸收而产生全身性疗效。

由于雾化吸入用药具有见效快、药物用量较小、不良反应较轻等优点，应用日渐广泛。超声雾化吸入和氧气雾化吸入是两种较常用的雾化吸入法。

一、雾化吸入的目的及常用药物

（一）目的

（1）通过吸入抗感染药物，预防和治疗急、慢性呼吸道炎症等疾病。

(2)解除支气管痉挛，使气道通畅，改善通气功能，常用于支气管哮喘等。

(3)湿化呼吸道，稀释痰液，帮助祛痰，常用于气管切开术后、痰液黏稠等。

（二）常用药物

(1)控制呼吸道感染、消除炎症常用的抗生素有硫酸庆大霉素、卡那霉素等。

(2)解除支气管痉挛常用氨茶碱等药物。

(3)稀释痰液、促进排痰常用α-糜蛋白酶。

(4)减轻呼吸道黏膜水肿常用地塞米松。

二、超声雾化吸入

超声雾化吸入是应用超声波声能将药液变成细微的雾状，再由呼吸道吸入的方法，其雾量大小可以调节，雾滴小而均匀，药液可随深而慢的吸气到达终末支气管和肺泡，起到治疗作用。此外，超声雾化吸入器的电子部件产热而能对药液轻度加热，使吸入的气雾温暖、舒适。

（一）准备工作

(1)自身准备：衣帽整洁，洗手，戴口罩。

(2)用物准备：超声雾化吸入器（见图14—1）1套、冷蒸馏水、药液、治疗巾或小毛巾1块、纸巾、水温计等，按需要备电源插座。

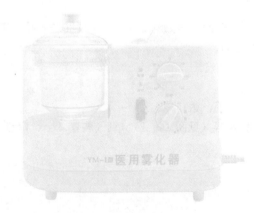

图14—1 超声雾化吸入器

检查超声雾化吸入器的性能，连接各部件，水槽内加入冷蒸馏水约250mL，要浸没雾化罐底部透声膜，雾化罐内加入配制好的药液，把雾化罐置于水槽中，将水槽盖盖紧。

(3)药物准备：按医嘱备药。

(4)环境准备：清洁、安静，光线、温度、湿度适宜。

（二）操作程序

(1)携用物到床旁，核对信息并解释操作目的和方法。协助老年人取合适体位（坐位或者侧卧位），在其颌下、胸前铺纸巾或者小毛巾。

(2)接通电源，先打开电源开关，指示灯亮，预热 3~5 分钟后再开雾化开关，药液呈雾状从管内喷出后，调节雾量，调定时间。

(3)协助老年人将口含嘴放在口中或将面罩放置好，指导其紧闭口唇深吸气，每次治疗时间为15~20 分钟。

(4)治疗完毕，取下口含嘴或面罩，先关雾化开关，再关电源开关，以免电子元件损坏。

(5)帮助老年人擦干面部，取舒适体位，整理床位。

(6)清理用物，将螺纹管、口含嘴浸泡于消毒液内 1 小时，再洗净晾干备用，防止交叉感染。

(7)洗手，观察并记录治疗效果与老年人的反应。

(三) 注意事项

(1)操作过程中，随时观察老年人的反应，若老年人感觉不适应及时停止。

(2)水槽及雾化罐内切忌加温水或热水，应有足够的冷蒸馏水，槽内水温勿超过 60℃，以免损坏机件。调换冷蒸馏水时，要关闭机器后进行。

(3)水槽底部的晶体换能器和雾化罐底部的透声膜薄而质脆，易破损。在操作及清洗过程中，不可用力过猛，动作要轻，防止损坏。

(4)若要连续使用机器，中间应间隔 30 分钟。

(5)每次使用后，应将雾化罐、口含嘴和螺纹管消毒、备用。

三、氧气雾化吸入

氧气雾化吸入利用高速氧气气流使药液形成雾状，随吸气进入呼吸道，达到消炎、减轻支气管痉挛、稀释痰液、减轻咳嗽的目的。

(一) 准备工作

(1)自身准备：衣帽整洁，洗手，戴口罩。

(2)用物准备：氧气雾化吸入器（见图 14—2）、氧气装置 1 套、弯盘、纸巾等。

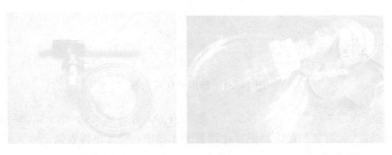

吸嘴式　　　　　　　　　　　　面罩式

图 14—2　氧气雾化吸入器

(3)药物准备：按医嘱备药。

(4)环境准备：清洁、安静，光线、温度、湿度适宜。因为要使用氧气，室内应避免火源。

（二）操作程序

（1）按医嘱备药，稀释至5～10mL，注入雾化器。

（2）备齐用物携至床旁，核对信息并做好解释，取得老年人的配合，协助其取舒适体位并漱口。

（3）将雾化吸入器接在氧气装置的橡胶管口，调节氧流量达6～8L/分钟，湿化瓶内勿放水，否则水易入雾化器内而使药液被稀释。

（4）手持雾化吸入器，把吸嘴放入老年人口中（或戴好面罩），指导老年人紧闭口唇用嘴深吸气，用鼻呼气，如此反复进行，直至药液吸完，一般需10～15分钟。

（5）吸毕，取下雾化吸入器后再关闭氧气开关。

（6）协助老年人清洁口腔并取舒适体位，整理床位。

（7）清理用物，将雾化吸入器浸泡于消毒液中1小时，然后清洗、晾干，防止交叉感染。

（8）洗手，做好记录。

（三）注意事项

（1）正确使用供氧装置，注意用氧安全，操作中严禁接触烟火和易燃品。

（2）观察老年人痰液排出是否困难，若痰液仍未排出，应予以拍背助痰排出，必要时使用吸痰器吸痰。

同 步 训 练

根据情境导入中的案例，遵医嘱给予刘爷爷雾化吸入药物。教师示教后，学生分组训练。超声雾化吸入给药操作评分标准详见表14—1。

表14—1　　　　　　　　　　超声雾化吸入给药操作评分标准

项目	分值	操作要求	评分等级				得分	备注
			A	B	C	D		
仪表	5	仪表端庄，服装整洁，戴口罩	5	4	3	2		
评估	10	病情，意识状态，合作程度	3	2	1	0		
		解释操作方法，进行配合指导	4	3	2	1		
		语言内容恰当，态度真诚	3	2	1	0		
操作前	19	按需要备齐用物	2	1	0	0		
		物品放置合理	3	2	1	0		
		根据医嘱配制药液	4	3	2	1		
		环境安排合理	2	1	0	0		
		老年人体位适宜	4	3	2	1		
		注意安全	4	3	2	1		

续前表

项目	分值	操作要求	评分等级				得分	备注
			A	B	C	D		
操作过程	48	检查机器各部件并衔接正确	4	3	2	1		
		水槽内加冷水适量（浸没雾化罐底部透声膜）	6	5	4	3		
		加药液方法正确（保持药液无菌）	6	5	4	3		
		接通电源，正确开启各部件开关	4	3	2	1		
		面罩或口含嘴放置部位适当	6	5	4	3		
		调节雾量准确（根据病情确定雾量）	6	5	4	3		
		指导用口深吸气、鼻呼气	8	6	4	2		
		吸入时间适宜（15~20分钟）	6	5	4	3		
		停止吸入后擦干面部	2	1	0	0		
操作后	8	协助老年人取舒适卧位，整理床位	2	1	0	0		
		正确处理用物	4	3	2	1		
		洗手，做好记录	2	1	0	0		
评价	10	动作轻稳、准确、安全，步骤正确	5	4	3	2		
		老年人感觉舒适	5	4	3	2		
总分	100							

任务三

常用滴药法

情
境
导
入

李奶奶，79岁，患有过敏性鼻炎。今日早上她主诉鼻塞、鼻痒，伴有阵发性喷嚏及清水样鼻涕。医嘱给予麻黄碱、苯海拉明滴鼻液滴鼻，每日3次，每次2~4滴。

任务描述

根据上述情境，请遵医嘱协助李奶奶正确使用滴鼻药物。

相关 知识

滴药法是指将药液滴入某些体腔（如眼、耳、鼻等处），以达到局部、全身治疗作用或做某些诊断检查。常用滴药法包括滴眼药法、滴耳药法和滴鼻药法。

一、滴眼药法

滴眼药法是用滴管或眼药滴瓶将药液滴入结膜囊，以达到杀菌、收敛、消炎、麻醉、散瞳等治疗或诊断作用的一种方法。

（一）准备工作

（1）自身准备：衣帽整洁，剪指甲后洗净并温暖双手。

（2）环境准备：清洁、安静，光线充足。

（3）用物准备：遵医嘱准备眼药水或者眼药膏（检查眼药水有效期，有无变色、浑浊、沉淀等，确认合格方可使用）、消毒棉球或棉签（可用纸巾代替）等。

（二）操作程序

（1）携用物至老年人床旁，核对信息并向老年人解释滴眼药法的操作目的及过程。

（2）协助老年人取仰卧位或坐位，头略后仰，照护人员站于老年人身旁或身前。

（3）用干棉球或棉签拭去眼部分泌物，嘱老年人眼向上看。一般先滴右眼后滴左眼，以免滴错。若左眼病变轻，则先左后右，以免交叉感染。

（4）滴眼药水（见图14—3）或涂眼药膏。

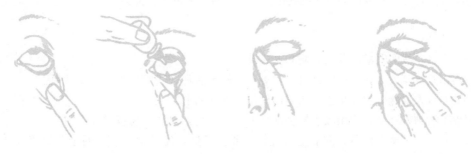

图14—3　滴眼药水

滴眼药水的方法如下：

1）左手拇指将下眼睑轻轻向下牵拉，暴露结膜下穹隆部，右手持滴管或滴瓶，手掌根部轻轻置于老年人前额上（以免滴瓶晃动），滴管距眼睑1～2cm（滴瓶距眼不可过远，以免药液滴下时压力过大；不可过近，以免滴管触及眼睛而被污染），将1～2滴药液滴入结膜下穹隆中央的结膜囊内

（药滴不可直接滴于角膜上，因为角膜最敏感）。

2）轻轻提起上眼睑，覆盖眼球，嘱老年人闭目并转动眼球2~3分钟，使药液均匀扩散于眼球表面。

3）用干棉球紧压泪囊区2~3分钟，以免药液经泪道流入泪囊和鼻腔后被黏膜吸收而引起全身不良反应，拭干流出的药液。

涂眼药膏的操作方法如下：

1）左手拇指将下眼睑轻轻向下牵拉，右手持眼药膏瓶将约1cm长的眼药膏挤入下穹隆部，最后以旋转方式离断膏体。

2）叮嘱老年人闭眼休息片刻。

需要注意的是：若眼药水与眼药膏同用，先滴眼药水后涂眼药膏。若数种眼药水同用，必须间隔2~3分钟，先滴刺激性弱的眼药水，后滴刺激性强的眼药水。

（5）为老年人擦净面部，协助其取舒适卧位，整理用物，洗手，做好记录。

（三）注意事项

（1）操作中动作轻柔，防止药瓶晃动刺伤老年人眼睛或引起不适。

（2）注意无菌操作，药液滴瓶与眼睛距离不可过近，以免滴管触及眼睛而被污染。

二、滴耳药法

滴耳药法就是将滴耳药滴入耳道，以达到清洁、消炎目的的一种方法。照护人员应了解老年人的耳部疾患与用药目的。

（一）准备

（1）自身准备：衣帽整洁，剪指甲后洗净并温暖双手。

（2）环境准备：清洁、安静，光线充足。

（3）用物准备：滴耳药（检查滴耳药的有效期，有无变色、浑浊、沉淀等，确认合格方可使用）、消毒棉签、棉球，必要时备3%过氧化氢、吸引器、消毒吸引器头。

（二）操作程序

（1）洗净双手，按医嘱准备药液，防止交叉感染。

（2）携用物至老年人床旁，核对信息并向老年人解释滴耳药法的操作目的及过程。

（3）协助老年人取侧卧位或坐位，头偏向健侧，患耳向上。

（4）用棉签清洁外耳道，或用吸引器吸净耳道内分泌物，以利于药液发挥作用。

（5）照护人员一手持干棉球，向后上方轻提老年人耳廓，使耳道变直，便于药液流入耳内；另一手持滴管，掌根轻轻固定于耳廓旁，将药液自外耳孔顺外耳道壁缓慢滴入3~5滴（见图14—4），再用手指按压耳屏数次后，用干棉球塞入外耳道口。应注意避免滴管触及外耳道污染滴管及药液。勿将药液直接滴在耳膜上。

（6）叮嘱老年人保持原体位1~2分钟，使药液充分发挥作用，然后用干棉球拭去外流药液。

（7）观察老年人有无出现迷路反应，如眩晕、眼球震颤等。迷路反应与药液过凉有关，应注意避免。

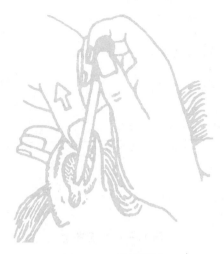

图14—4 滴耳药法

(8)协助老年人取舒适体位，整理床位，清理用物，洗手，做好记录。

三、滴鼻药法

滴鼻药法通过鼻腔滴入药物，治疗上颌窦、额窦炎；或滴入血管收缩剂，减少鼻腔分泌物，减轻鼻塞症状。照护人员应了解老年人的鼻部疾患与用药目的。

（一）准备

(1)自身准备：衣帽整洁，剪指甲后洗净并温暖双手。

(2)环境准备：清洁、安静，光线充足。

(3)用物准备：含药液的滴鼻药瓶（检查药水有效期，有无变色、浑浊、沉淀等，确认合格方可使用）、干棉球或纸巾。

（二）操作程序

(1)洗净双手，按医嘱准备药液，防止交叉感染。

(2)携用物至老年人床旁，核对信息并向老年人解释滴鼻药法的操作目的及过程，取得配合。

(3)帮助老年人先排出鼻腔内分泌物，清洁鼻腔，解开衣领。

(4)协助老年人取坐位，头向后仰，或取垂头仰卧位（肩下垫枕，头垂直后仰或头垂悬于床缘）；当治疗上颌窦、额窦炎时，则需头后仰并向患侧倾斜。

(5)照护人员用手轻推老年人鼻尖，使其鼻孔扩张，然后一手扶头部，另一手持滴瓶距鼻孔1～2cm滴入药液3～5滴（见图14—5），轻捏鼻翼，使药液分布均匀。滴管不可触及鼻孔，以免污染。

(6)叮嘱老年人保持原体位3～5分钟，用纸巾擦去外流药液。

(7)观察老年人用药后的反应。血管收缩剂不能连续使用3天以上，否则可出现反跳性充血，使黏膜充血加剧。

(8)协助老年人取舒适体位，整理床位，清理用物，洗手，做好记录。

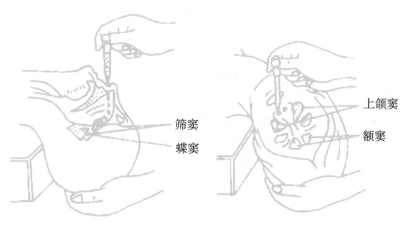

筛窦
蝶窦

上颌窦
额窦

图 14—5　滴鼻药法

同 步 训 练

根据情境导入中的案例，遵医嘱正确协助李奶奶使用滴鼻药。教师示教后，学生分组训练。

任务四

伤口换药

情境导入

　　齐奶奶，78岁，脑梗死后卧床近2个月。因儿女无暇照顾，齐奶奶被送到某养老机构。在进行健康评估时，照护人员小李发现齐奶奶骶尾部有3×4cm浅表溃疡期压疮，疮面表浅，有痛感，小李通知医务室医生。医生清洁创面后给予局部贴敷压疮贴膜。医嘱：压疮常规照护，必要时进行创面换药。

任务描述

根据上述情境，请在必要时遵医嘱给予齐奶奶压疮换药处理。

相关 知识

伤口换药（简称换药）又称更换敷料，即给伤口换上清洁的敷料，并对伤口内的分泌物、异物、坏死组织进行适当处理，以利于伤口的愈合。伤口换药包括检查伤口，清洁伤口，清除脓液、分泌物及坏死组织，覆盖敷料，是处理伤口和创面的必要措施。

一、目的

(1)观察伤口或创面情况，及时给予适当的处理。

(2)清理伤口，清除异物、分泌物和坏死组织，保持伤口引流通畅。伤口局部用药时，可使炎症局限，促进肉芽组织及上皮生长，促进伤口愈合。

二、常用药液

(1)生理盐水。0.9％生理盐水是换药时最常用的药物，无刺激性，适用于清洗伤口、一般换药、敷盖新鲜的肉芽创面等。高渗盐水一般为10％浓度盐水，多用于肉芽水肿创面，能消退水肿，但可引起伤口疼痛。

(2)酒精。常用制剂为70％～75％酒精溶液，常单独或与碘酊结合用于皮肤消毒。

(3)碘伏。用于冲洗、清洁伤口内的分泌物。

(4)3％过氧化氢。用于冲洗、清洁污染重或较深的创口。

(5)苯扎溴铵。常将0.1％～0.5％浓度的苯扎溴铵用于手部、皮肤、黏膜的消毒及深部伤口的冲洗。注意勿与肥皂、洗涤剂合用，以免降低其灭菌效力。

(6)雷夫奴尔。0.1％～0.2％雷夫奴尔水溶液，用于皮肤、黏膜感染的洗涤和湿敷。

三、伤口换药法

(一) 准备工作

(1)自身准备：洗手，戴口罩。

(2)物品准备：换药碗2只（一只放无菌敷料，另一只放酒精棉球、盐水棉球数个，分别置于换药碗两侧，不能混合放置）、无菌镊子2把、弯盘1个（放污染敷料）、胶布、治疗巾、剪刀、棉签等。按创口需要加用纱布、油纱布、纱布条、引流药、外用药等。

(3)环境准备：换药前半小时不要扫地，以免室内尘土飞扬；光线充足，适当遮蔽。

(二) 操作程序

(1)将备好用物携至床旁，照护人员向老年人解释换药的目的和方法，取得老年人的理解和配合。

(2)帮助老年人取舒适体位。如果伤口在骶尾部，协助取侧卧位，胸前、膝间放软枕支撑身体。

(3)掀开部分被褥，充分暴露伤口部位，伤口部位下铺治疗巾，放置弯盘。

(4)用手取外层敷料（勿用镊子），再用镊子取下内层敷料及外引流物，内面向上放于弯盘内。

与伤口黏着的最里层敷料应用镊子揭去，可先用盐水湿润以免损伤肉芽组织或引起创面出血。揭除敷料的方向与伤口纵轴方向平行，以减少疼痛。接触敷料的镊子与接触伤口的镊子要分开。

（5）用碘伏消毒伤口周围的皮肤两次。消毒时使用两把镊子，一把镊子接触伤口，另一把镊子接触敷料。消毒伤口时先由创缘向外擦洗，勿使酒精流入创口引起疼痛和损伤组织。化脓创口则先由外向创缘擦拭，再用盐水棉球清洗伤口内分泌物，然后按不同伤口，敷以药物纱布或适当安放引流物。

（6）无菌敷料覆盖伤口，胶布黏贴固定，胶布黏贴方向应与肢体或躯体长轴垂直，不能贴成放射状。

（7）协助老年人取舒适体位，整理床位。

（8）处理用物，洗手，记录换药时间及创面情况。

（三）注意事项

（1）换药前，照护人员应了解创面情况，如有无感染、有无引流物、伤口大小、身体状况、耐受程度等，以便采取相应的措施。

（2）不得用擦洗过创面周围皮肤的棉球清洁创面。

（3）换药严格执行无菌操作规程。

（4）严禁将纱布、棉球遗留在伤口内。

（5）操作应稳、准、轻。

同 步 训 练

根据情境导入中的案例，在必要时遵医嘱给予齐奶奶骶尾部压疮换药处理，教师示教后，学生分组训练。骶尾部压疮换药操作评分标准详见表14—2。

表 14—2 骶尾部压疮换药操作评分标准

项目	分值	操作要求	评分等级 A	B	C	D	得分	备注
仪表	5	服装整洁，戴口罩，洗手，无长指甲	5	4	3	2		
评估	10	了解压疮部位、压疮分期、有无感染	3	2	1	0		
		了解老年人的身体状况、耐受程度	3	2	1	0		
		语言内容恰当，态度真诚	4	3	2	1		
操作前	18	物品齐全，放置合理	5	4	2	0		
		环境安排合理（关闭门窗，放平床，光线充足）	1	0	0	0		
		备无菌换药物品	2	1	0	0		
		老年人体位舒适、保暖、安全	3	2	1	0		
		协助翻身方法正确	4	3	2	1		
		松被角，暴露骶尾部（伤口），下铺治疗巾，放置弯盘	3	2	1	0		
操作过程	47	揭开外层辅料方法正确	5	4	2	0		
		用盐水湿润、揭开内层敷料方法正确	10	8	6	4		
		用两把镊子操作，消毒伤口周围皮肤两次	15	12	9	6		
		消毒皮肤方法正确	7	5	3	1		
		无菌敷料覆盖方法正确	5	4	2	0		
		胶布固定方法正确	5	4	2	0		

续前表

项目	分值	操作要求	评分等级				得分	备注
			A	B	C	D		
操作后	10	协助老年人取舒适卧位，整理床位	2	1	0	0		
		整理用物，正确处理用物	6	4	2	0		
		洗手，记录换药情况	2	1	0	0		
评价	10	严格遵守无菌技术操作规程	5	4	3	2		
		操作熟练、平稳、轻巧	5	4	3	2		
总分	100							

知识 链接

进入老年期后，各器官的生理功能衰退速度加快，老年人同时患多种疾病的现象越来越普遍。药物治疗是维持生命、减轻症状、改善生活质量的重要措施。在遵医嘱实施药疗时，为了保证准确、安全、有效地遵医嘱给药，照护人员必须掌握给药的基本知识及正确的给药方法和技术，并准确评估老年人用药后的疗效与反应等，对老年人进行全面的给药照护，以使药物治疗达到最佳效果。

一、药物的作用、种类及给药途径

（一）药物的作用

（1）预防疾病：药物作用于人体后，可以调节机体的免疫功能，提高机体抗病的能力，从而预防疾病，如乙肝疫苗、流行性脑脊髓膜炎疫苗等。

（2）诊断疾病：在疾病的诊断中，常常需要使用一些药物以协助检查、明确诊断，如肾造影中的用药等。

（3）治疗疾病：药物的主要作用是治疗疾病，通过杀灭病原微生物、调节机体的生理功能等治疗疾病，如各类抗生素、降压药物、降糖药等。

（二）药物的种类

（1）内服药：片剂、溶液、合剂、酊剂、散剂、胶囊、丸剂、糖浆剂等。

（2）外用药：软膏、溶液、酊剂、粉剂、搽剂、洗剂、滴剂、栓剂、涂膜剂等。

（3）注射药：溶液、油剂、混悬液、结晶、粉剂等。

（4）新型制剂：粘贴敷片、植入慢溶药片、胰岛素泵等。

（三）给药途径

根据药物的性质和病情等因素，可选择不同的给药途径。常用的给药途径有口服、舌下含服、注射（皮内、皮下、肌内、静脉、动脉）、吸入、直肠等。除动、静脉注射药液直接进入血液循环外，其他药物均有一个吸收过程，吸收顺序由快至慢依次为：静脉＞吸入＞舌下含服＞直肠＞肌内注射＞皮下注射＞口服＞皮肤。

二、给药原则

（一）遵医嘱给药

（1）在给药过程中，照护人员必须严格按照医嘱，不得擅自更改。同时，照护人员对于有疑问的用药应及时指出，核对清楚后方可用药，切不可盲目执行。

(2)照护人员给药前应了解所用药物的作用、性质、剂量、用药时间、副作用等。

(3)照护人员用药前应了解老年人的疾病及目前的治疗方案。

（二）安全、准确地用药

(1)严格按准确的剂量、准确的方法、在准确的时间内给予药物。为此，须切实做到"三查、七对、一注意"。

三查：操作前、操作中、操作后均需进行查对。

七对：核对床号、姓名、药名、药物浓度、剂量、用法和用药时间。

一注意：注意用药后的反应并及时记录。

(2)选择正确、合适的用药方法和用药途径。

(3)良好、妥善地保管药物及准确地配制药物。

(4)对易导致过敏反应的药物，用药前需确定做过敏试验，结果为阴性方可使用。

三、药物的保管原则

药物一般存放在避光、阴凉、通风处，必须按药物性质在规定条件下贮存并关注有效期。有效期是指药物在规定的贮存条件下，能保持质量的期限。药物标签上注明的有效期的年月，是指可以使用到所标明月份的最后一天，次日即无效。

(1)居室内储存的药物数量不可过多，以免过期失效或变质。

(2)药瓶或药袋上要清楚地写明药名、每片药的剂量、药的用法、开药的日期、开药的医院等。凡字迹不清或无标签的药都不能使用。

(3)药物要分类存放。内服药与外用药应分别放置，以免急用时拿错、误服而发生危险。

(4)药物要避光，放在干燥、阴凉、清洁、老年人容易拿取的地方。

(5)各类药物根据不同性质，妥善保存：

1)易挥发、潮解或风化的药物，必须装瓶并盖紧，密闭保存。如乙醇、碘酊、糖衣片、酵母片、复方新诺明、复方甘草片、阿司匹林、含碘片、各种维生素和胶囊等。

2)栓剂、水剂药和遇热容易变质的药物，如胰岛素、眼药水等，应低温保存。要看清楚药物外包装上的贮存方法。提示药物在冷处保管，则温度控制在2℃～10℃；在阴凉处保管，温度应控制在20℃以下；在室温下保管，不需冷藏。

3)易氧化和遇光变质的药物，如维生素C、氨茶碱、盐酸肾上腺素、可的松等，应装在有色瓶中或在垫上黑纸的纸盒里保存，并放于阴凉处。

4)易过期的药物，如各种抗生素、胰岛素应定期检查，按有效期时限的先后有计划地使用，避免浪费。

(6)药物应固定放在照护人员和老年人都知道的地方。每天早晨可将老年人全天的药量分别放在几个药杯或药盒内，以防漏服或误服。

(7)药物若有沉淀、浑浊、异味、变色、潮解、霉变或标签脱落、难以辨认等现象，应立即停止使用。

(8)贵重药、麻醉药、剧毒药应有明显标记，加锁保管，由专人负责专本登记，列入交班内容。

四、药物不良反应

药物不良反应是指在常用量情况下，由于药物自身或药物相互作用而发生意外、与用药目的无关的不利或有害反应，包括药物毒副作用、变态反应、继发反应等。常见的有皮疹、恶心、呕吐、腹泻、口干、心率加快等。这些不良反应给老年人带来不适或痛苦，但一般比较轻，多数是可以恢复的功能性变化；但也有的老年人因使用药物的剂量过大或时间过长而发生药物的毒性反应，如肝、肾功能的损害等。因此，必须合理使用药物，不可随意滥用。

（一）常见药物不良反应

(1)胃肠道症状。如恶心、呕吐、腹泻、口干、腹胀等。

(2)体位性低血压。体位性低血压又称直立性低血压，老年人因为体位的突然改变而头晕。使用降压药、利尿剂、血管扩张药时，易发生体位性低血压，因此，在使用这些药物时应特别注意。

(3)精神症状。老年人的中枢神经系统对某些药物的敏感性增高，可引起精神错乱、抑郁和痴呆等。

(4)耳毒性。年老体弱者应用氨基糖苷类抗生素和多粘菌素可产生眩晕、头痛、恶心、共济失调、耳鸣甚至耳聋等症状。

(5)尿潴留。老年人伴有前列腺增生，在使用抗抑郁药、利尿药时，可引起或者加重尿潴留，使用这些药物时应注意。

老年人由于其生理的特殊性，药物不良反应发生率高。因此，老年人用药后，要密切观察是否出现药物不良反应。照护人员一旦发现老年人服药后出现皮疹、恶心、呕吐、腹泻、口干、心率加快等不良反应，应及时报告医生，遵医嘱采取停药等处理措施。

（二）药物过敏反应

过敏反应又叫变态反应，发生机理是药物作为一种抗原进入机体后，有些个体体内会产生特异性抗体，使细胞致敏。当再次使用同类药物时，抗原与抗体在细胞上作用，引起过敏反应。药物过敏反应仅发生于少数过敏体质的人身上，这种反应与用药剂量无关。为了防止发生过敏反应，在使用某些致敏性高的药物前，须详细询问用药史、过敏史和家族史，并做药物过敏试验。皮肤过敏试验结果为阴性才可用药。但也有少数人会出现假阴性反应，还有少数人在皮肤过敏试验期间就发生严重的过敏反应，所以在做过敏试验时就应做好急救准备。

项目小结

"药物治疗老年人照护"项目包括肠内给药、吸入给药、常用滴药法、伤口换药四个任务。本项目主要内容包括药物治疗的目的、给药途径、给药原则、药物的保管原则、口服给药方法、舌下给药方法、直肠给药方法、超声雾化吸入给药方法、氧气雾化吸入给药方法、滴眼药法、滴耳药法、滴鼻药法及伤口换药。重点需要掌握在遵守给药原则的前提下，通过各种途径给予药物的操作方法及注意事项。

● **重要概念**

吸入给药　伤口换药

● **课后讨论**

1. 给药原则包括哪些?

2. 如何正确保管药物?

3. 遵医嘱正确给予口服药物、吸入药物的方法及注意事项有哪些?

● **课后自测**

一、选择题

1. 以下给药途径中,吸收最快的是 (　　　)。

　　A. 吸入　　　　　　B. 舌下含服　　　　　　C. 口服　　　　　　D. 直肠

2. 关于给药原则,下列说法错误的是 (　　　)。

　　A. 用药前应先了解疾病及目前的治疗方案

　　B. 安全、准确地用药

　　C. 用药前应先了解家庭经济状况

　　D. 遵医嘱给药

3. 关于药物的保管原则,下列说法不正确的是 (　　　)。

　　A. 没有标签或字迹不清楚的药物及时贴上标签后可再使用

　　B. 内服药与外用药应分别放置

　　C. 药物要避光放在干燥、阴凉处保存

　　D. 麻醉药、剧毒药应有明显标记,加锁保管

4. 常见的肠内给药不包括 (　　　)。

　　A. 口服给药　　　　　　　　　　　B. 肛门外用

　　C. 舌下含服　　　　　　　　　　　D. 直肠给药

5. 服用油剂或者药液不足1mL时用滴管吸取,以 (　　　) 滴为1mL计算。

　　A. 5　　　　　　　　B. 10　　　　　　　　C. 15　　　　　　　　D. 20

6. 服药时不宜采取 (　　　)。

　　A. 平卧位　　　　　　B. 站立位　　　　　　C. 半卧位　　　　　　D. 坐位

7. 若老年人错服了维生素类药物,应 (　　　)。

　　A. 观察,不必采取特殊处理措施

　　B. 尽快催吐

　　C. 尽早送医院治疗

　　D. 服用牛奶、蛋清等以保护胃黏膜

8. 关于超声雾化吸入,以下说法不正确的是 (　　　)。

　　A. 水槽内应加入37℃左右的温水

　　B. 水槽内水温勿超过60℃

　　C. 做雾化吸入时,应紧闭口唇用口深吸气

　　D. 治疗完毕,应先取下口含嘴,再依次关闭雾化开关和电源开关

9. 关于滴眼药法,下列说法不正确的是 (　　　)。

教学做一体化训练

A. 协助取仰卧位或坐位，头略后仰

B. 滴管距眼睑 2～4cm

C. 将 1～2 滴药液滴入结膜囊内

D. 滴眼药后紧压泪囊区 2～3 分钟

10. 关于骶尾部压疮伤口换药，下列说法不正确的是（　　）。

　A. 协助取侧卧位，充分暴露伤口部位

　B. 用手取外层敷料，用镊子取下内层敷料

　C. 揭除敷料的方向与伤口纵轴方向垂直，以减少疼痛

　D. 消毒伤口先由创缘向外擦洗，化脓创口则应由外向创缘擦拭

二、简答题

1. 简述药物保管原则。

2. 遵医嘱给予老年人口服药物时，有哪些注意事项？

3. 如何正确给予老年人超声雾化吸入药物？

4. 如何正确给予老年人常用滴入药物？

三、案例分析

　　王爷爷，77 岁，患有高血压、糖尿病、慢性支气管炎，1 年前入住某养老机构。今晨照护人员小刘发现王爷爷面色发红、呼吸急促、寒战，主诉浑身乏力。检查生命体征：腋温 39.5℃、脉搏 86 次/分钟、呼吸 22 次/分钟、血压 140/96mmHg。医生诊断为上呼吸道感染，给予扑热息痛药物口服进行退热。

　　请分析：

　　(1) 如何遵医嘱正确给予王爷爷口服药物？

　　(2) 王爷爷服用退烧药物后，照护人员需重点观察的内容包括哪些？

教学做一体化训练

项目十五

临终老年人照护

学 习
目 标

知识目标

1. 能够简述临终老年人的体征与症状
2. 能够说出临终老年人的生理、心理变化
3. 了解临终老年人家属的需求

能力目标

1. 能够进行临终关怀教育
2. 能够为临终老年人提供舒适的护理
3. 能够为临终老年人家属提供支持

老年人临终关怀

情境导入

李奶奶，76岁，患高血压、心脏病30余年，一年前发现卵巢癌，在医院手术、放疗、化疗后回家休养。一个月前，李奶奶诉腹部疼痛，发现腹部肿块，家属带李奶奶到医院就诊后，确诊癌症复发并全身转移。李奶奶了解到自己的病情后，坚决要求回家保守治疗。

任务描述

根据上述情境，请给予李奶奶临终关怀。

相关 知识

临终是指疾病末期或由于意外事故造成人体主要器官的生理功能衰竭，生命活动走向完结，是生命的最后阶段。此时，身体各种机能减退或迟钝，可表现为意识模糊、心跳减弱、血压下降、呼吸微弱等。

临终关怀（Hospice Care）不是一种治愈疗法，其专注于临终老年人逝世前的几个月甚至几个星期的时间，以减轻疾病症状、延缓疾病发展、提高生存质量为目的，向临终老年人及其家属提供生理、心理和社会等方面的全方位支持和照料。和传统医学"救治"、"疗愈"的目标不同，临终关怀的目标是"优死"，它是社会的需求和人类历史长河中文明发展的重要标志。就世界范围而言，临终关怀的出现只有二三十年的时间。

一、临终关怀

（一）临终关怀的宗旨

临终关怀的宗旨是尽最大努力，最大限度地减轻临终者的痛苦，缓和其情绪，缓解其对死亡的恐惧与不安，维护其尊严，提高尚存的生命质量，使临终者在亲切、温馨的环境中充实、有尊严地告别人间，使死者无憾，生者问心无愧，家属的身心健康得到维护。

照护人员应在老年人行将到达人生终点的时刻，了解老年人的心理反应和生理反应，提供恰当的身心照护，提高其生命质量，维护老年人的尊严；同时应对临终老年人的家属给予安慰和指导，使其早日从悲伤中解脱。

（二）临终关怀的内涵

1. 以照料为中心

对临终老年人来讲，治愈的希望已变得十分渺茫，而最需要的是身体舒适、控制疼痛、生活护理和心理支持。

2. 维护老年人的尊严

尽管处于临终阶段，但个人尊严不应该因生命活力降低而递减，个人权利也不可因身体衰竭而被剥夺，只要未进入昏迷阶段，临终者仍具有思想和感情。照护人员应维护和支持临终老年人的个人权利，如保护个人隐私、保持自己的生活方式、参与医疗护理方案的制订、选择死亡方式等。

3. 提高临终生活质量

有些人片面地认为临终就是等待死亡，生活已没有价值，老年人也因这些观念的误导而变得消沉，对周围的一切失去兴趣。甚至有些医护人员也这样认为，并表现得冷漠、粗鲁。其实，临终也是生活，是一种特殊类型的生活。所以，正确认识和尊重老年人最后生活的价值，提高其生活质量是对临终老年人最有效的服务。临终关怀工作的重点不是如何延长生命，而是如何为老年人创造有尊严、有希望、有意义的临终生活，让临终老年人在有限的时间内，在可控制的病痛下，尽量提高生活质量，享受生命的余晖。

二、临终老年人的生理变化及照护

（一）临终老年人的生理变化

(1)循环系统改变：表现为皮肤苍白或发绀、湿冷，大量出汗，脉搏快而弱、不规则，逐渐变弱而消失，心音低弱，血压逐渐下降至测不出。

(2)呼吸系统改变：表现为呼吸频率变快或变慢，呼吸深度变深或变浅，出现鼻翼呼吸、潮式呼吸、张口呼吸等呼吸困难症状，因无力咳嗽，分泌物堆积，出现痰鸣音及鼾声呼吸，最终呼吸停止。

(3)消化道与泌尿系改变：表现为食欲下降、恶心、呕吐、腹胀、食欲缺乏、脱水、大小便失禁、便秘或尿潴留等。

(4)肌肉张力改变：大小便失禁，吞咽困难，全身软弱无力，不能进行自主活动，无法维持良好、舒适的体位。

(5)面容、感知觉改变：面部改变表现为面容消瘦呈浅灰色、眼眶凹陷、嘴微张、双眼半睁、目光呆滞；感知觉改变表现为视觉逐渐减退发展到只有光感，听觉是最后消失的感觉。临终老年人常存在不同程度的疼痛症状，表现为烦躁不安、眉头紧锁、呻吟等。

(6)神经系统改变：语言逐渐困难、混乱，意识模糊，嗜睡、昏睡或昏迷。

（二）临终老年人身体护理

对临终老年人进行身体护理旨在减少其痛苦，增加舒适度。为此，照护人员要针对老年人状况制订临终护理计划，做好基础护理和生活照料。

(1)照护人员要遵从家属的嘱托，按时、按量喂老年人服药。照护人员不能自作主张，擅自给老年人加量或减量。但居家临终关怀，服药已经不是为了治疗疾病，而是为了改善症状，所以照护人员也要遵从老年人的意愿，如果老年人坚决拒绝服药，不能强迫给药，但应及时与家属沟通，获得家属的认可。

(2)密切观察生命体征及身体状况。照护人员应记录老年人的体温、脉搏、呼吸、血压变化，观察其四肢颜色及皮肤温度变化，同时记录老年人每天出现的主要症状、发作频率、服药前后的感觉等，将结果及时汇报给医护人员。

(3)改善营养状况。由于疾病的进展、长期卧床、胃肠功能减弱，临终老年人的食物摄入会非常有限。照护人员要了解老年人的饮食习惯和喜好，尽量满足其饮食要求，鼓励老年人少食多餐，适量喂水，注意食物的合理搭配，注重色、香、味，增进食欲，减轻恶心等不适症状。

(4)做好基础护理：

1)维持良好、舒适的体位。定时翻身，更换体位，避免某一部位长期受压，促进血液循环。若病情允许，可取半卧位或适当抬高床头。神志不清者给予侧卧位或仰卧位，头偏向一侧，避免误吸。

2)加强皮肤护理，床单保持清洁、干燥、平整、无碎屑，防止发生压疮。大小便失禁者，保持会阴、肛门附近皮肤的清洁、干燥。大量出汗时，及时擦洗干净，勤换衣裤。

3)重视口腔护理。协助漱口，对不能经口进食者，给予口腔护理，保持口腔清洁。口唇干裂者，要用湿棉签湿润口唇或用湿纱布覆盖口唇。

4)保持呼吸道通畅。

5)注意保暖。必要时使用热水袋保暖，但应小心烫伤。

(5)症状与护理：

痰液堵塞、呼吸困难等呼吸功能障碍是临终老年人的常见症状，护理时应注意：

1)为老年人提供舒适、安静的环境，使空气流通，保持温度18℃~20℃，湿度50%~60%。

2)嘱咐老年人安静休息，以减少身体耗氧，减轻呼吸困难。照护人员用手轻轻抚摸加上和声细语，都有助于老年人保持平静。

3)在病情允许的情况下，可适当取半卧位、坐位或前倾位。可利用枕头或棉被将上身垫高，两腿放松；也可将小桌放在身前，桌上放软枕，使两臂伏在上面。

4)老年人衣着应柔软、宽松，尤其是领口、胸围。

5)咳嗽无力者，可遵医嘱给予雾化吸入，使分泌物变稀易于咳出。必要时，照护人员可遵医嘱给予叩背排痰及吸引器吸痰。

6)当老年人出现呼吸表浅、急促或呼吸困难或有潮式呼吸时，照护人员应遵医嘱立即给予氧气吸入。对于张口呼吸者，用湿巾或棉签湿润口腔，或用护唇膏湿润嘴唇，睡觉时可用湿纱布遮盖口部。

疼痛者护理时应注意：

1)观察疼痛性质、部位、持续时间，并与医护人员保持沟通。

2)必要时遵医嘱给予药物以有效缓解疼痛。

3)结合音乐疗法、放松按摩等，适当引导、转移老年人的注意力以减轻疼痛。

4)照护人员应多与老年人交谈，稳定其情绪。

在临终阶段，老年人除了生理上的痛苦之外，更重要的是对死亡的恐惧。美国的一位临终关怀专家就认为：人在临死前精神上的痛苦大于肉体上的痛苦。因此，要在控制和减轻生理痛苦的同时，做好临终老年人的心理关怀。

人在生命即将结束却又无法改变现实时，会产生困惑、烦躁、犹豫等各种各样的心理状况，这种心理状况会导致病情加重，增加心理负担。照护人员应正确判断临终老年人的心理状况，并采取有针对性的措施，给予其心理支持。

美国医学博士布勒—罗斯将临终者的心理、行为反应过程分为五个阶段，即否认期、愤怒期、协议期、抑郁期与接受期。

（一）否认期

此期，老年人还没有做好自己有严重疾病的心理准备，对即将来临的死亡感到恐惧和震惊，无法听进有关疾病的任何解释，不能理智地处理与疾病相关的问题。针对否认期老年人的护理措施如下：

（1）要注意与老年人坦诚沟通，认真倾听老年人的诉说。

（2）不要轻易揭穿老年人的防卫。

（3）应根据老年人对其病情的认知程度，在与家属保持口径一致的情况下和老年人沟通，维持老年人适当的希望，并经常陪伴老年人，使其安心并感受到关怀。

（4）密切观察老年人，防止自杀等行为发生。

（5）适当地进行面对现实的教育和引导。

（二）愤怒期

由于病情加重，随之而来的心理反应是愤怒、暴躁，遇到不顺心的事会大发脾气或迁怒于照护人员和亲属。有些老年人固执己见，不能很好地配合治疗，有时甚至拒绝治疗。应切记，此期老年人的愤怒是发自内心的恐惧与绝望，不宜回避。针对愤怒期老年人的护理措施如下：

（1）把老年人的愤怒看成是一种正常的适应性反应。

（2）对老年人的表现给予同情、理解。

（3）对老年人不礼貌的言行多忍让克制，有破坏性行为的应予以制止和防卫。

（4）尽量让老年人表达其愤怒，以宣泄内心的不快，充分理解老年人的痛苦。

（5）适度陪伴老年人，给予安抚和疏导，注意保护其自尊心。

（三）协议期

随着时间的延长，老年人逐渐开始接受事实，求生的欲望使得他们愿意配合治疗，以求延长生命。此期的心理反应对老年人是有利的，因为他们能配合治疗并试图延长生命。针对协议期老年人的护理措施如下：

（1）照护人员及家属应利用肢体语言安抚老年人，如握住老年人的手或抚摸老年人，使其感到有人陪伴和支持；主动与老年人沟通，关心、询问老年人感觉如何、有何不适，耐心、认真聆听并做出理解、宽容、积极的回应；关心老年人，鼓励其说出内心的感受；及时与家属沟通交流，将老年人的意愿告知家属，尽可能满足其提出的各种要求，创造条件实现老年人的愿望。

(2)转移老年人对死亡的思维，调整其痛苦心理。

(3)及时引导老年人，积极安排生活，让其充实地度过生命最后历程。

（四）抑郁期

此期，老年人的身心承受着巨大的打击。由于身体功能的不断减弱，加上频繁的治疗及经济负担的加重，使得老年人情绪极为低落，产生强烈的失落感，陷入深深的悲哀之中，出现退缩、沉默、哭泣等反应。针对抑郁期老年人的护理措施如下：

(1)多给予同情和照顾，创造机会让家属多陪伴老年人，消除其焦虑情绪，建立老年人的心理支柱。

(2)允许老年人表达其失落、悲哀的情绪，对老年人即使很小的愿望也应加以重视，尽力帮助其实现。

(3)加强安全保护，预防老年人发生自杀等意外。

（五）接受期

老年人在经历了一切努力与挣扎之后，精神、体力极为疲乏，情绪变得平和，产生"好吧，既然是我，那就去面对吧"的心理，接受即将面临死亡的事实。此期，临终老年人喜欢独处，常处于昏睡状态，对外界反应淡漠，情感减退，静待死亡的到来。针对接受期老年人的护理措施如下：

(1)提供安静、舒适的环境。

(2)尊重老年人的选择，不要强迫与老年人交谈。

(3)始终要有人陪伴老年人。

(4)不断地给予适当的支持和关心，加强生活护理。

并非每个临终老年人的心理过程都会经历上述五个阶段，有的可能只经历某些阶段，或在某两个阶段间往返；也有可能出现此模式的五种情绪状态之外的情形。临终老年人的心理变化十分复杂，照护人员需认真细致地观察。

四、临终老年人家属的护理

家属是临终老年人的精神支柱，家属的痛苦会直接影响到老年人的情绪变化，加重病情。家属面对身受疾病、痛苦折磨的亲人或即将失去亲人的现实，在承受极大精神打击的同时，还要帮助老年人能够舒适、无痛苦和有尊严地度过生命的最后阶段，内心的痛苦可想而知。因此，照护人员要给予家属必要的心理支持并与之相互配合。

死亡对老年人而言是痛苦的结束，但对家属来说则是悲哀的高峰，照护人员对此应理解和同情，在做好老年人临终关怀的同时，应关注家属生理、心理、社会等方面的需求，给家属提供发泄内心痛苦的机会，尽量疏导其悲痛的心情，给予有效的关怀与支持。

照护人员应主动和家属沟通，取得家属的信任，指导家属从身、心两方面照护好临终老年人，帮助家属了解临终老年人的生理、心理特征，指导家属掌握一些基础护理知识和技能，以便给予临终老年人较好的照顾，使家属在照护的时候得到心理慰藉。照护人员应了解家属的需求，协助其安排生活，帮助解决实际困难。此外，还应给予家属心理和精神上的支持，鼓励家属诉说内心的痛苦和想法，尽量满足家属的合理要求，对其过激言行给予宽容和谅解。

同 步 训 练

根据情境导入中的案例，为李奶奶提供临终关怀服务。学生分组讨论为李奶奶提供临终关怀服务的内容及如何向家属提供帮助。

任务二

终末处理

情境导入

张奶奶，81 岁，患子宫内膜癌 2 年。1 个多月前，医护人员发现张奶奶的肿瘤全身广泛转移。目前，张奶奶神志恍惚，烦躁不安，呼吸浅而慢，大小便失禁，处于临终状态。由于张奶奶的子女均不在国内，因此委托张奶奶入住的安养中心负责处理张奶奶死后各方面的事情。

任务描述

根据上述情境，请在张奶奶死亡后做好终末处理。

相关 知识

一、死亡的概念

濒死即临终，是指各种迹象显示生命终结，是生命活动的最后阶段。

死亡是指生命活动不可逆地终止。传统的死亡标准是呼吸、心跳停止。现代医学以脑死亡作为判断死亡的标准。

脑死亡的标准：

(1)昏迷原因明确，排除各种原因的可逆性昏迷。

(2)深昏迷，脑干反射全部消失，无自主呼吸（靠呼吸机维持，呼吸暂停试验阳性）。

(3)脑电图平直，经颅脑多普勒超声呈脑死亡图形。

(4)首次确诊后，观察 12 小时无变化，方可确认为脑死亡。

二、死亡分期

（一）濒死期

濒死期是临终表现的进一步恶化，属于临终过程的最后阶段，也是死亡过程的开始阶段。此时机体各系统的机能发生严重障碍，表现为临终老年人神志不清，但有时意识尚存，烦躁不安，感觉迟钝，肌张力丧失，大小便失禁，种种深浅反射逐渐消失，心跳减弱，血压降低，呼吸变浅、弱，出现潮式呼吸或间歇呼吸，说话困难，听觉最后消失。濒死期的时间根据病情而定，有些猝死的病人因心跳、呼吸骤停，则无明显的濒死期而直接进入临床死亡期。在此期要严密观察病情变化，配合抢救工作，加强生活护理，保持室内空气新鲜、环境安静，并注意保暖。照护人员应多用语言和触觉与老年人保持联系，允许家人陪伴，并做好安慰工作。

（二）临床死亡期

临床死亡期老年人的主要特征为心跳、呼吸完全停止，瞳孔散大固定，各种反射消失，延髓处于深度抑制状态，但各种组织中仍有微弱代谢活动。在一般条件下，此期持续时间为 4～6 分钟，但在低温条件下可延长至 1 小时左右，超过这个时间，大脑将发生不可逆的变化。此期由于重要器官代谢过程尚未停止，对失血、窒息、触电等情况致死者给予积极抢救复苏，仍有生还的可能。

（三）生物学死亡期

生物学死亡期是死亡过程的最后阶段。从大脑皮质开始，整个神经系统以及各器官的新陈代谢相继停止，并出现不可逆的变化，机体已不能复活，但个别组织在一定时间内仍可有极微弱的代谢活动。随着生物学死亡期的进展，相继出现早期尸体现象。

(1)尸斑：由于血液循环停止，心血管内的血液缺乏动力而沿着血管网坠积于尸体低下部位，呈暗红色斑块或条纹，一般在死亡 2～4 小时后出现。

(2)尸冷：由于新陈代谢停止，体内不能继续产生热能，尸体温度逐渐下降，体表温度经过 6～8 小时后与外界温度接近。

(3)尸僵：死亡 6～8 小时后尸体肌肉开始变硬，12～16 小时发展至最硬。

(4)尸体腐败：一般在死亡 24 小时后发生（气温高时发生较早），主要是在酶的作用下，机体组织发生分解、自溶。

三、尸体料理

尸体料理是临终关怀的重要内容之一，需经医生诊断确系死亡后方可进行。做好尸体料理不仅体现了照护人员对死者的尊重和对家属的安慰，也体现了人道主义精神和崇高的职业道德。

（一）准备工作

(1)自身准备：衣帽整洁，戴口罩。

(2)物品准备：血管钳、剪刀、不脱脂棉球、弯盘、衣裤、裹尸单、尸体鉴别卡、别针、梳子等。如果是传染病老年人，需要另备隔离衣、手套、消毒液。

(3)环境准备：安静，私密。

（二）操作程序

(1)劝慰家属，征得同意后请家属暂离房间。家属不在时应尽快通知。必要时，可允许家属参与尸体料理。

(2)用屏风遮挡。

(3)撤去盖被，脱去衣裤，撤去尸体上的各种治疗器物（如氧气管、导尿管等），将尸体放平，为防止面部淤血变色，可在头下垫一枕头。操作时，将其余身体部分用大单遮盖。

(4)擦净全身，尤其注意腋窝及身体凹陷处的擦洗。

(5)将尸体上的伤口重新缝合，处理好伤口表面，再用敷料盖好包扎。

(6)取不脱脂棉球若干，用血管钳夹取填塞死者身体各种孔道（鼻孔、耳、嘴、阴道、肛门等），避免体液外流，注意棉球不可外露。

(7)更衣梳发，洗脸，若有义齿，要重新装上。用手轻轻合上眼睑，不易合拢时用热毛巾湿敷、按摩，使眼睑闭合。合拢嘴巴，必要时用绷带托起下颌。

(8)尽快给死者穿上寿衣，以防尸僵导致操作困难。

(9)别上尸体鉴别卡（见图15—1）。

尸体鉴别卡

姓名：　　　　年龄：　　　　性别：　　　　籍贯：

诊断：

住址：

死亡时间：　　　年　　　　月　　　　日　　　　时　　　　分

医生签字：

单位：

图15—1　尸体鉴别卡

(10)整理、清点遗物交家属。消毒床位，整理用物。若为传染性尸体，应按照传染病进行终末消毒。

(11)填写死亡通知单，停止一切治疗，完成并整理各项记录，注销各种卡片，按出院手续办理。

（三）注意事项

(1)必须在医生开具死亡证明后，经家属同意，立即进行操作，以防尸体僵硬。

(2)态度应严肃认真，尊重死者，不随意暴露尸体，并将其置于自然体位。

(3)有传染病的尸体按隔离原则进行处理。

（4）尊重死者遗愿，妥善料理遗物和遗嘱，做好保管、清点、交接工作，以免事后家属之间发生矛盾、隔阂。

四、终末消毒处理

终末消毒处理是指对死者生前所住房间及用物进行的最终处理（清洁、消毒）。

（1）自我防护：进行终末消毒处理时，必须按相应疾病隔离防护技术进行自我防护。

（2）环境、用物消毒：

1）关闭门窗，打开床旁桌子的抽屉，摊开棉被，竖起床垫，有条件的可用紫外线消毒或空气消毒机消毒，消毒 1~2 小时后开窗通风。

2）墙壁、桌椅、门把手用含有效氯 500mg/L 的溶液或 0.5% 过氧乙酸溶液喷洒或擦拭消毒。

3）家用体温计、听诊器等用酒精棉擦拭消毒。

4）餐具、茶杯、药杯擦拭后煮沸消毒。

5）衣服、被褥类，日光暴晒 6 小时（每面晒 3 小时）以后再清洗、消毒。

6）垃圾、分泌物应焚烧或用漂白粉消毒。

同 步 训 练

根据情境导入中的案例，为张奶奶进行尸体料理。教师示教后，学生分组训练。尸体料理操作评分标准详见表 15—1。

表 15—1   尸体料理操作评分标准

项目	分值	操作要求	评分等级				得分	备注
			A	B	C	D		
仪表	5	仪表端庄，服装整洁	5	4	3	2		
评估	10	诊断死亡原因及时间	3	2	1	0		
		尸体清洁程度，有无伤口、引流管等	3	2	1	0		
		死者的民族与宗教信仰，家属的要求及合作程度	2	1	0	0		
		与家属沟通语言恰当，态度真诚	2	1	0	0		
操作前	8	洗手，戴口罩、手套，穿隔离衣	2	1	0	0		
		备齐用物，放置妥当，屏风遮挡	3	2	1	0		
		填写死亡通知单及尸体识别卡 3 张	3	2	1	0		
操作过程	66	劝慰家属离开	3	2	1	0		
		撤去盖被，脱去衣裤	3	2	1	0		
		撤掉治疗用物	5	3	2	1		
		床放平并用大单遮盖	3	2	1	0		
		擦净尸体，用松节油擦净胶布痕迹	10	7	4	1		
		引流管处理正确	3	2	1	0		
		伤口处理正确，更换清洁敷料	3	2	1	0		
		脱脂棉填塞口、鼻、耳、阴道、肛门，棉花不外露	10	8	6	4		

续前表

项目	分值	操作要求	评分等级				得分	备注
			A	B	C	D		
		洗脸，闭合眼睑	3	2	1	0		
		装义齿，闭合口腔，必要时用绷带托起下颌	4	3	2	1		
		梳理头发，更衣	3	2	1	0		
		尸体识别卡系在手腕部	2	1	0	0		
		用尸单包裹、绷带固定后系上第2张尸体识别卡，送至太平间	7	5	3	1		
		处理遗物	3	2	1	0		
		整理健康档案	4	3	2	1		
操作后	5	床位终末消毒	3	2	1	0		
		洗手，做好记录	2	1	0	0		
评价	6	尸体整洁，姿势良好，易于辨认。	3	2	1	0		
		尊重死者，安慰家属	3	2	1	0		
总分	100							

知识 链接

在老年人由于各种原因即将离开人世时，如何更好地为其提供照护服务，使其能平静、安详地离世，是即将离去的老年人及其家属的希望，更是照护人员的责任和义务。照护人员要为临终老年人及其家属提供全面的身心照顾与支持，以满足即将离世的老年人及其家属在生理、心理及社会支持等诸多方面的需求。

项目小结

"临终老年人照护"项目包括老年人临终关怀、终末处理两个任务。本项目主要内容包括：临终老年人的生理变化及照护，临终老年人的心理变化及照护，尸体料理，终末消毒处理等。重点需要掌握临终老年人的生理变化及照护、临终老年人的心理变化及照护。

● **重要概念**

临终关怀　死亡　濒死

● **课后讨论**

1. 临终老年人的生理、心理变化有哪些?
2. 如何观察与照护临终老年人?
3. 照护人员在进行终末处理时有哪些注意事项?

● **课后自测**

一、选择题

1. 临终老年人最早进入的时期是（　　）。

   A. 愤怒期　　　　B. 忧郁期　　　　C. 协议期　　　　D. 否认期

2. 下列有关濒死期循环衰竭的表述错误的是（　　）。

   A. 皮肤苍白　　　B. 心音低而无力　C. 洪脉　　　　　D. 血压下降

3. 临床上进行尸体料理的依据是（　　）。

   A. 呼吸停止　　　　　　　　　B. 各种反射消失

   C. 心跳停止　　　　　　　　　D. 医生做出死亡诊断

4. 尸体料理时，需将尸体放平，头下垫一软枕，其目的是（　　）。

   A. 保持良好姿势　　　　　　　B. 避免头面部充血发紫

   C. 防止胃内容物流出　　　　　D. 防止下颌骨脱位

5. 目前医学界的死亡诊断依据是（　　）。

   A. 呼吸停止　　　　　　　　　B. 心跳停止

   C. 各种反射消失　　　　　　　D. 脑死亡

6. 濒死期老年人最后消失的感觉常是（　　）。

   A. 视觉　　　　　B. 听觉　　　　　C. 味觉　　　　　D. 嗅觉

7. 生物学死亡的特征是（　　）。

   A. 意识不清　　　　　　　　　B. 心跳停止

   C. 身体温度接近室温　　　　　D. 各种反射消失

8. 临终老年人杨爷爷，85岁，肺癌晚期，自觉将不久于人世，情绪低落，此时他的心理反应处于（　　）。

   A. 愤怒期　　　　B. 忧郁期　　　　C. 协议期　　　　D. 接受期

9. 护理濒死老年人时，下列护理措施不正确的是（　　）。

   A. 选择有效的止痛药

   B. 撤去一切治疗用物

   C. 用湿纱布盖在张口呼吸的老年人口部

   D. 提供单独的房间，保持安静

10. 照护人员协助尸体料理时，下列做法错误的是（　　）。

    A. 用棉花填塞身体各个孔道

    B. 放平尸体，取去枕仰卧位

    C. 填好尸体鉴别卡

D. 撤去治疗用物

二、简答题

1. 临终老年人有哪些心理变化？出现这些心理变化时，照护人员应如何处理？

2. 老年人去世后，其生前所住居室、物品应如何处置？

3. 为临终老年人做尸体料理时应注意些什么？

三、案例分析

张爷爷，76 岁，胰腺癌晚期，间歇性意识不清，留置胃管、尿管、静脉留置针。由于疼痛，张爷爷经常大汗淋漓，家属怕给他使用止痛药后成瘾，所以张爷爷就那么默默地承受着疼痛的折磨。

请分析：

（1）照护人员应如何与家属沟通，做好张爷爷的疼痛护理？

（2）根据张爷爷目前的情况，照护人员应如何做好他的照护工作？

附 录

老年人能力评估

（中华人民共和国民政行业标准 MZ/T 039—2013）

前 言

本标准按照 GB/T1.1—2009 给出的规则起草。

本标准由全国社会福利服务标准化技术委员会（SAC/TC315）提出并归口。

本标准起草单位：中国社会福利协会、北京大学护理学院、中国女医师协会、北京市第一社会福利院、北京市质量技术监督局、北京市民政局、北京市石景山社会福利院。

本标准主要起草人：王素英、冯晓丽、刘有学、王辉、谢红、王志稳、彭嘉琳、雷洋、赵衍捷、于冬、田玲、任娜。

引 言

随着我国人口老龄化程度日趋严重，为了满足老年人养老服务的需求，在参考美国、日本、澳大利亚、英国等国家及我国香港和台湾地区老年人能力评估工具的基础上编制了本标准。标准的制订为老年人能力评估提供统一、规范和可操作的评估工具，科学划分老年人能力等级，作为政府制定养老政策，以及为老年人提供适宜养老服务的依据。

老年人能力评估

1 范围

本标准规定了老年人能力评估的主要指标、实施要求及评估结果。

本标准适用于需要接受养老服务的老年人。

2 术语和定义

下列术语和定义适用于本文件。

2.1 能力 ability

个体顺利完成某一活动所必需的主观条件。

2.2 日常生活活动 activity of daily living

个体为独立生活而每天必须反复进行的、最基本的、具有共同性的身体动作群，即完成进食、洗澡、修饰、穿衣、大小便控制、如厕、床椅转移、行走、上下楼梯等日常活动的能力。

2.3 精神状态 mental status

个体在认知功能、行为、情绪等方面的表现。

2.4 感知觉与沟通 sensory and communication

个体在意识水平、视力、听力、沟通交流等方面的能力。

2.5 社会参与 social involvement

个体与周围人群和环境的联系与交流的能力，包括生活能力、工作能力、时间/空间定向、人物定向、社会交往能力。

3 评估指标

3.1 一级指标共 4 个，包括日常生活活动、精神状态、感知觉与沟通、社会参与。

3.2 二级指标共 22 个，见表 1。日常生活活动包括 10 个二级指标，精神状态包括 3 个二级指标，感知觉与沟通包括 4 个二级指标，社会参与包括 5 个二级指标。各项指标的评分标准参见附录 B "老年人能力评估表"。

表 1 老年人能力评估指标

一级指标	二级指标
日常生活活动	进食、洗澡、修饰、穿衣、大便控制、小便控制、如厕、床椅转移、平地行走、上下楼梯
精神状态	认知功能、攻击行为、抑郁症状
感知觉与沟通	意识水平、视力、听力、沟通交流
社会参与	生活能力、工作能力、时间/空间定向、人物定向、社会交往能力

4 评估实施

4.1 评估环境

4.1.1 评估环境应安静、整洁、光线明亮、空气清新、温度适宜。

4.1.2 至少有 3 把椅子和 1 张诊桌、4～5 个台阶，以供评估使用。台阶的踏步宽度不小于 0.30m，踏步高度 0.13～0.15m，台阶有效宽度不应小于 0.9m（GB/T 50340—2003）。

4.2 评估提供方

4.2.1 评估机构应获得民政部门的资格认证或委托，至少应有 5 名评估员。

4.2.2 评估员应具有医学或护理学学历背景，或获得社会工作者资格证书，或获得高级养老护理员资格证书，并经过专门培训获得评估员资格认证。

4.3 评估方法

4.3.1 每次评估由 2 名评估员同时进行。

4.3.2 评估员通过询问被评估者或照顾者，填写附录 A"老年人能力评估基本信息表"。

4.3.3 评估员按照附录 B"老年人能力评估表"进行逐项评估，填写每个项目的评分，并确定各一级指标的分级，填写在"老年人能力评估表"中。

4.3.4 评估员根据 4 个一级指标的分级，使用附录 D"老年人能力评估结果判定卡"，最终确定老年人能力等级，填写在附录 C"老年人能力评估报告"中，经 2 名评估员进行确认，并签名。同时，请信息提供者签名。

4.3.5 老年人能力评估应为动态评估，在接受养老服务前进行初始评估；接受养老服务后，若无特殊变化，每 6 个月定期评估一次；出现特殊情况导致能力发生变化时，应进行即时评估。

5 评估结果

5.1 一级指标的分级

5.1.1 日常生活活动通过对 10 个二级指标的评定，将其得分相加得到总分，等级划分见表 2。

表 2　　　　　　　　　　　　　　　　日常生活活动等级划分

分级	分级名称	分级标准
0	能力完好	总分为 100 分
1	轻度受损	总分为 65～95 分
2	中度受损	总分为 45～60 分
3	重度受损	总分≤40 分

5.1.2 精神状态通过对 3 个二级指标的评定，将其得分相加得到总分，等级划分见表 3。

表 3　　　　　　　　　　　　　　　　精神状态等级划分

分级	分级名称	分级标准
0	能力完好	总分为 0 分
1	轻度受损	总分为 1 分
2	中度受损	总分为 2～3 分
3	重度受损	总分为 4～6 分

5.1.3 感知觉与沟通通过对 4 个二级指标的评定，等级划分见表 4。

表 4   **感知觉与沟通等级划分**

分级	分级名称	分级标准
0	能力完好	意识为清醒，视力和听力评定为 0 或 1，沟通评定为 0
1	轻度受损	意识为清醒，但视力或听力中至少一项评定为 2，或沟通评定为 1
2	中度受损	意识为清醒，但视力或听力中至少一项评定为 3，或沟通评定为 2；或意识为嗜睡，视力或听力评定为 3 及以下，沟通评定为 2 及以下
3	重度受损	意识为清醒或嗜睡，视力或听力中至少一项评定为 4，或沟通评定为 3；或意识为昏睡或昏迷

5.1.4　社会参与通过对 5 个二级指标的评定，将其得分相加得到总分，等级划分见表 5。

表 5   **社会参与等级划分**

分级	分级名称	分级标准
0	能力完好	总分为 0～2 分
1	轻度受损	总分为 3～7 分
2	中度受损	总分为 8～13 分
3	重度受损	总分为 14～20 分

5.2　老年人能力等级划分

5.2.1　综合日常生活活动、精神状态、感知觉与沟通、社会参与这 4 个一级指标的分级，将老年人能力划分为 4 个等级，能力等级划分标准见表 6。评估员可参照附录 D 提供的"老年人能力评估结果判定卡"对老年人能力等级做出判定。

表 6   **老年人能力等级划分**

能力等级	等级名称	等级标准
0	能力完好	日常生活活动、精神状态、感知觉与沟通的分级均为 0，社会参与的分级为 0 或 1
1	轻度失能	日常生活活动的分级为 0，但精神状态、感知觉与沟通中至少一项的分级为 1 及以上，或社会参与的分级为 2；或日常生活活动的分级为 1，精神状态、感知觉与沟通、社会参与中至少有一项的分级为 0 或 1
2	中度失能	日常生活活动的分级为 1，但精神状态、感知觉与沟通、社会参与的分级均为 2，或有一项的分级为 3；或日常生活活动的分级为 2，且精神状态、感知觉与沟通、社会参与中有 1～2 项的分级为 1 或 2
3	重度失能	日常生活活动的分级为 3；或日常生活活动、精神状态、感知觉与沟通、社会参与的分级均为 2；或日常生活活动的分级为 2，且精神状态、感知觉与沟通、社会参与中至少有一项的分级为 3

注1：处于昏迷状态者，直接评定为重度失能。若意识转为清醒，需重新进行评估。

注2：有以下情况之一者，在原有能力级别上提高一个级别：①确诊为认知障碍/痴呆；②确诊为精神疾病；③近 30 天内发生过 2 次及以上意外事件（如跌倒、噎食、自杀、走失）。

5.2.2　老年人能力评估是基础性评估，只提供能力分级。当"精神状态"中的认知功能评定为受损时，宜请相关专业人员对精神状态进行进一步的专科评估。

附　录　A

（规范性附录）
老年人能力评估基本信息表

A.1　评估基本信息表

A.1.1 评估编号	□□□□□□□□
A.1.2 评估基准日期	□□□□年□□月□□日
A.1.3 评估原因	1 接受服务前初评　2 接受服务后的常规评估　3 状况发生变化后的即时评估　4 因评估结果有疑问进行的复评　□

A.2　被评估者的基本信息表

A.2.1 姓名		
A.2.2 性别	1 男　2 女	□
A.2.3 出生日期	□□□□年□□月□□日	
A.2.4 身份证号	□□□□□□□□□□□□□□□□□□	
A.2.5 社保卡号	□□□□□□□□□	
A.2.6 民族	1 汉族　2 少数民族＿＿＿	□
A.2.7 文化程度	1 文盲　2 小学　3 初中　4 高中/技校/中专　5 大学专科及以上　6 不详	□
A.2.8 宗教信仰	0 无　1 有＿＿＿	□
A.2.9 婚姻状况	1 未婚　2 已婚　3 丧偶　4 离婚　5 未说明的婚姻状况	□
A.2.10 居住情况	1 独居　2 与配偶/伴侣居住　3 与子女居住　4 与父母居住　5 与兄弟姐妹居住　6 与其他亲属居住　7 与非亲属关系的人居住　8 养老机构	□
A.2.11 医疗费用支付方式	1 城镇职工基本医疗保险　2 城镇居民基本医疗保险　3 新型农村合作医疗　4 贫困救助　5 商业医疗保险　6 全公费　7 全自费　8 其他＿＿＿	□/□/□/□
A.2.12 经济来源	1 退休金/养老金　2 子女补贴　3 亲友资助　4 其他补贴＿＿＿	□/□/□/□

A.2.13 疾病诊断	A.2.13.1 痴呆	0 无　1 轻度　2 中度　3 重度	□
	A.2.13.2 精神疾病	0 无　1 精神分裂症　2 双相情感障碍　3 偏执性精神障碍　4 分裂情感性障碍　5 癫痫所致精神障碍　6 精神发育迟滞伴发精神障碍	□
	A.2.13.3 慢性疾病		
A.2.14 近30天内意外事件	A.2.14.1 跌倒	0 无　1 发生过1次　2 发生过2次　3 发生过3次及以上	□
	A.2.14.2 走失	0 无　1 发生过1次　2 发生过2次　3 发生过3次及以上	□
	A.2.14.3 噎食	0 无　1 发生过1次　2 发生过2次　3 发生过3次及以上	□
	A.2.14.4 自杀	0 无　1 发生过1次　2 发生过2次　3 发生过3次及以上	□
	A.2.14.5 其他		

A. 3　信息提供者及联系人信息表

A.3.1 信息提供者的姓名	
A.3.2 信息提供者与老人的关系	1 配偶　2 子女　3 其他亲属　4 雇佣照顾者　5 其他_____　☐
A.3.3 联系人姓名	
A.3.4 联系人电话	

附　录　B
（规范性附录）
老年人能力评估表

B. 1　日常生活活动评估表

B. 1.1进食：指用餐具将食物由容器送到口中、咀嚼、吞咽等过程	□分	10分，可独立进食（在合理的时间内独立进食准备好的食物）
		5分，需部分帮助（进食过程中需要一定帮助，如协助把持餐具）
		0分，需极大帮助或完全依赖他人，或有留置营养管
B. 1.2洗澡	□分	5分，准备好洗澡水后，可自己独立完成洗澡过程
		0分，在洗澡过程中需他人帮助
B. 1.3修饰：指洗脸、刷牙、梳头、刮脸等	□分	5分，可自己独立完成
		0分，需他人帮助
B. 1.4 穿衣：指穿脱衣服、系扣、拉拉链、穿脱鞋袜、系鞋带	□分	10分，可独立完成
		5分，需部分帮助（能自己穿脱，但需他人帮助整理衣物、系扣/鞋带、拉拉链）
		0分，需极大帮助或完全依赖他人
B. 1.5大便控制	□分	10分，可控制大便
		5分，偶尔失控（每周<1次），或需要他人提示
		0分，完全失控
B. 1.6小便控制	□分	10分，可控制小便
		5分，偶尔失控（每天<1次，但每周>1次），或需要他人提示
		0分，完全失控，或留置导尿管
B. 1.7 如厕：包括去厕所、解开衣裤、擦净、整理衣裤、冲水	□分	10分，可独立完成
		5分，需部分帮助（需他人搀扶去厕所、需他人帮忙冲水或整理衣裤等）
		0分，需极大帮助或完全依赖他人
B. 1.8床椅转移	□分	15分，可独立完成
		10分，需部分帮助（需他人搀扶或使用拐杖）
		5分，需极大帮助（较大程度上依赖他人搀扶和帮助）
		0分，完全依赖他人
B. 1.9平地行走	□分	15分，可独立在平地上行走45m
		10分，需部分帮助（因肢体残疾、平衡能力差、过度衰弱、视力等问题，在一定程度上需他人的搀扶或使用拐杖、助行器等辅助用具）
		5分，需极大帮助（因肢体残疾、平衡能力差、过度衰弱、视力等问题，在较大程度上依赖他人搀扶，或坐在轮椅上自行移动）
		0分，完全依赖他人

B.1.10 上下楼梯	□分	10分，可独立上下楼梯（连续上下 10～15 个台阶）
		5分，需部分帮助（需他人搀扶，或扶着楼梯、使用拐杖等）
		0分，需极大帮助或完全依赖他人
B.1.11 日常生活活动总分	□分	上述 10 个项目得分之和
B.1 日常生活活动分级	□级	0 能力完好：总分 100 分 1 轻度受损：总分 65～95 分 2 中度受损：总分 45～60 分 3 重度受损：总分≤40 分

B.2　精神状态评估表

B.2.1认知功能	测验	"我说三样东西，请重复一遍，并记住，一会儿会问您"：苹果、手表、国旗
		(1) 画钟测验："请在这儿画一个圆形时钟，在时钟上标出 10 点 45 分"
		(2) 回忆词语："现在请您告诉我，刚才我要您记住的三样东西是什么？" 　　答：_____、_____、_____　　（不必按顺序）
	□分	0分，画钟正确（画出一个闭锁圆，指针位置准确），且能回忆出 2～3 个词
		1分，画钟错误（画的圆不闭锁，或指针位置不准确），或只回忆出 0～1 个词
		2分，已确诊为认知障碍，如老年痴呆
B.2.2 攻击行为	□分	0分，无身体攻击行为（如打/踢/推/咬/抓/摔东西）和语言攻击行为（如骂人、语言威胁、尖叫）
		1分，每月有几次身体攻击行为，或每周有几次语言攻击行为
		2分，每周有几次身体攻击行为，或每日有语言攻击行为
B.2.3 抑郁症状	□分	0分，无
		1分，情绪低落、不爱说话、不爱梳洗、不爱活动
		2分，有自杀念头或自杀行为
B.2.4 精神状态总分	□分	上述 3 个项目得分之和
B.2 精神状态分级	□级	0 能力完好：总分为 0 分 1 轻度受损：总分为 1 分 2 中度受损：总分 2～3 分 3 重度受损：总分 4～6 分

B.3 感知觉与沟通评估表

B.3.1 意识水平	□分	0分，神志清醒，对周围环境警觉
		1分，嗜睡，表现为睡眠状态过度延长，当呼唤或推动其肢体时可唤醒，并能进行正确的交谈或执行指令，停止刺激后又继续入睡
		2分，昏睡，一般的外界刺激不能使其觉醒，给予较强烈的刺激时可有短时的意识清醒，醒后可简短回答提问，当刺激减弱后又很快进入睡眠状态
		3分，昏迷，处于浅昏迷时对疼痛刺激有回避和痛苦表情；处于深昏迷时对刺激无反应（若评定为昏迷，直接评定为重度失能，可不进行以下项目的评估）
B.3.2 视力：若平日戴老花镜或近视镜，应在佩戴眼镜的情况下评估	□分	0分，能看清书报上的标准字体
		1分，能看清楚大字体，但看不清书报上的标准字体
		2分，视力有限，看不清报纸大标题，但能辨认物体
		3分，辨认物体有困难，但眼睛能跟随物体移动，只能看到光、颜色和形状
		4分，没有视力，眼睛不能跟随物体移动
B.3.3 听力：若平时佩戴助听器，应在佩戴助听器的情况下评估	□分	0分，可正常交谈，能听到电视、电话、门铃的声音
		1分，在轻声说话或说话距离超过2米时听不清
		2分，正常交流有些困难，需在安静的环境或大声说话才能听到
		3分，讲话者大声说话或说话很慢，才能部分听见
		4分，完全听不见
B.3.4 沟通交流：包括非语言沟通	□分	0分，无困难，能与他人正常沟通和交流
		1分，能够表达自己的需要及理解别人的话，但需要增加时间或给予帮助
		2分，表达需要或理解有困难，需频繁重复或简化口头表达
		3分，不能表达需要或理解他人的话
B.3 感知觉与沟通分级	□级	0能力完好：意识清醒，且视力和听力评为0或1，沟通评为0 1轻度受损：意识清醒，但视力或听力中至少一项评为2，或沟通评为1 2中度受损：意识清醒，但视力或听力中至少一项评为3，或沟通评为2；或嗜睡，视力或听力评定为3及以下，沟通评定为2及以下 3重度受损：意识清醒或嗜睡，但视力或听力中至少一项评为4，或沟通评为3；或昏睡/昏迷

B.4 社会参与评估表

B.4.1 生活能力	□分	0分，除个人生活自理外（如饮食、洗漱、穿戴、二便），能料理家务（如做饭、洗衣）或当家管理事务
		1分，除个人生活自理外，能做家务，但欠好，家庭事务安排欠条理
		2分，个人生活能自理；只有在他人帮助下才能做些家务，但质量不好
		3分，个人基本生活事务能自理（如饮食、二便），在督促下可洗漱
		4分，个人基本生活事务（如饮食、二便）需要部分帮助或完全依赖他人帮助
B.4.2 工作能力	□分	0分，原来熟练的脑力工作或体力技巧性工作可照常进行
		1分，原来熟练的脑力工作或体力技巧性工作能力有所下降
		2分，原来熟练的脑力工作或体力技巧性工作明显不如以往，部分遗忘
		3分，对熟练工作只有一些片段保留，技能全部遗忘
		4分，对以往的知识或技能全部磨灭

B.4.3 时间/空间定向	□分	0分，时间观念（年、月、日、时）清楚；可单独出远门，能很快掌握新环境的方位
		1分，时间观念有些下降，年、月、日清楚，但有时相差几天；可单独来往于近街，知道现住地的名称和方位，但不知回家路线
		2分，时间观念较差，年、月、日不清楚，可知上半年或下半年；只能单独在家附近行动，对现住地只知名称，不知道方位
		3分，时间观念很差，年、月、日不清楚，可知上午或下午；只能在左邻右舍间串门，对现住地不知名称和方位
		4分，无时间观念；不能单独外出
B.4.4 人物定向	□分	0分，知道周围人们的关系，知道祖孙、叔伯、姑姨、侄子侄女等称谓的意义；叫分辨陌生人的大致年龄和身份，可用适当称呼
		1分，只知家中亲密近亲的关系，不会分辨陌生人的大致年龄，不能称呼陌生人
		2分，只能称呼家中人，或只能照样称呼，不知其关系，不辨辈分
		3分，只认识常同住的亲人，可称呼子女或孙子女，可辨熟人和生人
		4分，只认识保护人，不辨熟人和生人
B.4.5 社会交往能力	□分	0分，参与社会，在社会环境有一定的适应能力，待人接物恰当
		1分，能适应单纯环境，主动接触人，初见面时难让人发现智力问题，不能理解隐喻语
		2分，脱离社会，可被动接触，不会主动待人，谈话中很多不适词句，容易上当受骗
		3分，勉强可与人交往，谈吐内容不清楚，表情不恰当
		4分，难以与人接触
B.4.6 社会参与总分	□分	上述5个项目得分之和
B.4 社会参与分级	□级	0 能力完好：总分 0～2 分 1 轻度受损：总分 3～7 分 2 中度受损：总分 8～13 分 3 重度受损：总分 14～20 分

附　录　C
（规范性附录）
老年人能力评估报告

C.1 一级指标分级	C.1.1 日常生活活动：□级		C.1.2 精神状态：□级
	C.1.3 感知觉与沟通：□级		C.1.4 社会参与：□级
C.2 老年人能力初步等级	0 能力完好　　1 轻度失能　　2 中度失能　　3 重度失能		□
C.3 等级变更条款	1 有认知障碍/痴呆、精神疾病者，在原有能力级别上提高一个等级 2 近 30 天内发生过 2 次及以上跌倒、噎食、自杀、走失者，在原有能力级别上提高一个等级 3 处于昏迷状态者，直接评定为重度失能 4 若初步等级确定为"3 重度失能"，则不考虑上述 1～3 中各情况对最终等级的影响，等级不再提高		□
C.4 老年人能力最终等级	0 能力完好　　1 轻度失能　　2 中度失能　　3 重度失能		□
评估员签名：_____、_____　　　　　　　　日期：___年___月___日 信息提供者签名：_____　　　　　　　　　日期：___年___月___日			

注：老年人能力初步等级划分标准

0 能力完好：
日常生活活动、精神状态、感知觉与沟通分级均为 0，社会参与分级为 0 或 1。

1 轻度失能：
日常生活活动分级为 0，但精神状态、感知觉与沟通中至少一项分级为 1 及以上，或社会参与的分级为 2；
或日常生活活动分级为 1，精神状态、感知觉与沟通、社会参与中至少有一项的分级为 0 或 1。

2 中度失能：
日常生活活动分级为 1，但精神状态、感知觉与沟通、社会参与均为 2，或有一项为 3；
或日常生活活动分级为 2，且精神状态、感知觉与沟通、社会参与中有 1～2 项的分级为 1 或 2。

3 重度失能：
日常生活活动的分级为 3；
或日常生活活动、精神状态、感知觉与沟通、社会参与分级均为 2；
或日常生活活动分级为 2，且精神状态、感知觉与沟通、社会参与中至少有一项分级为 3。

附 录 D
（资料性附录）
老年人能力评估结果判定卡

能力等级	日常生活活动	精神状态				感知觉与沟通				社会参与			
		0	1	2	3	0	1	2	3	0	1	2	3
0 能力完好	0												
	1												
	2												
	3												
1 轻度失能	0												
	1												
	2												
	3												
2 中度失能	0												
	1												
	2												
	3												
3 重度失能	0												
	1												
	2												
	3												

注：使用结果判定卡时，一般根据日常生活活动进行初步定位，锁定目标区域，然后根据其他三项能力，在判定卡上同一颜色区域定位查找相应的能力等级。以下为几种特殊情况：

1. 当日常生活活动为0，精神认知、感知觉与沟通有一项为1及以上，或社会参与为2，判定为轻度失能。

2. 当日常生活活动为1，后三项有一项为0或1，判定为轻度失能；后三项均为2或某一项为3，则判定为中度失能。

3. 当日常生活活动为2，后三项全部为2或某一项为3，判定为重度失能，否则为中度失能。

参考文献

1. 北京市社会福利管理处．北京市养老服务机构老年人健康评估服务规范，2005.
2. 徐云兴主编．健康评估．郑州：河南科学技术出版社，2006.
3. 李晓寒，尚少梅主编．基础护理学．北京：人民卫生出版社，2013.
4. 臧少敏，陈刚主编．老年健康照护技术．北京：北京大学出版社，2013.
5. 黄建琴，彭嘉琳主编．老年人照护技术操作与评价．北京：科学技术文献出版社，2012.
6. 郭桂芳主编．老年护理学．北京：人民卫生出版社，2012.
7. 李晓松主编．基础护理技术．北京：人民卫生出版社，2011.
8. 辛胜利主编．养老护理员（初级）．北京：中国劳动社会保障出版社，2013.
9. 邓宝凤主编．养老护理员（中级）．北京：中国劳动社会保障出版社，2013.
10. 霍春暖主编．养老护理员（高级）．北京：中国劳动社会保障出版社，2013.
11. 谭美青主编．养老护理员（基础知识）．北京：中国劳动社会保障出版社，2013.
12. 罗洪英，杨宝祥编著．养老护理员职业技能鉴定考试指南．北京：中国劳动社会保障出版社，2013.
13. 张继英主编．养老护理员（初级、中级）．北京：中国劳动社会保障出版社，2006.
14. 张继英主编．养老护理员（基础知识）．北京：中国劳动社会保障出版社，2006.
15. 张继英主编．养老护理员（高级）．北京：中国劳动社会保障出版社，2007.
16. 万梦萍，姜斌主编．养老护理员．北京：中国劳动社会保障出版社，2010.
17. 全国残疾人康复工作办公室主编．社区康复工作上岗培训教材．北京：华夏出版社，2010.
18. 李小萍主编．基础护理学（第二版）．北京：人民卫生出版社，2013.
19. 邹恂主编．现代护理诊断手册．北京：北京大学医学出版社，1996.
20. 朴顺子，尚少梅主编．老年人实用护理技能手册．北京：北京大学医学出版社，2012.
21. 袁梦郎，杨拯，冯金海，张晓，郑渠．针刺结合康复功能训练治疗脑卒中后吞咽障碍临床疗效的 Meta 分析．中国康复医学杂志，2011，26（5）.
22. 高丽萍，霍春暖，翁长水．脑卒中吞咽障碍老年人的早期康复护理．中华护理杂志，2003，38（5）.
23. 隋广兰．急性脑卒中摄食—吞咽障碍的早期康复护理．中华护理杂志，2000，35（11）.
24. 张臻年．脑卒中后吞咽障碍的研究进展．中国康复医学杂志，2004（11）.
25. 张春华，徐丽华．疼痛评估与护理．继续医学教育，2007，20（29）.
26. 肖荷妹，李兰静，崔朝勃．老年人有效叩背排痰方法探讨．临床肺科杂志，2010（15）.
27. 排痰机操作规范，见 http：//wenku. baidu. com/link? url＝1pBYzByYlVyZYt_0erJlYRJ-CtVLwwXf801ZojO-2jskIw7-y9S8TR9n5oDWVR2nWSTBsenCamf2qyTuTizrLdIE7ryADg8APHZ7dL-J7Hpsi.
28. 排痰机，见 http：//www. docin. com/p—244833154. html.
29. 家用制氧机，见 http：//baike. baidu. com/view/1600107. htm.
30. 老年低温症，见 http：//baike. baidu. com/view/5828076. htm.

图书在版编目（CIP）数据

老年照护技能训练/臧少敏主编. —北京：中国人民大学出版社，2015.10
职业教育工学一体化课程改革规划教材. 老年服务与管理系列
ISBN 978-7-300-20285-3

Ⅰ.①老…　Ⅱ.①臧…　Ⅲ.①老年人—护理学—高等职业教育—教材　Ⅳ.①R473

中国版本图书馆 CIP 数据核字（2014）第 268186 号

职业教育工学一体化课程改革规划教材·老年服务与管理系列
北京劳动保障职业学院国家骨干校建设资助项目
总主编　王建民
老年照护技能训练
主　编　臧少敏
副主编　卢　先　赵　丹　王　钵
参　编　贾金凤　杨爱春　侯晓霞
　　　　姚　莉　朱兆斌　冯　杰
　　　　曹玉玲
Laonian Zhaohu Jineng Xunlian

出版发行	中国人民大学出版社			
社　　址	北京中关村大街 31 号		邮政编码	100080
电　　话	010-62511242（总编室）		010-62511770（质管部）	
	010-82501766（邮购部）		010-62514148（门市部）	
	010-62515195（发行公司）		010-62515275（盗版举报）	
网　　址	http://www.crup.com.cn			
	http://www.ttrnet.com（人大教研网）			
经　　销	新华书店			
印　　刷	唐山玺诚印务有限公司			
规　　格	185mm×260mm　16 开本		版　　次	2015 年 10 月第 1 版
印　　张	19.25		印　　次	2022 年 12 月第 6 次印刷
字　　数	513 000		定　　价	39.80 元